Hello! Baby & Kids

最新版

この1冊であんしん

はじめての妊活事典

監修
生殖医療医師
松林秀彦

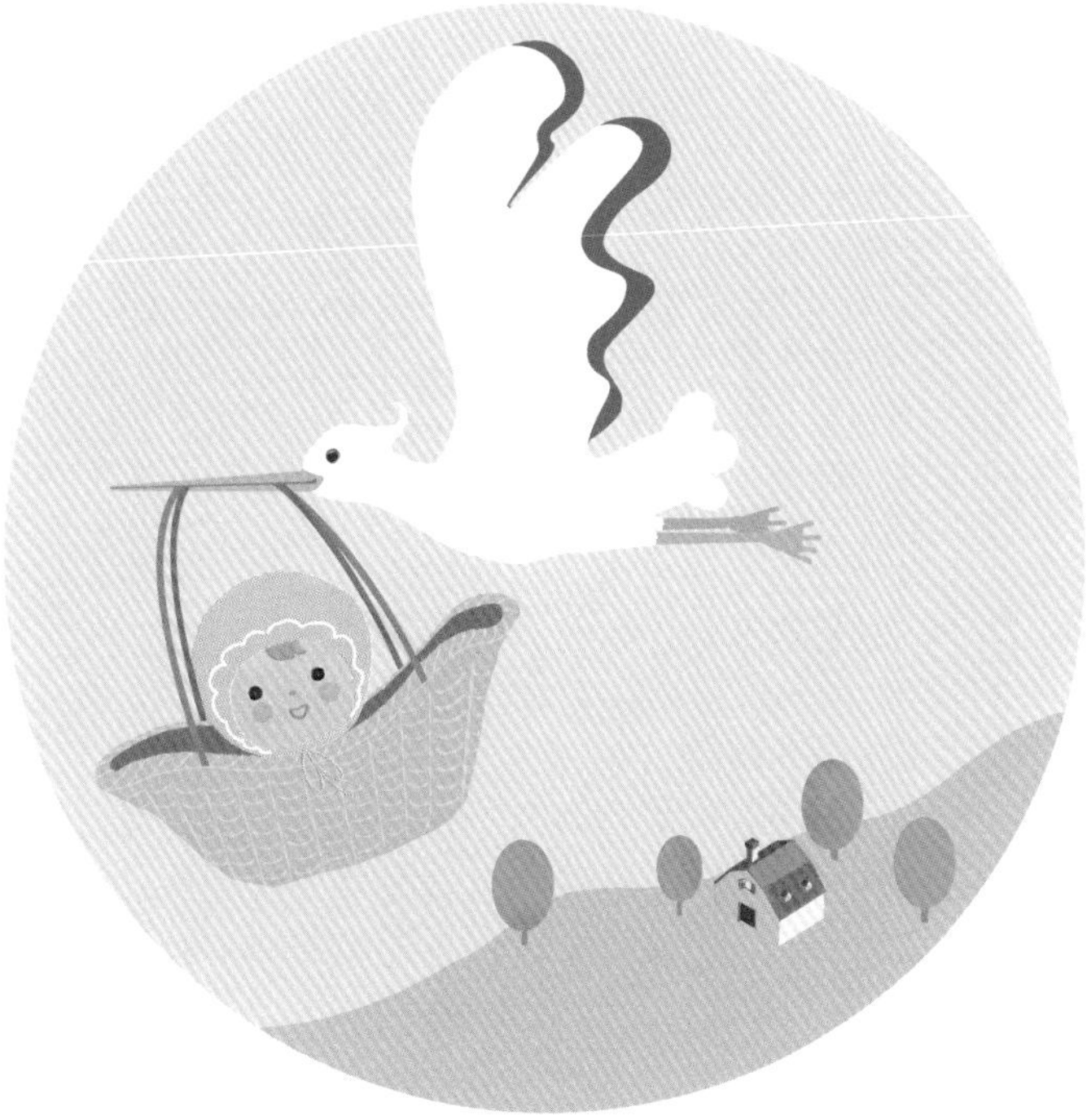

朝日新聞出版

CONTENTS

最新版
この1冊であんしん はじめての妊活事典

巻頭とじ込み
- 妊活中にとりたい食材リスト
- 嗜好品の許容摂取量・サプリメントをチェック！

Part 1 妊活、何から始めたらいい？

妊娠しやすい体づくりとは？……6
妊娠のプロセスを知ろう……8
妊娠のしくみQ＆A……10
COLUMN 基礎体温の測り方……11
体の状態と生活リズムを整える……12
運動・ストレッチで血行促進！……14
妊活中の食事と栄養……16
「ちょい足し食材」で妊娠力アップ……18
嗜好品との付きあい方Q＆A……19
サプリメント・漢方を活用しよう……20
睡眠の質と女性ホルモンの関係……22
妊娠を妨げないためのストレスケア……24
東洋医学のツボを使ったセルフケア……26
COLUMN 妊娠前に受けておきたい予防接種……28

Part 2 妊活プランを立てよう

妊活は2人で一緒に……30
検査を受けてみよう……32
男性も事前の検査が大事……34
妊活プランの立て方……36
原因によって異なる妊活プラン……38
タイミング法について……40
人工授精について……42
生殖補助医療を考えるタイミング……44
社会的卵子凍結……46
先輩たちの妊活体験記①
「妊娠率の低さを突きつけられた高齢出産。鍼灸院の先生がいたから続けられました」……48
COLUMN 妊活で不安を抱えたら………50

Part 3 不妊治療の基本

不妊の原因とは？……52
● 原因1 卵子の数が少ない……54
● 原因2 卵管のトラブル……56
● 原因3 男性不妊……58
● 原因4 排卵のトラブル……60
● 原因5 子宮内膜症・子宮腺筋症……62
● 原因6 受精のトラブル……64
● 原因7 着床のトラブル……66
● 原因8 機能性不妊（原因不明不妊）……67
生殖補助医療（ART）とは？……68
体外受精・顕微授精へのステップ……70
体外受精の前に受ける検査 女性……72
体外受精の前に受ける検査 男性……74
不妊&不妊治療の気がかりQ&A……76
先輩たちの妊活体験記② 「不妊治療でずっと見過ごされていた筋腫を運よく治療できたのは奇跡でした」……78
先輩たちの妊活体験記③ 「男性にとっては受け入れがたい現実。女性の通院も大変なのでお互いのフォローを」……80
COLUMN 2人目がなかなか授からない場合も不妊？……82

Part 4 体外受精の採卵と移植

卵巣刺激の基礎知識……84
卵巣刺激法の種類……86
自己注射の方法……92
卵巣刺激の気がかりQ&A……94
採卵の流れと方法……96
採精と精子の調整……98
受精の方法……100
採卵～受精の気がかりQ&A……102
受精確認後の胚の培養……104
良好な胚の評価基準……106
胚移植の方法と選択肢……108
胚移植の気がかりQ&A……111
妊娠の判定……112
不妊治療で使う薬について……114
薬の気がかりQ&A……118
COLUMN 体外受精中の過ごし方……119
先輩たちの妊活体験記④ 「イラストレーター・HYPかなこさんの場合」……120

Part 5
着床不全／不育症／先進検査について

着床不全の原因……124
着床不全の検査と治療……126
流産と不育症について……130
〈リスク因子別〉不育症の治療……134
着床前診断（PGT-A・PGT-SR）とは？……137
PGT-Aの気がかりQ＆A……140
先進検査・治療について……141
卵子・精子提供……143
COLUMN 2人目不育の向きあい方……144

Part 6
不妊治療とお金について

仕事と不妊治療の両立……146
不妊治療にかかるお金……148
不妊治療で戻ってくるお金……150
不妊治療でかかるお金、戻ってくるお金Q＆A……151
保険適用と助成制度のこと……152
高額療養費制度の気がかりQ＆A……153
確定申告……154

Part 7
自分たちにあった病院を探すために

病院選びのポイント……156
自分たちにあう病院は？……158
病院選びで迷ったら……160
転院を考えるタイミング……162
COLUMN 転院は珍しいことではない……164

Part 8
妊活を終えるタイミング

妊活を終える理由とタイミング……166
特別養子縁組という選択……168
特別養子縁組の基本Q＆A……169
先輩たちの妊活体験記⑤ 「心の準備なく親になる特別養子縁組は大変なこともあるけれど息子がいて幸せです」……170
先輩たちの妊活体験記⑥ 「不妊治療を8年。心の折りあいはなかなかつかないけれど新しい道を歩むと決めました」……172
●さくいん……174

※この本の情報は2023年9月現在のものです。
※本書は最新のデータや研究結果を引用し、監修者のもと制作していますが、情報は更新されることがあります。あらかじめご了承ください。

Part 1

妊活、何から始めたらいい？

「赤ちゃんがほしい」と思ったら
まずは生活習慣の見直しから始めてみましょう。
妊娠しやすい体づくりのためには、食事や睡眠など毎日の習慣が大切です。

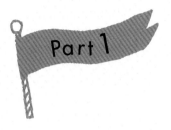

妊娠しやすい体づくりとは？

妊活の第一歩は、生活習慣を見直すこと。妊娠のためには何より、健やかな心身を保つことが大切です。

生活習慣を見直して授かりやすい体をめざそう

赤ちゃんを授かるためには、子宮や卵巣、卵子、精子などが健やかであり、ホルモン分泌や免疫などが機能している必要があります。そうした条件をすべてクリアしたうえで受精のタイミングにも恵まれたとき、はじめて妊娠が成立するからです。

まずは、自分の体の状態に目を向けてみましょう。女性は基礎体温(→P.11)の測定を継続することによってホルモンバランスや排卵などの状況がわかるので、妊娠を妨げる要因も見えてくることがあります。

また、夫婦ともに食事や睡眠、運動といった生活習慣を見直して、授かりやすいコンディションづくりをすることも大切です。具体的には、適正体重をめざすことから始めてみるといいでしょう。肥満度が高かったり、やせすぎたりしていると、排卵や着床がうまくいかなかったり、精子の運動率が低下したりすることがあり、妊娠しにくくなる可能性が高まります。BMI(→P.12)を参考にしながら体重を管理してみてください。

女性は月経の状態を確認することも重要です。生殖機能にトラブルがあるときには、月経に異常があらわれるケースが少なくありません。月経周期はもちろん、経血量や月経痛の状態などを把握して、トラブルが疑われるときは早めの受診を心がけましょう。

生殖医療技術の進化は、とどまるところを知りません。しかし、妊娠のプロセスにはまだまだ解明されていないことが多く、どれほどの優れた技術をもってしても、妊娠をするのは生身の体です。日々の習慣を見直し、生活リズムを整えながら、妊娠しやすい体づくりに取り組んでいきましょう。

日々の心がけで妊娠力がアップしていく

適度な運動によって血行を促進し細胞を活性化させたり、バランスのよい食事によって必要な栄養素をとり入れたりすることは、妊娠に効果的に働きます。それだけでなく、卵子の成熟や受精、着床などに不可欠な存在であるミトコンドリアと呼ばれる細胞中の小器官の活性化にもつながります。適度な運動はミトコンドリアを元気にしますし、食事の際にとり入れた栄養素はミトコンドリアのエネルギー源になるからです。

そのほか、睡眠の質を高めることやストレスケアを行うことも心がけたいところ。睡眠中には女性ホルモンが分泌されるため、ぐっすりと眠れると妊娠しやすくなります。また、ストレスはホルモン分泌を妨げることがあるため、ストレスを抱え込まないようにしましょう。

妊娠に向けて心がけたい生活習慣

体重を管理する

肥満度が高かったりやせすぎたりしていると、妊娠の可能性が低くなります。まずは標準体重をめざしましょう。

→P.12

月経の状態を確認する

月経の状態を把握してホルモンバランスなどの状況を確認しましょう。月経トラブルがある場合は、早めに受診を。

→P.12

規則正しい生活をする

体内時計を整えて健やかな生活リズムで日々を過ごすことが、ホルモン分泌や月経にも好影響を及ぼします。

→P.13

バランスのよい食事をする

妊娠にプラスに働く栄養素を摂取することはもちろん、マイナスにならない食べ方をするよう心がけましょう。

→P.16

運動・ストレッチをする

適度な運動やストレッチを行うことで血流がよくなり、妊娠力アップにつながります。ストレス解消にも効果的。

→P.14

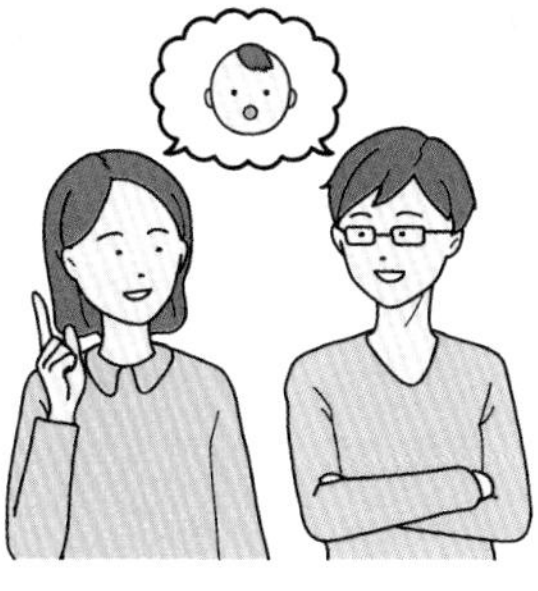

ストレスケアをする

ストレスは生殖機能の働きをセーブさせ、妊娠を妨げることがあります。自分にあったケアでリラックスしましょう。

→P.24

良質な睡眠をとる

睡眠中には女性ホルモンの分泌が促されます。質のよい睡眠を効率よくとれるよう、自律神経を整えましょう。

→P.22

妊娠のプロセスを知ろう

妊娠は、すべてのプロセスがうまくいったときに成立します。まずは妊娠までの流れを理解しましょう。

妊娠に至るまでの4つのプロセスを知ろう

妊娠は、「排卵」「射精」「受精」「着床」という4つのプロセスを経て成立します。

卵子が成熟したタイミングで卵巣から卵管へと排出されるのが「排卵」です。卵管に取り込まれた卵子は卵管膨大部《ぼうだいぶ》へと進み、精子の到着を待ちます。

こうして卵子が準備を進めているころに「射精」があると、腟内に放出された精子は子宮頸管《けいかん》と子宮を経由して卵管へと向かいます。精子は1日あたりおよそ1億個もつくられており、一度の射精で放出される精液に含まれる精子はおよそ3億個といわれています。

放出された膨大な数の精子のうち、卵子のもとに最初にたどりついた1つが「受精」を果たします。待機していた卵子と精子が出会い、卵子のなかに精子が入り込んで受精卵ができるのです。

1 成熟した卵子が排出される 排卵

たくさんの卵子の中で最も成熟した1個が、月経周期にあわせて卵胞の膜を破り、卵管へと排出されます。

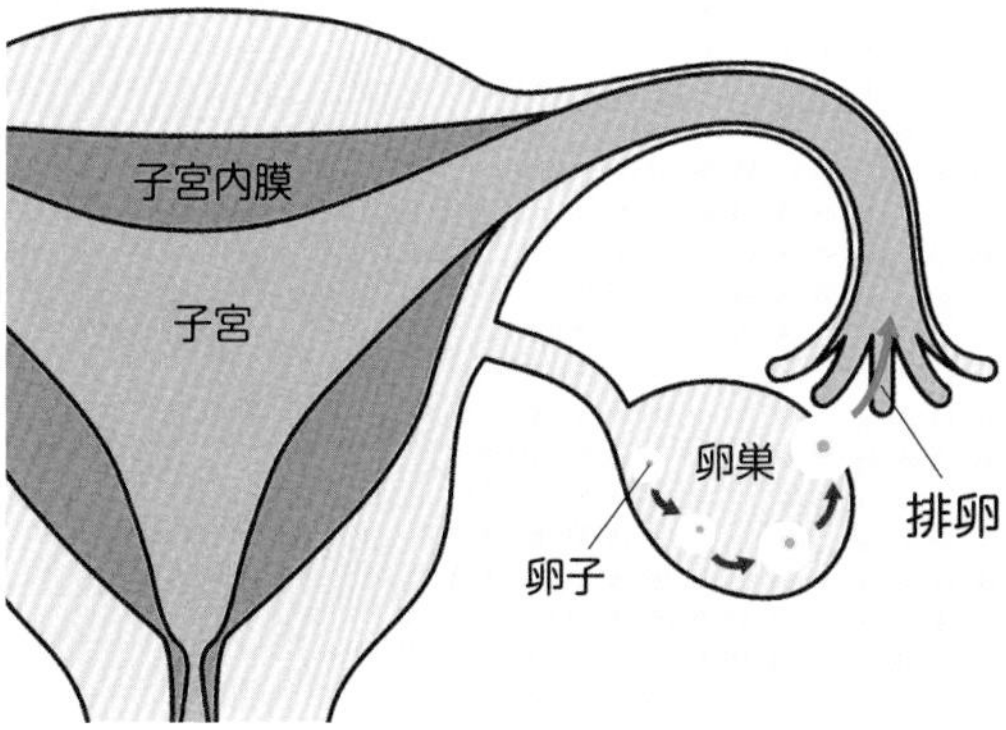

2 精子が放出され卵管に向かう 射精

約3億個もの精子が腟内に放出されますが、卵子がいる卵管にたどり着けるのは数十個から数百個といわれています。

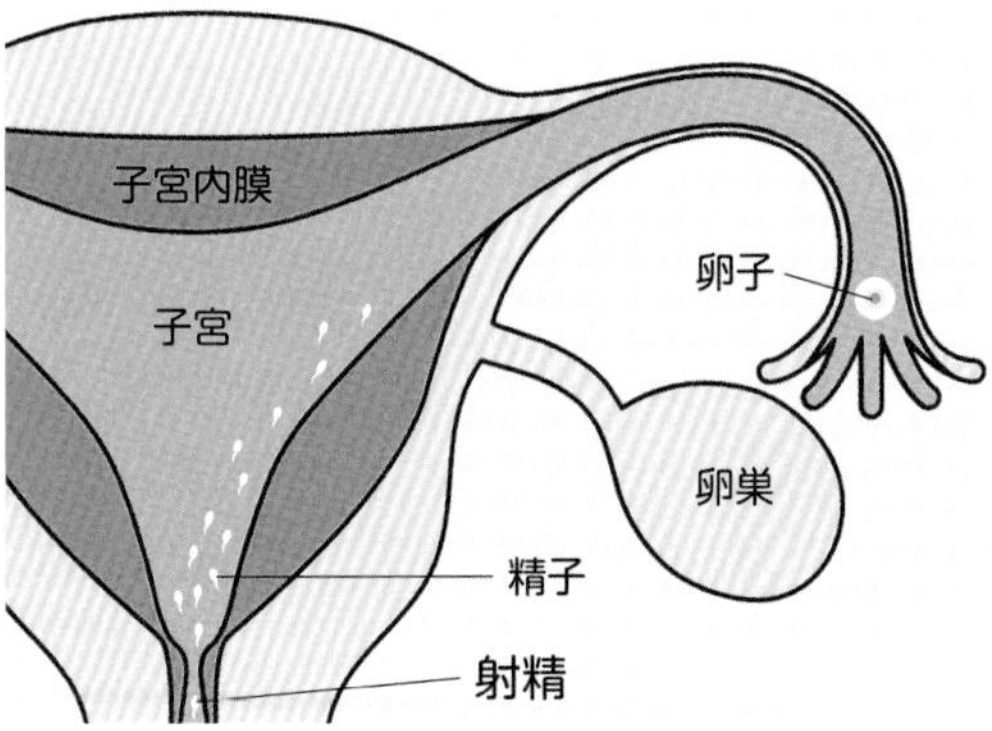

ただし、受精ができるタイミングは非常に限られています。卵子は排卵後12〜24時間程度、精子は女性の体内に入ってから3〜5日程度しか生きられないためです。

受精卵が子宮内膜に着床し妊娠が成立する

受精卵は、細胞分裂を繰り返しながら子宮へと運ばれます。このとき子宮内膜は、排卵後に分泌された黄体ホルモンの影響によって厚みを増した状態になっています。ここに、たどり着いた受精卵がもぐり込んで「着床」します。着床すれば妊娠が成立しますが、この段階で自覚するのは難しいです。検査を受けたときに妊娠反応が出るのも、着床10日後くらいからです。

こうしたプロセスのどこかに不具合があれば妊娠に至らず、たとえ着床しても流産してしまう可能性もあります。妊娠の確率を上げるためにも事前に検査を受け、子宮や卵巣、精子などにトラブルがないか調べておくことをおすすめします。

3 精子と卵子が出会う 受精

卵管に取り込まれた卵子が卵管膨大部にたどり着くと、そこにやってきた精子と合体して受精。卵子は受精卵になります。

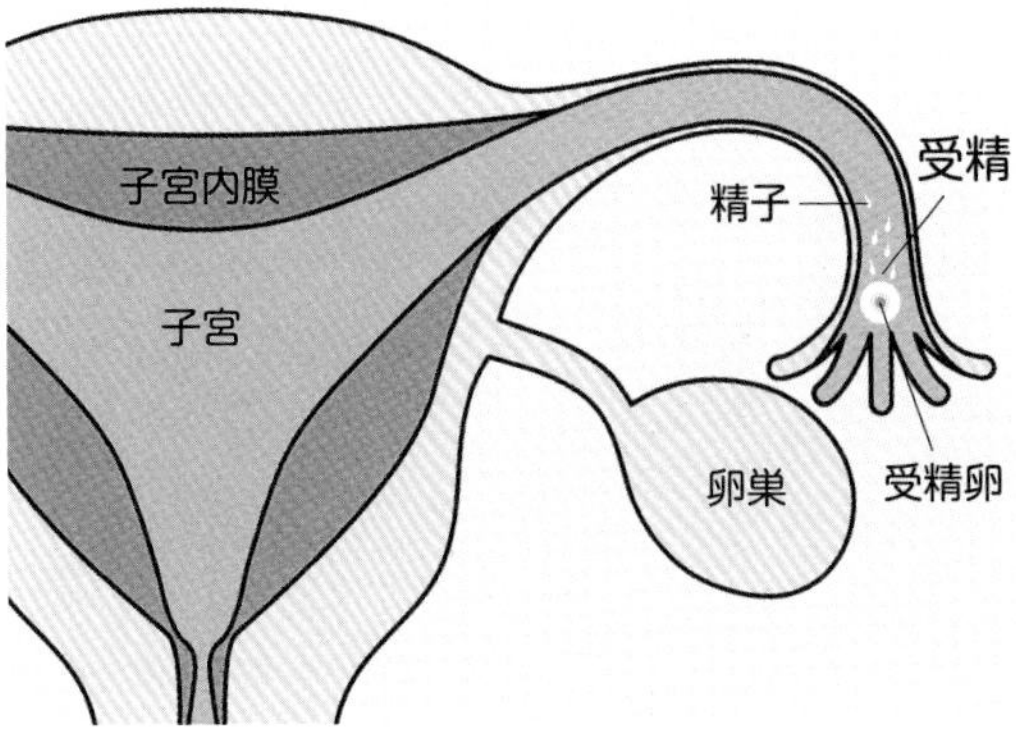

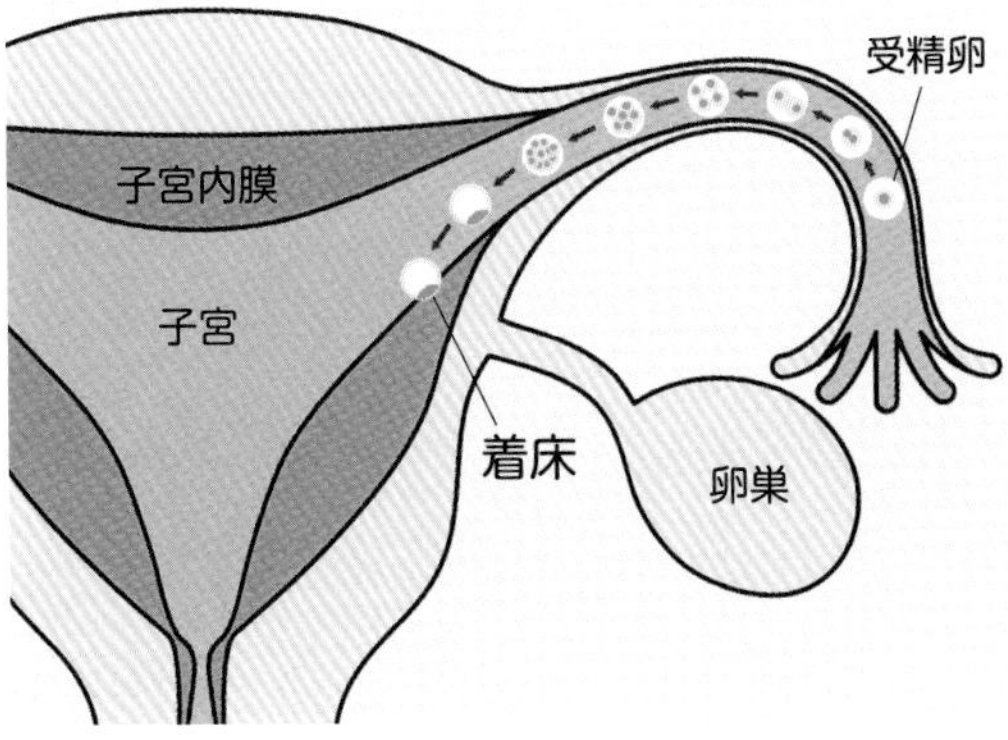

4 受精卵が子宮内膜へと到達 着床

受精卵は細胞分裂を繰り返しながら、数日かけて子宮へと移動。黄体ホルモンの働きで厚くなった子宮内膜にもぐり込んで着床すれば、妊娠成立です。

妊娠のしくみ Q&A

Q 卵子はいつ、つくられる？

A 生まれる前につくられています

卵子がつくられるのは、母親の胎内にいるころ。約700万個もの卵子がつくられ、生まれた後は新たにつくられることはありません。また、月経のたびに1個の卵子が排卵されるほか、何もしなくても毎月約1000個の卵子が減っていくため、月経が始まるころには20〜30万個に減っています。閉経を迎える50歳ごろには、ほぼ残っていません。

Q 男性の精子は、何歳まで元気なの？

A 40歳ごろから衰えが見えてきます

男性の精子は、精巣の中で常につくられていますが、その数や運動率には個人差があります。年齢を重ねても元気をキープしている場合もありますが、40歳ごろから運動率が低下するケースが多いでしょう。加齢とともに、疲れやストレスの影響を受けて性欲が減退することもあり、妊娠に結びつきにくくなるとも考えられます。

Q 若ければ、すぐに妊娠できる？

A 若くても不妊になることがあります

国立社会保障・人口問題研究所の調査によると、20〜29歳の妻のうち29・8％が不妊の心配をしたことがあり、11・8％が検査や治療を受けたことがあるとわかりました。若くても不妊に悩む人は決して少なくないのです。

Q 不妊の原因は女性側にある？

A 男性側に原因があるケースが約半数です

WHO（世界保健機関）の調査によると、原因の約24％が男性のみに、約24％が男女両方にあることがわかりました。また、男性の約20人に1人は不妊の原因となる性機能障害などがあるといわれています。

▶男女・夫婦での不妊原因の割合

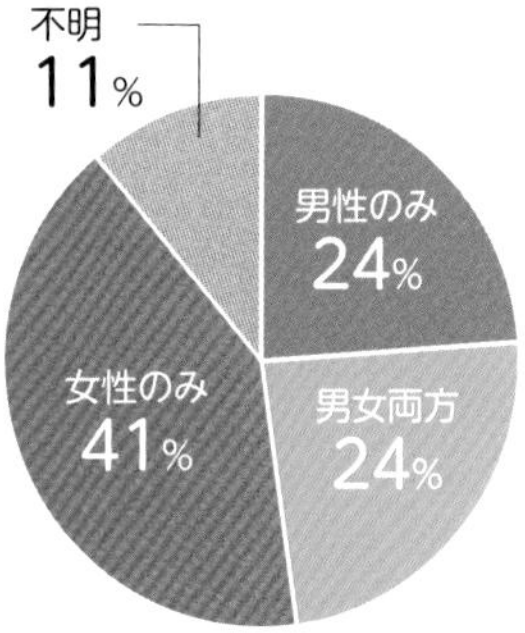

出典：WHO（世界保健機関）資料

Q 妊活は、いつはじめればいい？

A 妊娠のタイムリミットを意識しながら検討を

加齢とともに卵子の質が下がるため、妊娠できる確率は年を重ねるにしたがって低くなります。ライフプランを立てるにあたって、妊娠のタイムリミットを意識するといいでしょう。オランダの研究チームが、希望出産人数と年齢の関係をまとめたデータを発表していますので、妊活開始年齢の参考にしてみてください。

希望出産人数と妊活開始年齢の関係

希望出産人数	達成確率 90%	達成確率 75%	達成確率 50%
1人	32歳	37歳	41歳
2人	27歳	34歳	38歳
3人	23歳	31歳	35歳

子ども2人を自然妊娠して出産したい場合、女性は27歳までに妊活を開始すれば達成確率は90％となります。

出典：Habbeman et al.Hum Reprod.30;2215-21 2015

COLUMN

基礎体温の測り方

健康な女性の体温は一定のリズムで変化します。基礎体温を記録すれば、ホルモンバランスの変化や排卵の状況などを把握でき、妊活に役立ちます。

基礎体温を記録すれば排卵日の目安がわかる

基礎体温とは、体が安静な状態にあるときの体温のことをいいます。女性の基礎体温は、ホルモンバランスの変化にあわせて周期的に変化しています。そのため、日々の基礎体温を測り記録し続けることで、体のリズムや排卵のタイミングを把握できるようになります。

測定するのは朝、目が覚めた後すぐ、できるだけ決まった時間にします。体を起こすことでわずかに体温が上がるため、横たわったままで測ります。寝た状態で手が届く場所に、小数点第2位まで測定できる婦人体温計を置いておきましょう。婦人体温計を舌下に入れて正確な体温を測り、記録します。続けることで、排卵のタイミングなどが把握できるようになります。

アプリの活用もおすすめ

基礎体温の記録には、アプリを活用する方法も。体温を入力すると自動でグラフ化し、排卵日や月経日を予測してくれるものもあり便利。もちろん、手書きでグラフ化してもOKです。

▶月経周期と基礎体温の変化

月経初日を1日目として、次の月経の前日までが月経周期です。基礎体温の変化によって、排卵などの時期を推測することができます。

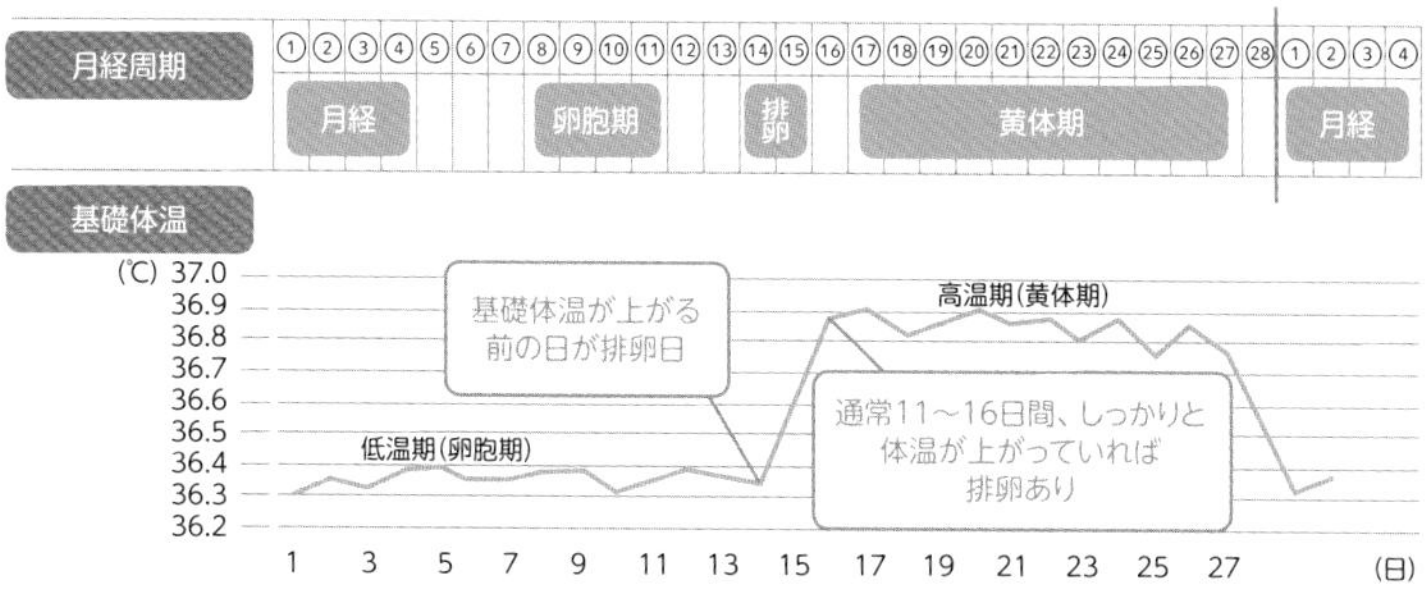

こんなグラフはトラブルのサインかも

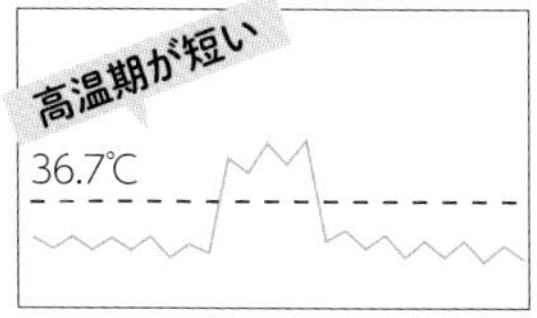

黄体機能不全の可能性も

高温期が10日未満の場合は、受精卵の着床に必要な黄体ホルモンが十分に出ていないのかもしれません。黄体機能不全が疑われるため受診をおすすめします。

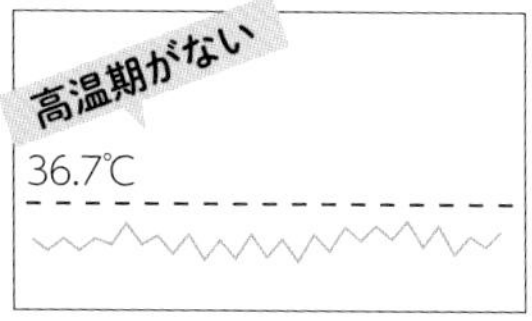

無排卵月経の可能性も

ずっと低温期が続くようなら、排卵が起こっていないことが考えられます。月経はあるのに排卵がないというケースもありますから、このような状態に気づいたときは早めに受診を。

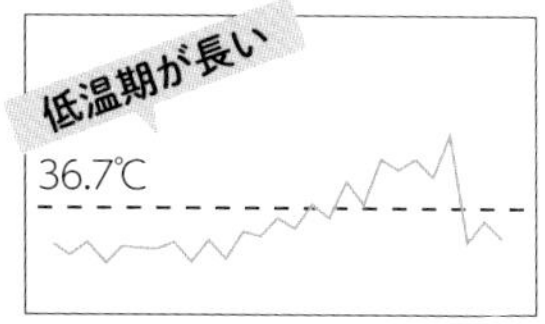

排卵障害の可能性も

低温期が15日以上続く場合は、卵子がうまく育っていないのかもしれません。また、着床のために必要なホルモンが出ず、子宮内膜が厚くならない黄体機能不全の可能性も。

体の状態と生活リズムを整える

まずは、体重や月経の状態をチェック。妊娠に向けて体のコンディションと生活リズムを整えましょう。

体の状態を整える

体重を管理して妊娠しやすい体に

健康な男女が排卵のタイミングにあわせてセックスをしても、妊娠できる確率は毎月たった8%ほどであるといわれています。そこでめざしたいのが、授かりやすい体をつくること。まずは身長と体重をチェックし、下記を参照してＢＭＩ(体格指数)を計算してみましょう。

肥満度が高い場合、女性は排卵障害や着床不全、男性は精子の運動率低下やＥＤ(勃起障害)などにつながる可能性が高まります。女性がやせすぎの場合には、排卵が止まったり低出生体重児が生まれる確率が高まったりします。肥満度が高すぎても、低すぎてもトラブルが発生しやすくなるのです。

体重を意識しながら食事や運動などの生活習慣を見直して、ＢＭＩ値18・5〜25未満の適正体重をめざしましょう。

月経トラブルには早めの対処を心がけて

月経の状態を把握することも重要です。月経はさまざまな情報を伝えてくれます。

まずは周期を確認しましょう。一般的な月経周期は28〜30日ですが、20日以下など短すぎる場合や、40日以上など長すぎる場合は注意が必要です。ホルモンの分泌異常や無排卵月経などの可能性もあるので、基礎体温表をつけて周期を調べてみましょう。

ひどい月経痛がある場合も見過ごせません。不妊の原因となる子宮内膜症や子宮筋腫も疑われるので、婦人科での診察をおすすめします。経血量が多すぎたり少なすぎたりする場合や、不正出血が続いたりする場合は、ホルモンバランスの乱れのほか、ポリープや筋腫の可能性も考えられます。

▶BMIの計算方法

$$\frac{\text{体重(kg)}}{\text{身長(m)×身長(m)}}=\text{BMI}$$

例：身長160cm体重52kgの場合、52÷(1.6×1.6)=20.31

BMIの判定基準

BMI	肥満度
18.5未満	やせ
18.5〜25未満	標準
25〜35未満	肥満症
35以上	高度肥満症

こんな月経には要注意！

- □ 周期が20日以下である
- □ 周期が40日以上である
- □ 月経痛がひどくてつらい
- □ 経血量が多すぎる
- □ 経血量が少なすぎる
- □ 2日以内で月経が終わる
- □ 8日以上月経が続く

生活リズムを整える

体内時計を整えて規則正しい生活を

私たちの体に備わっている体内時計は約25時間周期であるため、実際の時間とは毎日1時間ほどのズレが生まれます。このズレを調整せずに過ごしていると、体温や血圧などの変化のリズムにも乱れが生じ、睡眠の質も低下しがちに。ホルモンバランスや月経周期にも影響が及ぶことがあります。

そこで心がけたいのが、体内時計を毎日リセットし、規則正しく生活できるように整えること。まずは、毎朝決まった時間に起きて朝日を浴びることから始めてみましょう。日光を浴びると、心身を安定させる働きがあるセロトニンと呼ばれるホルモンが分泌されます。セロトニンは夜になると、睡眠を促すメラトニンに変わり、睡眠リズムの調整にも役立ちます(→P.23)。

日中に適度な運動をすることもおすすめ(→P.14)。血流改善のほか、体内時計の調整に役立ちます。そのほか、朝食をしっかりとることも効果的です。食事によって消化機能が働きだすと活動のためのスイッチが入り、体内時計をリセットしやすくなります。

生活リズムを整えるコツ

- □ 決まった時間に起床して朝日を浴びる
- □ 朝食を欠かさない
- □ 日中に適度な運動をする
- □ 入浴でリラックスした後、決まった時間に眠る

正しい入浴方法でスムーズに眠りにつこう

夜間の入浴も、体内時計に大きく作用します。私たちの体は、体温が下がるときに眠気を感じます。そのため、就寝前の入浴によって一旦体温を上げ、その後に体温が下がってきたところで布団に入ると、スムーズに眠りにつくことができるのです。

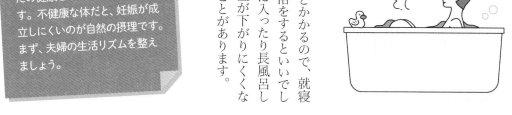

入浴のコツは、39~40℃程度のぬるめのお湯に20~30分ほど入ること。すると、血液の循環が促されて体が芯から温まります。入浴後、体温が下がり眠気が訪れるまで1時間半ほどかかるので、就寝時間から逆算して入浴をするといいでしょう。熱すぎるお湯に入ったり長風呂しすぎたりすると、体温が下がりにくくなり眠りが妨げられることがあります。

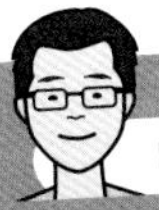

Letter from 松林先生

健康な体に、健康な妊娠が成立します。健康な体とは、からだの健康と心の健康を含みます。不健康な体だと、妊娠が成立しにくいのが自然の摂理です。まず、夫婦の生活リズムを整えましょう。

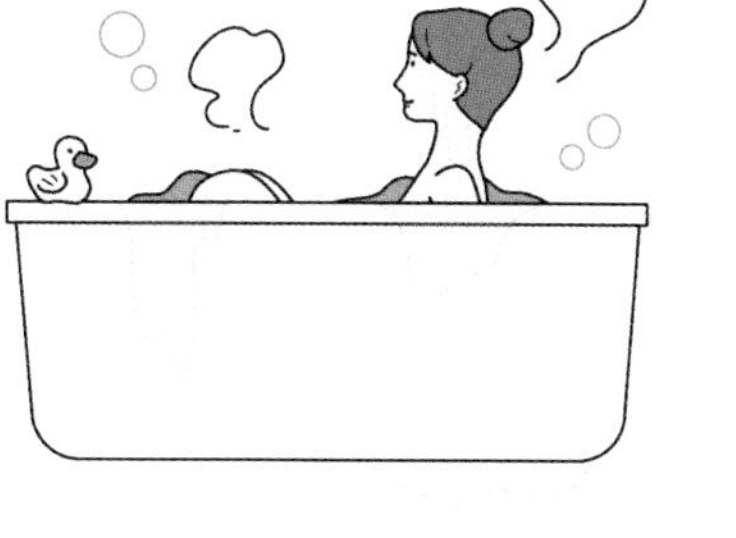

運動・ストレッチで血行促進！

血流が滞っていると良質な卵子が育ちにくくなることも。適度な運動で血液のめぐりを促しましょう。

全身を温める運動で卵巣の血流をスムーズに

運動やストレッチによって体全体の血流がスムーズになると、卵巣の血流もよくなります。すると、卵子に栄養が届きやすくなるため良質な卵子が育ちやすく、順調な排卵へとつながります。

卵巣の血流をよくするためには、全身がポカポカと温まるまで運動をするのが効果的です。心拍数が少し上がる程度のウォーキングなどで、適度に体を動かすといいでしょう。手足の末端が温かくなっていれば、十分な血液が卵巣に行き届いている目安になります。無理をして息が切れるほど走るなどの運動は、体の細胞を老化させる活性酸素が増えすぎて妊娠を妨げることがあるので注意しましょう。ほどよく運動をするほか、肩や足先を伸び縮みさせるストレッチなどを行って血行を促進するのもおすすめです。

妊活中におすすめの 運動・ストレッチ

全身をポカポカにする ウォーキング

心拍数が少し上がる程度の早歩きをした後、歩く速度を落として心拍数を落ち着かせます。1日30分、週3回以上を目標にして続けてみましょう。

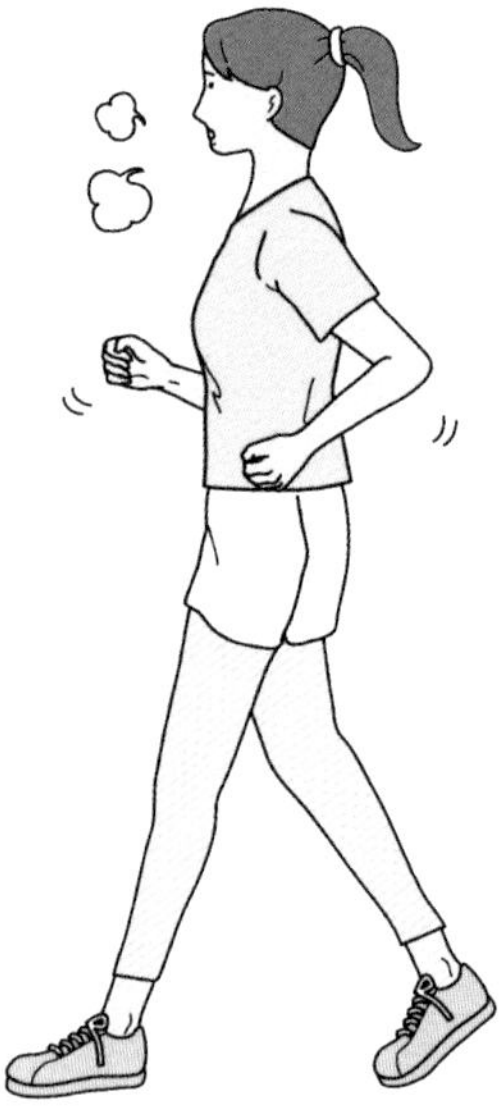

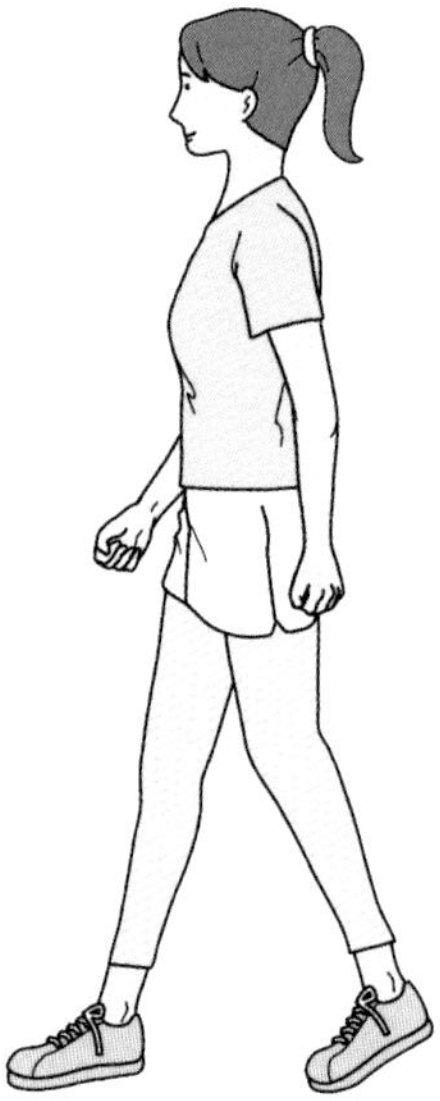

1 かかとから着地することを意識して大股で早歩きをします、腕は大きく振りましょう。じんわりと汗をかくまで続けます。

2 次に、心拍数が下がるよう、歩くペースを少しずつ落としていきます。徐々に歩幅を狭めながら、呼吸を整えましょう。1・2を通して30分程度になると理想的です。

上半身のこわばりをほぐす 肩のストレッチ

肩が凝り固まると血流が滞り、卵巣にも血液が届きにくくなります。こまめなストレッチでこわばりをほぐし、血行を促進しましょう。

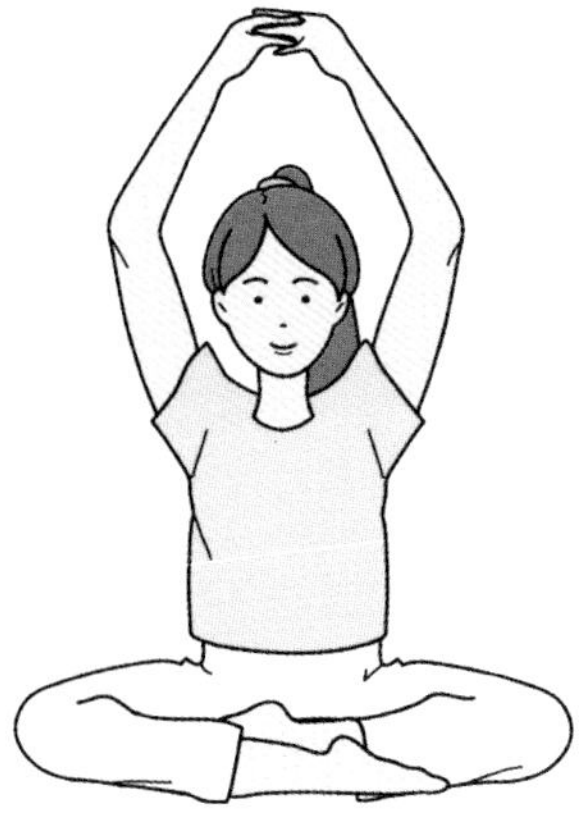

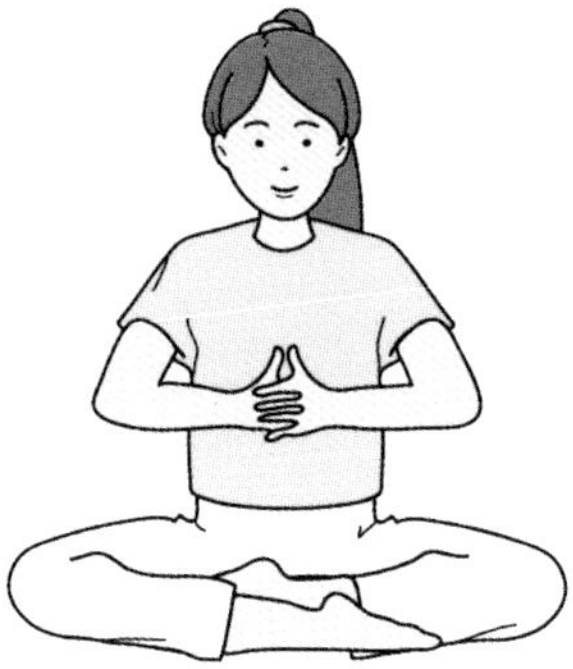

1 胸の前で手を組み、手のひらは自分のほうに向けます。イスに座ったり、立ったりした姿勢で行ってもかまいません。

2 手を組んだままゆっくりと頭上に上げ、手のひらは下に向けます。1・2を10回程度繰り返します。呼吸は止めないようにしましょう。

足先の冷えにも効果的 足指グーパー

足の指先には毛細血管が張りめぐらされています。グーパーするように足指を動かせば、毛細血管の血流がよくなり、体全体の血行促進につながります。

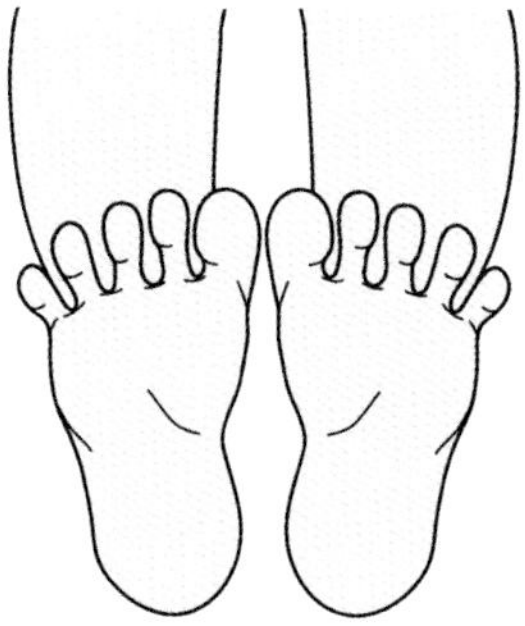

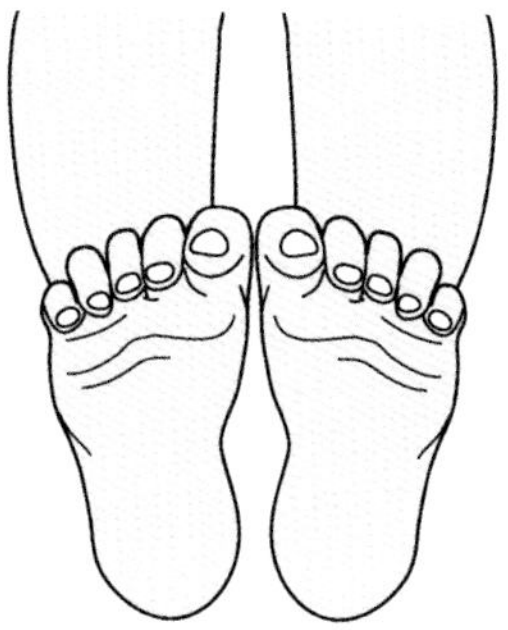

1 両足のすべての指をギューッと縮めます。

2 縮めた指をパッと開きます。1・2を30秒〜1分程度繰り返します。

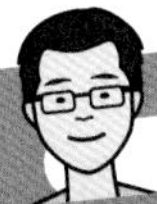

Letter from 松林先生

血液は酸素と栄養を細胞に届け、二酸化炭素と老廃物を排除する働きがあります。血行を促進することにより、新陳代謝をよくするのが狙いです。運動することで体の中から温かくなります。しかし、外からの熱源で温めるのは妊活に適していません。体の中から温めていきましょう。

妊活中の食事と栄養

妊活中の食事のポイントとは？
日々の食事によって体を整え、授かりやすい体をめざしましょう。

血糖値の急上昇を防ぐ食べ方のコツ

血糖値が急上昇するような食事のとり方をしていると、ホルモンバランスが乱れて排卵が起こりにくくなったり、卵子の質が低下したりすることがあります。男性の場合は精子の質の低下やEDにつながることもあります。

血糖値とは血液中のブドウ糖濃度のこと。糖質（炭水化物）をとって血糖値が上昇すると、インスリンと呼ばれるホルモンが放出されます。インスリンには、高くなった血糖値を低下させる働きがあり、濃度を一定に保つしくみになっています。

食材のなかには血糖値の急上昇を招きやすいものがあり、とりすぎるとインスリンの分泌量が減り、高血糖の状態が続くようになります。

血糖値の急上昇を抑えるには、白色ではなく薄茶色の糖質食材を選ぶ（→P.17）、糖質以外のものを先に食べる、朝昼晩の3食を規則正しく食べる、酢（血糖値の上昇を緩やかにする働きがある）を料理に使うなどの方法が有効です。

酸化ストレスを抑えて卵子と精子を元気に

年齢を重ね、卵子や精子の老化が進むと、妊娠しにくくなる傾向にあります。

老化には、体を錆《さ》びさせる活性酸素という物質が深く関わっています。活性酸素は通常、抗酸化と呼ばれる働きによって除去されていますが、抗酸化のペースが追いつかなくなると活性酸素を除去しきれず、それが酸化ストレスとなって老化現象があらわれます。

体内に発生する慢性的な炎症もまた、酸化ストレスを生みます。たとえば歯周病は歯周病菌による慢性炎症ですが、この炎症が全身に飛び火すると、早産・低体重児出産になるリスクが高まるといわれています（※1）。また、歯周病に罹患《りかん》している女性は妊娠するまでに時間がかかる傾向があることもわかっています（※2）。

酸化ストレスを抑制し、老化を防いで妊娠しやすい状態を保つためには、オメガ3脂肪酸やビタミンD（→P.17）といった成分をとることがおすすめです。

血糖値の急上昇を招きやすい食材

- 白砂糖
- 白米
- 白いパン
- 果糖ブドウ糖液糖入りの清涼飲料水

など

血糖値の急上昇を招きにくい食材

- 玄米
- 胚芽米
- 押し麦
- もち麦
- 雑穀
- 全粒粉のパン
- ライ麦パン

など

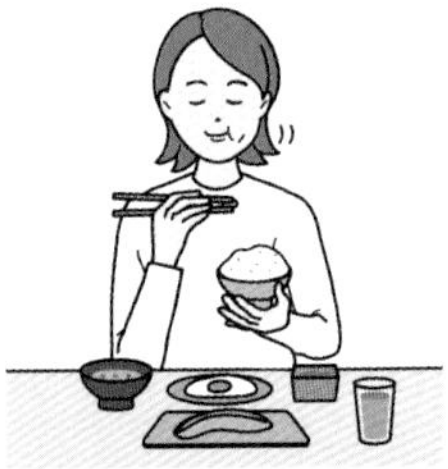

老化予防に役立つ食材

- 脂の多い青魚（サンマ、イワシなど）
- きのこ類（キクラゲ、干しシイタケ、マイタケなど）
- アマニ油
- エゴマ油
- クルミ

など

※1 出典：Am J Obstet Gynecol,196:135,2007.　※2 出典：J Oral Microbiol 2017;9: 1330644

5大栄養素の効果的な摂取方法

5大栄養素（たんぱく質、炭水化物、脂質、ビタミン、ミネラル）と食物繊維は、妊娠しやすい体づくりに不可欠な栄養素です。ここからは具体的に、各栄養素を効果的にとるためのコツを紹介します。

❶たんぱく質

多様なたんぱく質食材を組みあわせてとり入れよう

血液や皮膚、筋肉、内臓、骨、爪、ホルモン、酵素など、体を構成するあらゆる組織や物質のもととなるのがたんぱく質です。肉、魚、大豆食品、卵などに豊富に含まれており、いろいろな種類のものをバランスよく組みあわせて食べるのが理想的です。

牛肉は、肥育ホルモンを使用した外国産などはできるだけ避けるとよいでしょう。食べすぎると生殖器に悪影響を与える可能性があります。

国産の牛肉については肥育ホルモンの使用が認められていないため、妊活中に食べても心配いりません。豚肉や鶏肉についても同様に、国産のものを選ぶことをおすすめします。

❷糖質（炭水化物）

血糖値が急上昇しにくい薄茶色の食材がおすすめ

前述したように糖質（炭水化物）は、血糖値の急上昇を招きやすいかどうかが重要です。

食材を選ぶときのポイントは、おおまかにいえば、白色ではなく薄茶色のものにすること。玄米や胚芽米、全粒粉、ライ麦といった薄茶色の糖質食材は、精製度が低く糖が緩やかに吸収されます。

ただし、玄米については、アブシジン酸が含まれているため注意が必要です。活性酸素を発生させるアブシジン酸は、受精や着床のために不可欠な存在であるミトコンドリアに悪影響をもたらすことがあります。もし、玄米を調理するなら常温の水に12時間以上浸けて、しっかりと吸水させてから炊きましょう。アブシジン酸の影響を避けられるうえ、ふっくらとやわらかく炊き上がります。

押し麦は白い糖質食材ですが、水溶性食物繊維が多いので血糖値の急上昇を招きにくくおすすめです。

❸脂質

オメガ3脂肪酸をとって授かりやすい体に

良質な脂質の摂取は、妊娠にプラスに働きます。とりわけオメガ3脂肪酸は、細胞膜や神経組織の材料となることに加え、体内の炎症を抑えて血糖値を調整する働きもあります。卵子の健康や精子のコンディションの向上にも役立ち、妊娠率アップに貢献するという研究結果も出ています（※3）。サバやブリなどの青魚を一切れ食べると、1日に必要なオメガ3脂肪酸の目標量を達成できます。そのほか、アマニ油やエゴマ油、クルミなどから摂取するのもいいでしょう。

❹ビタミン・ミネラル

不足しがちな成分はサプリメントの活用を

葉酸、ビタミンACE、ビタミンD、鉄、亜鉛のほか、カルシウムなども積極的にとりながら体を整えましょう。食事による摂取だけで足りないときは、サプリメントで補うようにしましょう（↓P.20）。

❺食物繊維

血糖値の上昇を緩やかにし腸内環境の整備にも役立つ

根菜や海藻、果物などに多く含まれる水溶性食物繊維は、血糖値の急激な上昇を抑える働きがあります。また、善玉菌の餌になって腸内環境を整えることで、栄養素の吸収をよくすることや免疫力アップが期待できます。水溶性食物繊維は、納豆やゴボウ、オクラ、なめこ、キウイ、押し麦などの食品に豊富に含まれています。

※3 出典：Hum Reprod 2022; 37: 1037、Hum Reprod 2012; 27:1466

「ちょい足し食材」で妊娠力アップ

妊活に効果的な食材をうまく食事にとり入れましょう。いつもの料理に「ちょい足し」するだけでOKです。

いつもの料理を妊活用にアレンジ

妊活に効果的な食事をとりたいけれど、特別な料理をつくるのは大変です。そこでおすすめしたいのが「ちょい足し食材」です。妊活によいとされる食材を、調理時に加えたり、トッピングしたりするだけでOK。いつもの料理を手軽においしくアレンジしながら、妊娠力アップが期待できます。

ただし、妊活にプラスになる食材だからといって、毎日大量に食べることはおすすめできません。どれほど優れた食材でも、過剰に食べれば体に悪影響を及ぼすことがあるからです。たとえばショウガなら、1日あたりの摂取量は親指の第一関節分くらい（10g程度）が上限。適切な量をちょい足しして、楽しみながら食べることが大切です。

妊娠力アップの「ちょい足し食材」

水菜

葉酸やビタミンACE、鉄などが豊富な食材です。カットしたものを保存容器に入れて冷蔵庫にストックしておくと数日程度は保存でき、パスタやうどんなどのトッピング、サラダの材料としてすぐに使えます。

のり

赤ちゃんの先天異常のリスクを減らすという葉酸が豊富に含まれています。焼きのりはもちろん、味付けのりや韓国のり、青のりなどでもOK。麺類のトッピングにしたり、ハムチーズトーストにのせたりしても◎。

ゴマ

セサミンによる抗酸化力を期待できます。粒状のゴマは消化吸収しにくいため、すりゴマやペーストを使用しましょう。ポリフェノールが豊富な黒ゴマは、白ゴマよりもさらにアンチエイジング効果に優れています。

大麦

大麦（押し麦やもち麦など）は、おなかの調子を整えてくれる水溶性食物繊維の含有量がトップクラス。スープに入れて煮込むほか、ゆでたものをストックしておき、サラダなどにトッピングして食べるのもいい。

アーモンド

ナッツ類は栄養が豊富。特にアーモンドには、血流をよくするビタミンEや鉄分、亜鉛などが含まれています。素焼きのアーモンドを食べたりサラダにトッピングしたり、ハチミツ漬けにしてヨーグルトに混ぜても。

しらす

しらすをはじめとする小魚には、カルシウムやビタミンDなどが含まれます。乾燥させた小魚をおやつとしてそのまま食べるのもいいですし、しらすはごはんや冷ややっこなどのトッピングにするのもおすすめ。

酢

酢は血糖値の上昇を緩やかにします。唐揚げを食べるときにレモンのかわりにかけたり、カレーにかけたりしてとり入れるといいでしょう。また、含有される有機酸には非ヘム鉄の吸収を高める作用があります。

ショウガ

辛み成分のジンゲロールやショウガオールが血行を促進。チューブのすりおろしショウガにはこれらが含まれているとは限らないため、調理時にすりおろして使用を。加熱しても生でも同様に効果を期待できます。

納豆

植物性食品に含まれる鉄分（非ヘム鉄）が豊富です。ごはんにのせるほか、オムレツを焼くときに混ぜ込んでもいいでしょう。酢をかけるとサッパリとした味わいになるうえ、非ヘム鉄の吸収率も高まります。

取材協力／長有里子（妊活専門管理栄養士）

嗜好品との付きあい方Q&A

Q お酒はどれくらい飲んでいいの？

A ロング缶のビール1本を週5日が妊活中の上限です

「妊活中は禁酒しなければ」と考える人もいますが、適度であればお酒を飲んでも問題ありません。アルコールの分解能力には個人差があるため一概にはいえませんが、アルコール度数5％の缶ビール（500mL）であれば、週2日の休肝日をもうけて5日間飲んでもOKなケースが多いでしょう。妊娠が判明した後は、アルコールは控えてください。

妊活中のアルコール摂取の許容量

アルコール摂取の許容量は**1日20g**

アルコール量(g)＝アルコール度数×飲酒量(mL)×0.8
1週間では20g×5日＝100gまで。週に2日は休肝日に。

度数	飲み物	20gの目安
アルコール度数5%	ビール	500mL(ロング缶1本)
アルコール度数5%	缶酎ハイ	500mL(ロング缶1本)
アルコール度数12%	ワイン	208mL(1/4本)
アルコール度数14%	日本酒	178mL(1合)
アルコール度数20%	焼酎	125mL
アルコール度数40%	ウイスキー	62.5mL(ダブル1杯)

出典：Fertil Steril 2008; 90: S1

Q カフェインは我慢するべき？

A コーヒーなら1日あたり1～2杯程度は飲んでもOK

妊娠中にカフェインをとると、胎盤を通して赤ちゃんに送られるため控えたほうがいいでしょう。しかし妊活中であれば、多少のカフェインは心配ありません。1日200mgが許容量なので、ドリップコーヒーであれば2杯程度、ココアであれば4杯程度は飲んでも大丈夫です。

妊活中のカフェイン摂取の許容量

カフェイン摂取の許容量は**1日200mg**

飲み物	カフェイン含有量	
缶コーヒー	1缶	100～240mg
玉露	150mL	180mg
コーヒー(ドリップ)	150mL	100mg
コーヒー(インスタント)	150mL	65mg
ココア	150mL	50mg
栄養ドリンク	100mL	50mg
抹茶	150mL	48mg
ダイエットコーラ	350mL	45mg
コーラ	350mL	34mg
紅茶、緑茶、ほうじ茶	150mL	30mg
ウーロン茶、番茶	150mL	30mg
玄米茶	150mL	15mg
麦茶、黒豆茶、杜仲茶、ハーブティー	―	0mg

出典：Fertil Steril 2008; 90: S1

Q 喫煙はやめたほうがいい？

A 夫婦ともに禁煙することをおすすめします

不妊症の原因の約13％は、喫煙にあるといわれています。女性の場合、喫煙によって生殖機能が低下し、閉経が1～4年も早まることがあります。男性の場合、喫煙量に比例して精液検査の結果が22％も悪くなると言われています。流産や子宮外妊娠のリスク、胎児奇形率も高まります。夫婦で禁煙し、授かりやすい体をめざしましょう。

Q 炭酸飲料は飲まないほうがいい？

A 砂糖を含む炭酸飲料は悪影響があります

砂糖を含有する炭酸飲料を飲むことによる、不妊治療への影響を調査したデータがあります。砂糖を含む炭酸飲料を飲み、体外受精を実施した340人を調べたところ、採卵数、成熟卵数、受精卵数、トップクオリティ胚数（細胞分裂した受精卵のうち良好な状態のもの）が減少することがわかっています。[※1] 砂糖を含まない炭酸飲料を飲んだ場合は、減少が見られませんでした。

※1 出典：Fertil Steril 2017; 108: 1026

サプリメント・漢方を活用しよう

妊活・妊娠中に欠かせない栄養素はサプリメントで摂取しましょう。体の調子を整える漢方も役立ちます。

不足しがちな栄養素を効率よく摂取しよう

妊娠に向けた体づくりのためには、食事によってバランスよく栄養をとることが重要です。とはいえ、食事だけでは不足しがちな栄養素もあります。そんなときにはサプリを活用しましょう。漢方もまた、心身を整えるのに役立ちます。医師に相談のうえ、とり入れてみましょう。

妊活中に欠かせない成分をチャージ

サプリメント

●妊活用サプリ

妊活中に総合ビタミン剤をとることで好影響があるといわれています。ビタミンA、B_1、B_6、葉酸、鉄、銅、亜鉛など十数種類の栄養素を含むサプリメントを妊娠中に摂取すると、低出生体重児の確率が低くなったという調査結果もあります[※1]。

●ビタミンACE《エース》

ビタミンA、C、EはまとめてビタミンACE《エース》と呼ばれます。いずれも抗酸化力が強く、酸化ストレスによってダメージを受けやすい精子を守ってくれます。特にビタミンEは「若返りのビタミン」と呼ばれるほど抗酸化力に優れ、男女ともにホルモンの生成と分泌を促します。

●ビタミンD

不足すると、卵子の数の減少や質の低下などによって妊娠率が下がったり、不育症や妊娠合併症（妊娠高血圧、妊娠糖尿病、低体重児など）の可能性が高まることがわかっています[※2]。男性においても、ビタミンDが十分にとれているほうがいいという報告があります。摂取するときは少量に分けず、食後にまとめてとると吸収がよくなります。

●鉄

子宮や卵巣などに酸素を運搬したり、受精卵が胎児になるのをサポートしたりする働きがあります。鉄不足になると体内に酸素が行き渡らず、子宮や卵巣の働きが鈍くなる可能性があります。ただし、鉄を過剰にとると男女ともに不妊を招くことがあるため注意が必要です。

●葉酸

胎児の神経管閉鎖障害を予防する作用があります。妊娠を望む１カ月以上前から1日0.4㎎を摂取しましょう。食材に含まれる葉酸は調理によって失われやすく、体内への吸収率も高くないため不足しがちなので、サプリメントで補うことが重要です。ただし、妊娠中の葉酸摂取は赤ちゃんのアレルギー疾患の確率を高めるといわれています。

●亜鉛

受精卵の着床に関わります。また、男性ホルモンの合成や精子の形成にも必要といわれ、男性の妊活に欠かせない栄養素です。食材でいうと牡蠣には特に多く含まれ、空腹時（食事の2時間後かつ次の食事の１時間前）に摂取することで吸収率が高まるといわれています。

ビタミンAの過剰摂取に注意！

ビタミンAをとりすぎると催奇形性《さいきけいせい》のリスクが高まるため、妊娠を望む３カ月前からはとりすぎに注意しましょう。ただし、欠乏しすぎても胎児奇形のリスクが高まるため、適量の摂取を心がけてください。一般的には、サプリは活用せず普段の食事からとる程度で十分でしょう。ビタミンAの原料であるβカロテンには催奇形性はありません。

※1 出典：CMAJ 2009; 180: E99　※2 出典：Ann Agric Environ Med 2016; 23: 671　※3 出典：Fertil Steril 2018; 110: 578

女性特有の不調を改善

漢方

●当帰芍薬散《とうきしゃくやくさん》
●加味逍遙散《かみしょうようさん》
●桂枝茯苓丸《けいしぶくりょうがん》

女性の三大漢方薬と呼ばれ、月経にまつわる不調をはじめ、女性特有のあらゆる不調を改善する漢方です。体内の水分が滞った状態の人は当帰芍薬散、イライラや神経過敏が気になる人は加味逍遙散、血行が悪い人は桂枝茯苓丸というように、体の状態によって処方されます。妊娠中には当帰芍薬散が推奨されます。

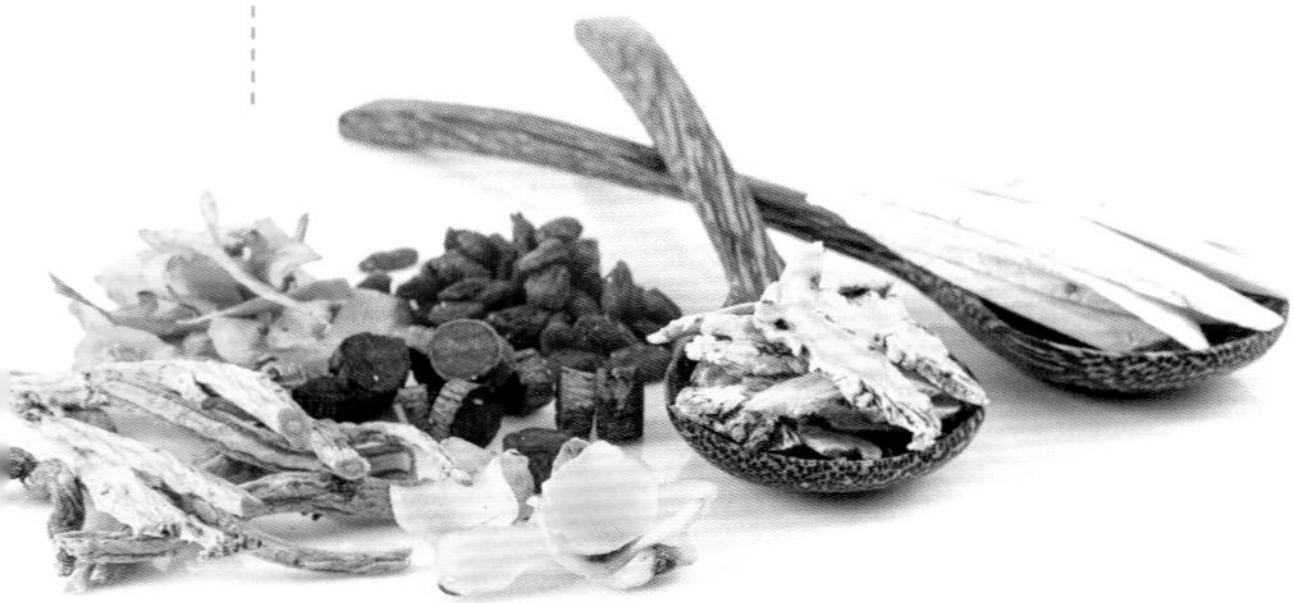

●テストステロン

男性ホルモンの一種であるテストステロンは、女性の卵胞を育てるうえでも必要不可欠な成分です。ただし男性の場合は、補充すると性機能障害などにつながることがあります。

●DHEA（デヒドロエピアンドロステロン）

副腎から分泌されるホルモンで、女性ホルモンと男性ホルモンとなる成分です。加齢にともなって不足しがちになるため、サプリメントで補いましょう。

●抗酸化サプリ

抗酸化サプリと不妊の関係を調査したところ、男女ともに摂取することによって妊娠率・出産率が上がったという報告があります[※3]。抗酸化作用をもつ主な栄養素には、ビタミンACE、ポリフェノール、リコピンなどがあります。

●アルギニン

成長ホルモンの分泌を促すアミノ酸の一種で、一酸化窒素増加による血流改善効果があります。子宮内膜を厚くしたり、EDを改善したりする効果が期待できます。

妊活・妊娠中のハーブは使用に注意を

妊活中におすすめのハーブティーには、ルイボスティーやラズベリーリーフティーなどがあります。ハーブは体にやさしいイメージがありますが、なかには薬効や毒性が強いものもあります。特にカモミールとリコリスは切迫早産を促すことがあり、注意が必要です。また、アーモンドオイルについても同様です。妊活・妊娠中のハーブや植物油の使用については科学的データが乏しいため、安全なものを選ぶことが重要です。

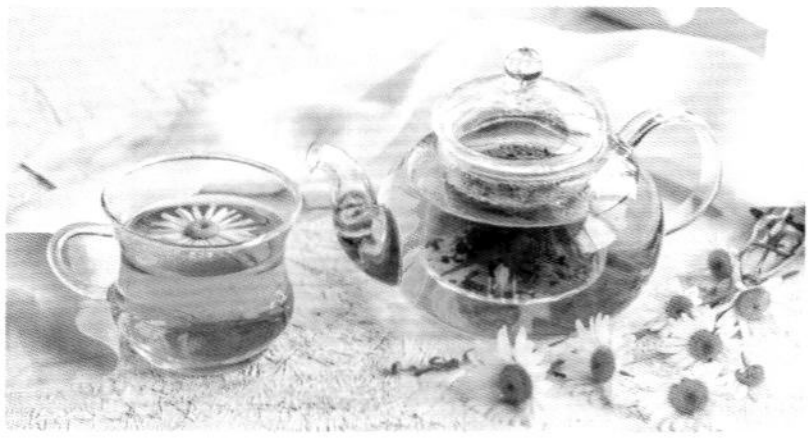

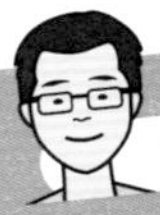

Letter from 松林先生

現代の食生活は、カロリーが高めで、微量栄養素（ビタミンやミネラル）が少なめになりがちです。妊活に必要な栄養素を摂取するためには、サプリメントも欠かせません。ただし、何でもかんでも服用するのはいただけません。必要なものだけ最小限でとるようにしましょう。

睡眠の質と女性ホルモンの関係

質のよい睡眠がとれると、女性ホルモンの分泌が促されます。充実した睡眠のためにできることとは？

睡眠の質を高めて女性ホルモンを分泌

睡眠中には、女性ホルモンの分泌が促されます。しっかりと睡眠をとることで女性ホルモンの分泌が円滑になれば、妊娠力アップにつながります。

私たちが寝ている間、その眠りの深さは刻々と変化しています。眠りはじめはレム睡眠と呼ばれる浅い眠りからスタートし、徐々にノンレム睡眠と呼ばれる深い眠りへと入っていきます。そして30分ほどで熟睡状態になると再びレム睡眠に戻り、またノンレム睡眠へと突入します。私たちの眠りはこうして、約90分周期で深くなったり浅くなったりしながら目覚めへと向かうのです(下図参照)。

ノンレム睡眠の中でも深く、振幅の大きな脳波が見られるものは徐波《じょは》睡眠と呼ばれ、このとき成長ホルモンが分泌されます。この成長ホルモンが女性ホルモンの分泌に関わり、卵胞の発育や排卵に働きかけることがわかっています。

スムーズに深い眠りに入るためには、自律神経のコントロールが欠かせません。ぐっすり眠るためには、活発になっている交感神経の働きを抑え、副交感神経を優位にする必要があります。その切り替えがうまくいかなければ寝つきが悪くなり、眠りが浅くなってしまうのです。自律神経を司る脳の視床下部は、女性ホルモンの分泌における司令塔の役割も担っています。つまり、自律神経が整えば眠りが深くなり、さらには女性ホルモンの分泌もうまくいきやすくなります。

とはいえ、多忙な毎日を送っていると交感神経が優位になりやすく、自律神経が乱れがちです。そのため、意識的に心身をリラックスさせて副交感神経を働かせ、深く眠れるよう調整する必要があります。左ページを参考にして、良質な睡眠をとれるよう工夫してみましょう。

睡眠中のホルモン分泌のリズム

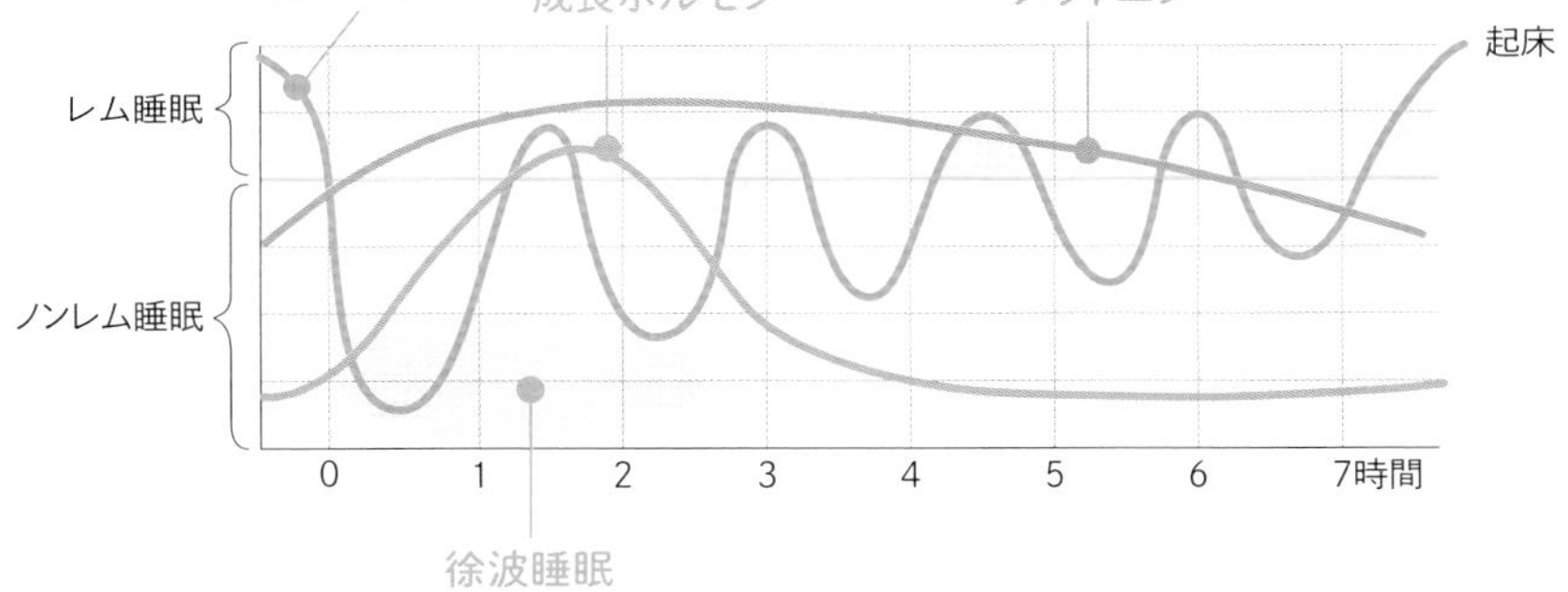

良質な睡眠をとるためのコツ

入浴は就寝1時間前までにすませる

体温が下がることによって副交感神経の働きが優位になると、眠りにつきやすくなります。そのため入浴は、就寝１時間前までにすませておくといいでしょう。体がポカポカした状態のままでは入眠しにくいため、就寝までの時間があまりないときは、ぬるめのお湯(39〜40℃)につかるのがおすすめです。

就寝1時間前からスマホ・PCを見ない

スマートフォンやパソコンの画面から放出されるブルーライトは、交感神経を刺激するため寝つきが悪くなる原因に。また、睡眠ホルモンとも呼ばれるメラトニンの分泌量も抑制してしまいます。眠りを誘う働きがあるメラトニンには抗酸化作用があり、卵子の質を改善する可能性も示唆されています。

就寝2〜3時間前までに夕食を

食事の後、胃腸の働きが一段落するまでに約3時間かかります。胃腸が活発に動いている状態では脳や体が休まらないため、たとえ十分な睡眠がとれたとしても浅い眠りになってしまいます。深い眠りのためには、早めに食事をすませましょう。夕食の時間が遅くなる場合は、消化のよいメニューにするといいでしょう。

睡眠の質を高める栄養素をとる

メラトニンの材料は、トリプトファンという必須アミノ酸の一種です。トリプトファンがセロトニンに変化し、それが夜間になるとメラトニンに変換されるのです。トリプトファンは、大豆製品や乳製品、穀類やナッツ類のほか、卵やバナナなどに豊富に含まれています。

午後のカフェイン摂取は控えめに

カフェインをとりすぎると入眠までの時間が長くなり、睡眠効率(ベッドで過ごした時間のうち実際に眠れた時間の割合)も低下することが報告されています。また、カフェインを摂取する習慣がある人は、不眠症状を抱える可能性が高まります。カフェインの影響は摂取後6〜8時間程度続くため、午後は控えめにするといいでしょう。

ベッドに入る前に体をほぐす

眠る前にはストレッチなどでゆっくりと体をほぐしましょう。血行がよくなるとともに、副交感神経が優位になることで眠りにつきやすくなります。がんばりすぎると心身への刺激が強く逆効果になりますから、無理をせずにのんびりと取り組んでみてください。ゆったりとした呼吸とともに行うのが◎。

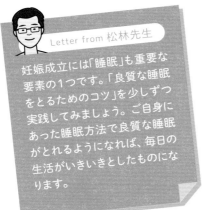

Letter from 松林先生

妊娠成立には「睡眠」も重要な要素の1つです。「良質な睡眠をとるためのコツ」を少しずつ実践してみましょう。ご自身にあった睡眠方法で良質な睡眠がとれるようになれば、毎日の生活がいきいきとしたものになります。

妊娠を妨げないためのストレスケア

ストレスは生殖機能に影響を与えることがあります。自分を労わり、ケアする時間を大切にしましょう。

ストレスが大きくなると妊娠しにくい状態に

妊活は、努力をしたからといってすぐに結果が出るとは限りません。周囲の人たちと悩みを共有しにくいため、孤独を感じる人もいます。先が見えない不安やパートナーとの温度差、周囲の人たちからのプレッシャーなどにつらさを感じ、ストレスを抱え込むケースが少なくないのです。

こうしたストレスは、大切な生殖機能の働きをセーブしてしまうことがあります。生殖に関わるホルモンが分泌されるのは副交感神経が優位なとき。しかし、ストレスによって体が緊張すると交感神経が優位になります。そのため緊張状態が続くと、ホルモンバランスが崩れ、月経周期の乱れや排卵障害などがあらわれたり、男性の場合はＥＤや射精不全、精子の減少や運動率の低下などにつながったりすることがあるのです。

また、ストレスを感じているときには、細胞を老化させる活性酸素が発生するため、ストレスがたまると全身の老化が進みやすくなります。すると、子宮の機能が衰えることや、精子の質が劣化することもあり、妊娠しにくくなる可能性があります。

ストレスを感じてつらくなったときには、自分にあったケア方法を取り入れて軽減させましょう。妊活に対する不安がある場合は、医師やパートナーに相談することも大切です。

ストレス度チェックリスト

- □ 体がだるくて疲れやすい
- □ 風邪をひきやすくなった
- □ 食欲がない日が続いている
- □ お酒の量が増えている
- □ 眠りが浅く、目覚めが悪い
- □ どれだけ眠っても眠さを感じる
- □ やる気が出ない
- □ 人と話すことを面倒に感じる
- □ トラブルなどを1人で抱え込みがち
- □ 思い通りにいかないことが多い
- □ 些細なことでイライラしてしまう
- □ ネガティブな感情をため込んでしまう

●チェックが0～２個
ストレスが深刻化する前に、うまくケアができているようです。この調子でストレスケアを続けましょう。

●チェックが3～6個
自覚はないかもしれませんが、ストレスを抱えているようです。無理をせず自分を労わるようにしてください。

●チェックが7個以上
かなりのストレスを抱えており、ケアが必要な状態です。生活を見直しながら、意識的に心を休めましょう。

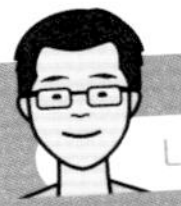

Letter from 松林先生

妊娠成立の妨げになるストレスは「妊活に関するものであり、仕事のストレスではない」という研究結果があります。たとえば、「お子さんはまだなの？」という何気ないひと言や子どもの写真付き年賀状が送られてくるなどがストレスになることも。避けられないこともあると思いますが、自分なりのストレスケア方法を見つけておきたいですね。

ストレスが妊娠に与える影響

ストレスがたまり
緊張状態になると……

女性
ホルモンバランスが崩れ、月経周期が乱れたり、排卵障害を引き起こしたりすることがあります。

男性
勃起や射精が妨げられるほか、精子が減少したり、運動率が低下したりすることがあります。

おすすめのストレスケア

好きな香りや音楽でリラックス

心地よさを感じる香りや音楽には、心を休める作用があります。就寝前などのひとときに、好きな香りのボディオイルをつけたり、ゆったりとしたリズムの音楽を聴いたりして過ごしてみましょう。五感にアプローチすることでリラックスモードに入りやすくなります。

楽しい時間を増やす

妊活中には、生活習慣についてさまざまなアドバイスを受けるものですが、完璧にやろうとして自分を追い込むのはよくありません。緊張状態が続くと、妊娠しにくい状態になる可能性もあります。好きなことをする楽しい時間を増やして、気持ちをゆるめながら過ごしましょう。

ウォーキングで幸せ気分に

歩きはじめて15分ほど経過すると、脳に刺激をもたらすβ-エンドルフィンの分泌が活性化します。さらに20分を超えるとやる気ホルモンであるドーパミン、40分を超えると幸せホルモンであるセロトニンの分泌が促されます。歩くことで気持ちを上向きにしてみましょう。

悩みを書き出して整理する

悩みごとに心をとらわれてしまうときは、その内容を詳しく紙に書き出して「見える化」すると気持ちを整理しやすくなります。書き出すことで悩みを客観的に見ると、適切な対応策が浮かびやすくなり、「悩むほどのことではなかった」と気づくこともあります。

SNSから距離を置く

情報収集や気分転換にも役立つSNSですが、ストレスになることも多いものです。特に妊娠や出産の報告を目にしたりすると、落ち込んだり自分を責めたりしてしまう人もいます。つらく感じるときにはSNSをやめたり、しばらく距離を置いたりするといいでしょう。

スキンシップで癒される

肌を触れあっているときにはオキシトシンと呼ばれる愛情ホルモンが分泌され、心が癒されたり不安や恐怖が減ったり、相手への愛情が増したりすることがわかっています。パートナーとのセックスのほか、ハグやマッサージ、また、ペットとの触れあいでも同様の効果があります。

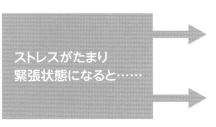

東洋医学のツボを使ったセルフケア

心身のバランスを重視する東洋医学は、妊活との相性抜群。手軽にできるツボ押しなどから始めてみましょう。

東洋医学の力で巡りのよい体をつくろう

東洋医学は、古代中国で発祥した伝統医学です。健康な体には生命の源となる「気・血・水」の要素がバランスよく巡っていると考えられており、いずれかが不足したり停滞したりすると体調が崩れるとされています。ここでいう「気」はエネルギー、「血」は血液、「水」は体内を流れる血液以外の液体を指しています。

治療では、舌の状態や顔色、本人が感じている不調などを手がかりにして体質などを判断し、アプローチ方法を選びます。具体的には、漢方(→P.21)や按摩《あんま》(押す・揉む・叩くといった手技を用いるマッサージのような療法)、鍼灸(症状に適したツボに対して鍼や灸でアプローチする療法)といった手法によって体の状態を整えたり、食事や睡眠などの生活習慣を見直すアドバイスを行ったりします。

明確な原因がわからない病気や不調にもアプローチできることから、不妊治療との相性がよいのも特徴です。

ここでは、妊活中に手軽に実践できるセルフケアとして、ツボを刺激する方法を紹介します。

ツボを活用した妊活中のセルフケア方法

ツボとは、体内に張り巡らされている気と血の通り道・経絡《けいらく》の上にあり、内臓につながるポイントだと考えられています。気と血の出入り口でもあり、経穴《けいけつ》とも呼ばれています。私たちの体には約700個ものツボがあるとされており、WHO(世界保健機関)では361個のツボが認められています。全身に点在するツボを刺激することで経絡を流れる気と血を調整でき、その結果、経絡につながる内臓などが活性されて体調が整うと考えられています。

ツボへのアプローチには、鍼や灸を使うほか、指や棒で押す方法があります。指を使う場合は、押してイタ気持ちいいと感じるポイントを探し(左ページの図を参照)、指の腹で軽く圧をかけましょう。3〜7秒かけてゆっくりと垂直に押し、ゆっくりと戻す動きを4〜5回繰り返します。続けるうちに少しずつ体の巡りがよくなり調子が整っていくでしょう。

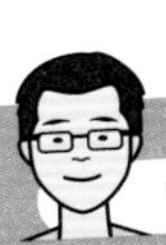

Letter from 松林先生

東洋医学は西洋医学とはまったく異なる考え方(理論)を元にした医学です。効果が期待できる方法も少なくありませんので、できれば東洋医学専門の先生の指導のもとで管理してもらうのがよいでしょう。

妊活に効果的なツボ3選

三陰交《さんいんこう》

子宮を温めて授かりやすく

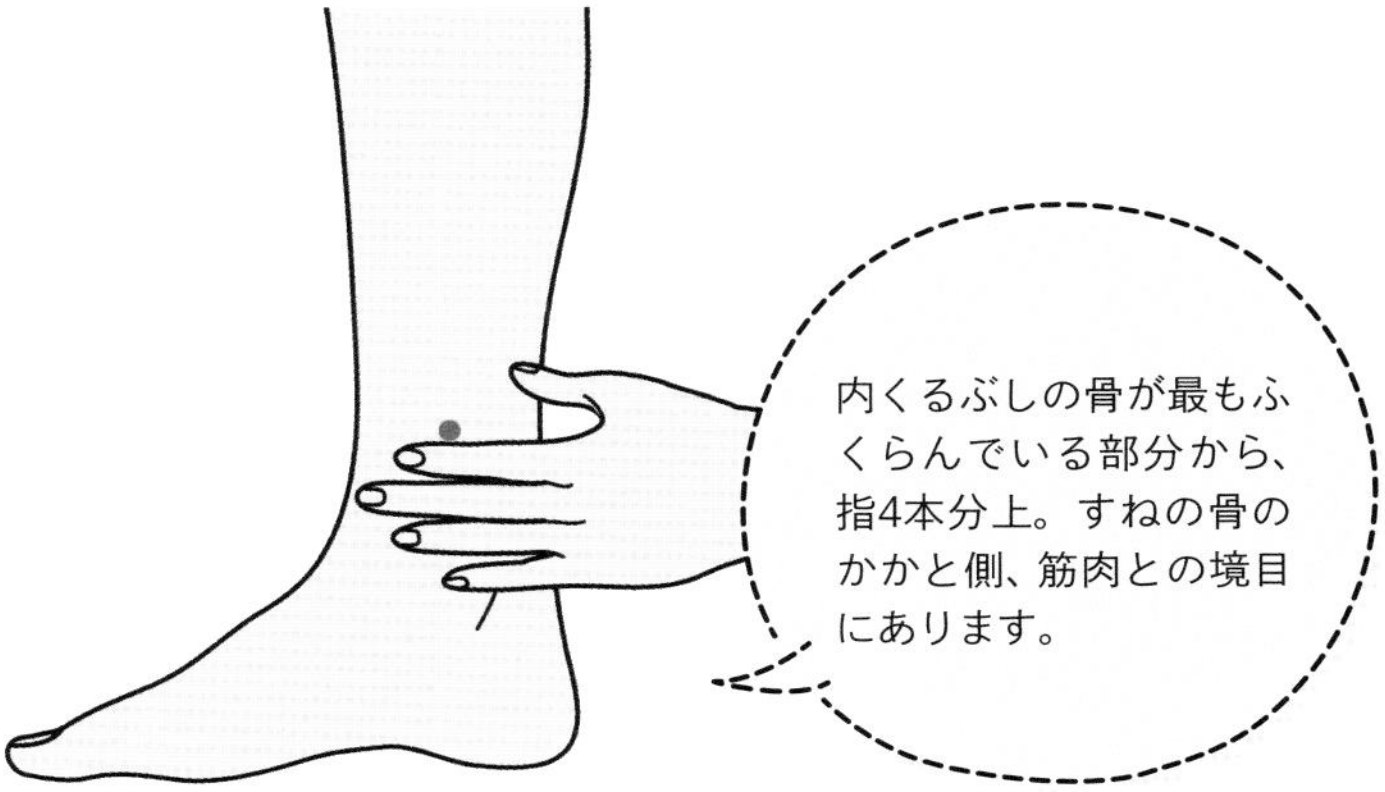
内くるぶしの骨が最もふくらんでいる部分から、指4本分上。すねの骨のかかと側、筋肉との境目にあります。

婦人科系の疾患に効果的なツボです。血の巡りをよくして子宮を温め、生理痛などの不調も和らげるといわれています。

足三里《あしさんり》

胃腸の働きを活性させて健康に

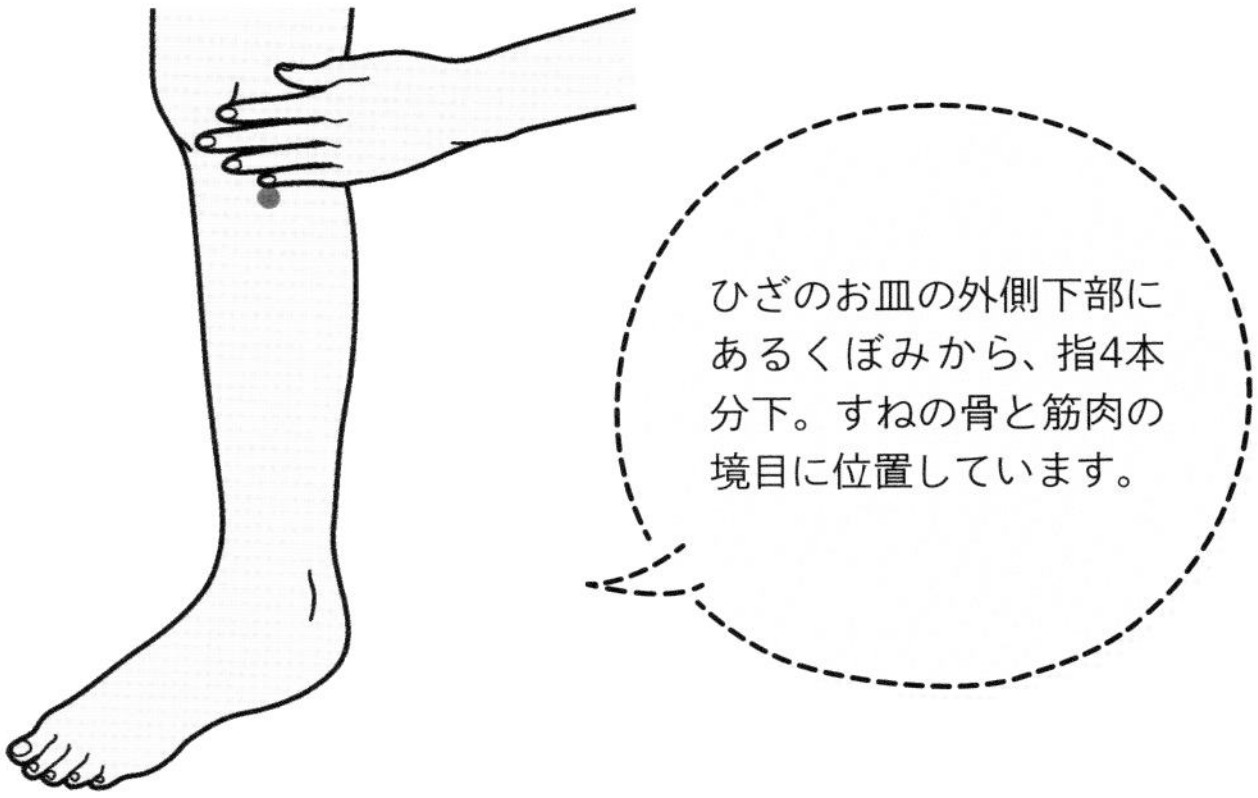
ひざのお皿の外側下部にあるくぼみから、指4本分下。すねの骨と筋肉の境目に位置しています。

刺激を与えることで胃腸が元気になり、体内を循環する気や血が増えるので授かりやすい体質に近づくといわれています。

陰陵泉《いんりょうせん》

体内の水分量を調整して冷えを改善

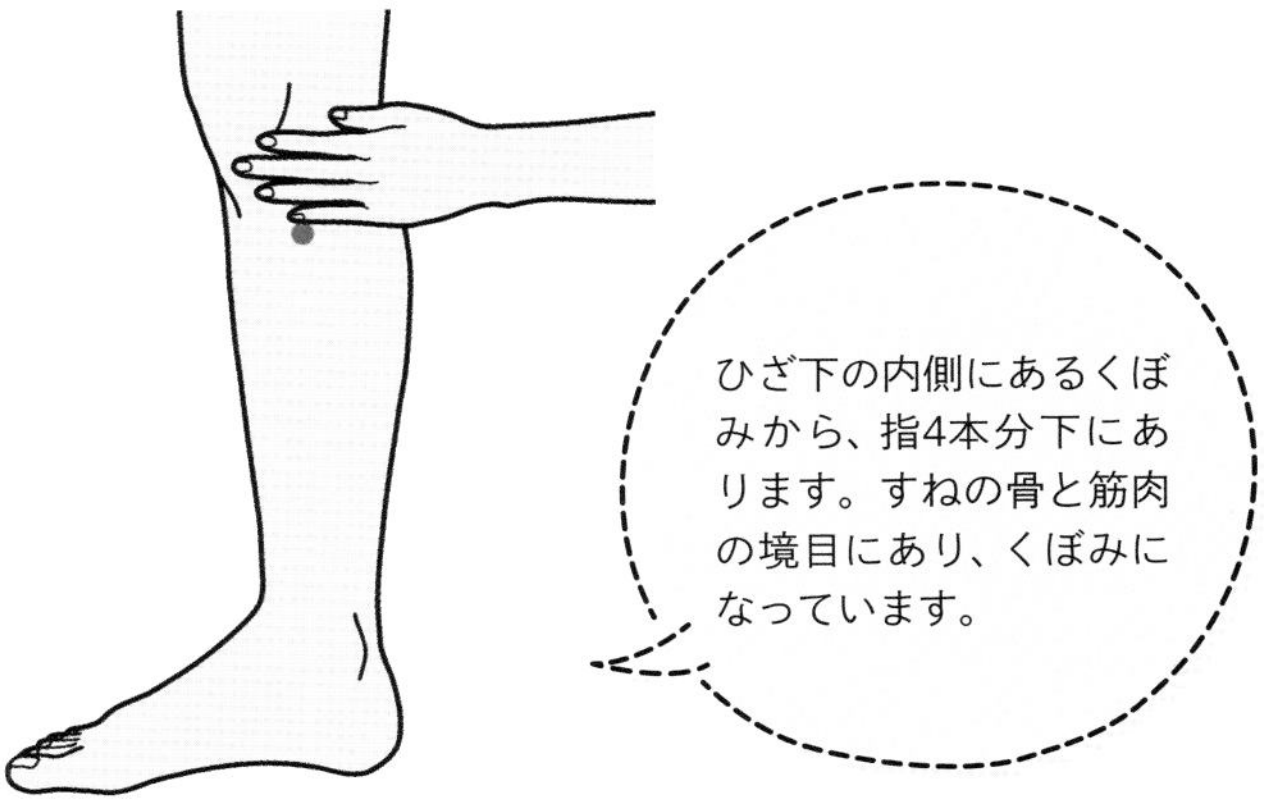
ひざ下の内側にあるくぼみから、指4本分下にあります。すねの骨と筋肉の境目にあり、くぼみになっています。

血行をよくすることで、体内の余分な水分を排出する作用があるといわれています。冷えや消化不良の改善にも役立ちます。

COLUMN

妊娠前に受けておきたい
予防接種

妊娠中に感染症にかかることには、大きなリスクが伴います。
だからこそ赤ちゃんを授かる前に、予防接種を受けておきましょう。

ママと赤ちゃんの健康を守るために

感染症のなかには新型コロナウイルスのように、妊娠中に感染すると母体が重症化しやすいものや、流産や早産のリスクが高まるものがあります。感染症の種類によっては赤ちゃんにも感染し、重症化することや、難聴などの後遺症が残ることもあります。まれに死に至るケースもありますから注意が必要です。特に妊娠初期には、感染症にかかるとその影響が出やすくなります。正しい知識をもってワクチンの接種を受け、予防に取り組むことが大切です。

ワクチンには、病原性を弱めた病原体でつくられた生ワクチンと、毒性をなくして免疫に必要な成分を取り出した不活性ワクチンがあります。

生ワクチンの種類には、MRワクチン（風疹《ふうしん》・麻疹《ましん》の混合ワクチン）、水痘《すいとう》（水ぼうそう）ワクチン、ムンプス（おたふく風邪）ワクチンなどがあり、妊娠した後では予防接種を受けられないため、あらかじめ免疫をつけて感染を防ぐ必要があります。生ワクチンを接種した後は、胎児への影響を避けるために2カ月間は避妊をしてください。

感染症の予防には、家族の協力も欠かせません。たとえ母親がワクチンを接種していても、家庭内に感染者がいれば生まれた赤ちゃんに感染する可能性が高まるからです。赤ちゃんを授かる前に家族で抗体検査を受け、抗体が低い場合にはあらかじめ接種を受けることをおすすめします。

妊娠前に推奨される予防接種

	感染症	ワクチンを摂取せず感染した場合		その他の影響
		胎児への影響	母体への影響	
生ワクチン	風疹	先天性風疹症候群を発症するリスクがある	—	—
	麻疹	—	重症化しやすい	—
	水痘（水ぼうそう）	先天性水痘症候群を発症するリスクがある	重症化しやすい	周産期水痘の予防になる
	ムンプス（おたふく風邪）	難聴などになるリスクがある	—	—
不活性ワクチン	インフルエンザ	—	重症化しやすい	新生児のインフルエンザ感染予防につながる
	百日咳	重症化し致死的になることがある	—	乳児の百日咳感染の予防になる
	新型コロナウイルス	妊娠後期の感染は流産率が高まり、重症化のリスクがある	重症化しやすい	—

Part 2

妊活プランを立てよう

自分では気がつかなくても、実は不妊につながるトラブルを
抱えている場合があります。
まずは検査をして原因を探り、その先の妊活プランを考えてみましょう。

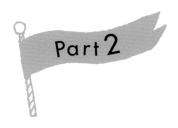

妊活は2人で一緒に

子どもを授かるのは「1つの奇跡」。互いに協力しあって新しい命を迎えにいきましょう。

子どもを授かり、育てていくというのはパートナーと二人三脚で行うもの。**妊活も2人で**相談し、共有し、協力しあっていきましょう。

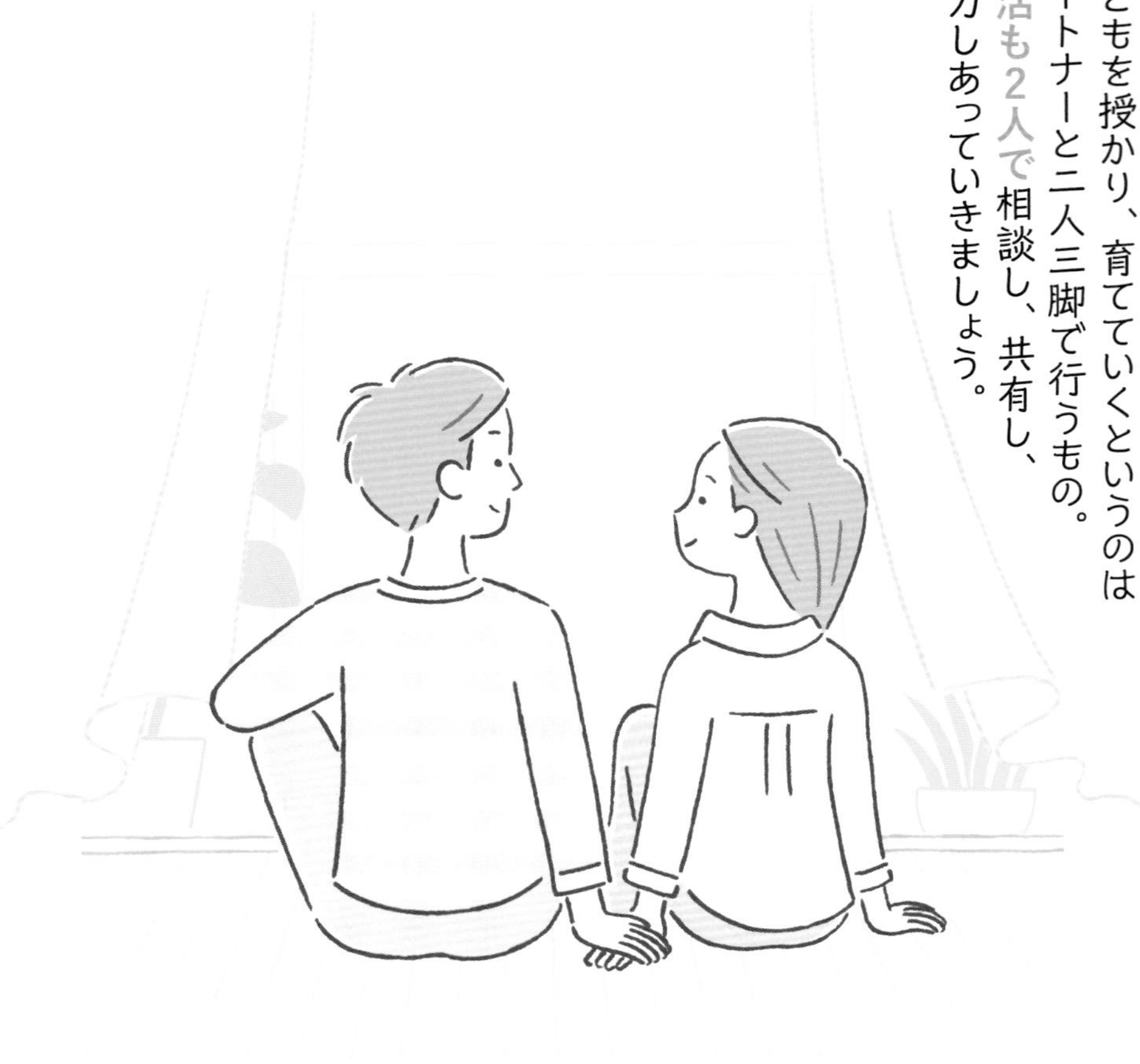

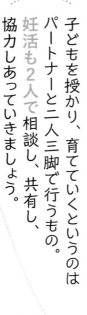

妊活の合言葉は「パートナーとともに」

Ｐａｒｔ１では、「まずは生活を見直してみよう」ということで、運動や食事、ストレスケアなど、心がけたい生活習慣について紹介しました。

妊活を始めて、生活を改善し、あまり時間をおかずに自然妊娠が実現する夫婦もいるでしょう。一方で、予想に反して、なかなか妊娠が叶わないということも珍しいことではありません。妊娠を望む多くの人が、一度は焦りや不安を感じたことがあるのではないでしょうか。

妊活をストレスなく進めていくうえで大切なのは、パートナーとともに取り組むということです。妊活は、女性ばかりが大変な思いをしなければならないものではありません。子どもを授かるというのは、パートナーのどちらか一方が責任を感じすぎることがないように、負担に

妊活は2人で一緒に

妊活の計画を立てるときに考えたいこと

1 ライフプランについて

子どもをいつ頃、何人ほしいのか、共働きを続けるのか、仕事を辞めるのか、ライフプランを一緒に考えましょう。たくさん話しあって、2人の気持ちを1つにしていきましょう。

2 お金について

もし不妊治療をするなら、費用はどれくらいかけられるのか、かけたいのかを話しあいましょう。現実的な問題だからこそ、最初にしっかりと話しあっておくことが大事です。

3 不安なことについて

妊活や家族をつくることにあたって、心配なことは共有しましょう。1人で不安を抱えてしまうとストレスになりますが、2人で分かちあえば気持ちも楽になります。

4 健康について

心身ともに健康であるために生活習慣も見直していきましょう。良質な睡眠・バランスのよい食事・適度な運動など、1人ではなく2人で一緒に健康習慣を身につけましょう。

感じていることや心配なことがあれば、パートナーと話しあい、助けあっていきましょう。

「不妊かも」と思ったらまずは検査から

妊活の不安を軽減するためには、妊娠について正しく学ぶことや理解することも重要です。Ｐａｒｔ１で紹介した妊娠のプロセスは、妊娠に関する知識を深めるのに役立つでしょう（→P.8）。

また、同時に「自分の体（生殖器）の状態を検査して確認しておく」ことも大切です。健康体で、大きな病気やケガをしたことのない人であっても、生殖器にトラブルを抱えているという人は意外と多いのです。

妊活プランを立てる際には、年齢が注目されがちですが、実は年齢よりも重要になってくるのが生殖器の状態です。これによって、妊活プランの設計も大きく変わってきます。

では、妊活を進めるにあたり、どのような検査を受けておくとよいか1つずつ確認していきましょう。

検査を受けてみよう

自分の体の状態をしっかり把握することが妊活のスタートラインです。まずは検査を受けてみましょう。

妊活で大切なのは心と体の健康

妊娠は「1つの奇跡」です。精子と卵子が出会い、その後にも新しい命が誕生するまでに、乗り越えるステージがいくつもあります。

妊娠に近づくためには、母体が健康であることが大切です。子宮の状態を知るために月経の状態や体調の変化に気をつけ、基礎体温を測ることは妊活における体調管理の基本です。ストレスや疲労の蓄積、倦怠感などは乱れた生活習慣が原因かもしれません。良質な睡眠やバランスのよい食事、適度な運動で「健康習慣」へと切り替えていきましょう。

妊娠前の健康管理「プレコンセプションケア」の重要性が注目されています。心と体を健やかに保ち、元気な赤ちゃんを授かるよう、自分たちの健康と向きあっていくことが大切です。

婦人科でまず受ける基本検査とは

最初は婦人科へ行くのにためらいを覚えるかもしれませんが、今後の妊活プランを立てるためにも検査を受けましょう。

初診では問診、内診、血液検査、尿検査を行うのが一般的。問診では月経周期や日数、過去の病歴、飲酒や喫煙などの生活習慣について聞かれます。

次に基本検査を行います。基本検査は、子宮や卵巣の状態を確認する超音波検査や、排卵や妊娠に必要なホルモン分泌を調べる検査など、月経周期にあわせて行います。そのため検査期間は最短で一周期分の日数がかかります。

このような妊娠・出産に関わる基本検査を「プレママチェック」「プレママ検診」「妊活チェック」などと呼ぶこともあります。さまざまな婦人科で実施しているので、チェックしてみましょう。

妊活プランに関わってくるAMH値で卵子の状態を知る

AMH（抗ミューラー管ホルモン）値は、卵巣内に卵子がどれくらいあるのかを表します。AMH値を測定することで、卵巣予備能（卵巣内にある卵子の数）をおおよそ把握できます。

AMH値は年齢を重ねるごとに数値が低くなっていくのですが、個人差が大きいことがわかっています。若いからといって必ずしも数値が高いというわけではないのです。

検査の結果、もし卵子の数が少なかったとしても、妊娠しないわけではありません。AMH値がわかれば、妊娠可能な期間について目安をつけられるので、妊活プランが立てやすくなります。最近はAMH値検査が含まれているプレママチェック（検診）も増えています。ぜひ受けておきましょう。

自分の体を知るためにできること

1 基礎体温をつける

排卵周期を正しく知るために、基礎体温をつけましょう（→P.11）。継続的・定期的に記録することで、排卵の有無や妊娠しやすい時期がわかります。

2 月経と体調の変化をチェック

月経の周期や量など状態を確認するようにしましょう（→P.12）。経血量や月経痛、体調の変化を医師に伝えることで子宮の状況を把握しやすくなります。

3 婦人科で基本検査を受ける

妊娠・出産をめざすために体の状況を総合的に検査する「基本検査」は、ぜひ受けておきたい検診です。保険適用外ですが、地域によっては自治体などによる助成金もあるので、確認しておきましょう。主に次のような検査を行います。

AMH検査

AMHとは発育途中の卵胞から分泌されるホルモンのこと。血液中のAMHの濃度を調べ、卵巣に残っている卵子の数を判断します。

ホルモン検査

排卵障害や着床不全、子宮や卵巣機能などの症状や疾患についてなど、ホルモン検査によってさまざまなことがわかります。

膣分泌物検査

クラミジア感染症やカンジダ、細菌性膣炎にかかっていないかを検査します。月経期間中は検査ができません。

甲状腺検査

甲状腺刺激ホルモン（TSH）の値を調べて、甲状腺機能低下症・甲状腺機能亢進《こうしん》症の有無や排卵障害について調べます。

風疹抗体検査

妊娠中に風疹にかかると胎児に白内障や心疾患など（先天性風疹症候群）を引き起こす可能性があるため、免疫の有無を確認します。

子宮頸がん検査

子宮頸がんは20代から30代に増えており、検査を行うことによって「前がん状態」の段階における早期発見も可能です。

内診／超音波検査

内診と超音波検査で膣内や子宮の状態を確認します。子宮筋腫やびらん、卵巣腫瘍などを調べます。

身体測定／血圧測定

身長や体重を測り、血圧も測定します。体重や血圧から、生活習慣病をはじめとした体の健康を確認します。

男性も事前の検査が大事

妊活はパートナーと2人で行うもの。男性も検査を受けて、自分の体について知っておきましょう。

不妊の原因の約半分は男性にも関連する

妊娠や不妊については「女性の問題」ととらえられがちですが、データは不妊の原因の半数が男性にも関連していることを示しています。決して女性だけの問題ではなく、男性の問題でもあるからこそ、両方が検査を受けてそれぞれの体の状態を知ることが重要です。

▶男女・夫婦での不妊原因の割合

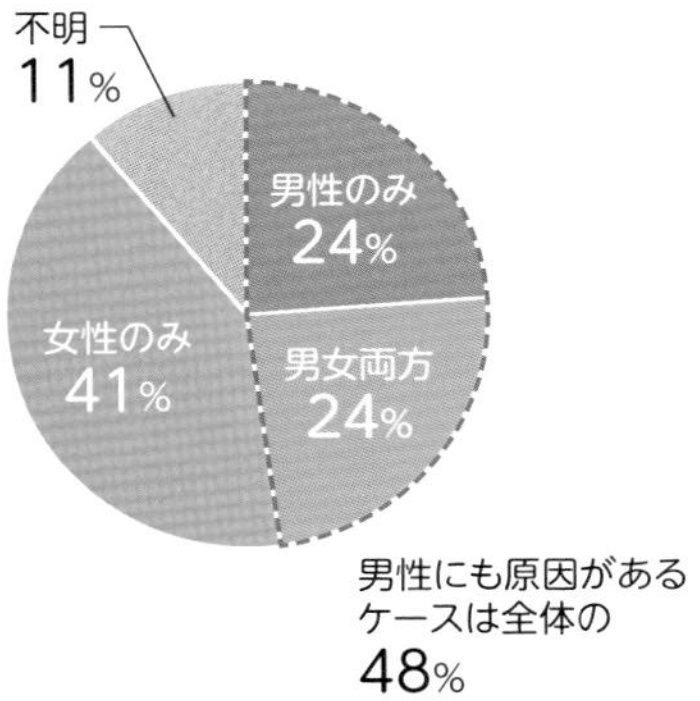

出典：WHO(世界保健機関)資料

男性は精液検査からスタート

検査はどんなふうに進むのでしょうか。初診ではまず問診を行います。問診では、過去の病歴や、飲酒・喫煙などの生活習慣のほか、性交の回数、勃起や射精時の状態について聞かれます。

男性の場合、性交のトラブル以外は自覚症状のない「精液の問題」が不妊の原因となっていることが多いため、精液検査は必須です。

精液検査によって、精子の数や奇形の有無、通過率などがわかります。精液検査は一般婦人科では行っていないことも多いので、男性外来のある不妊治療専門病院や泌尿器科を予約しましょう。

男性の検査内容については、Part3(→P.74)で詳しく説明しています。

妊活はパートナーと二人三脚で進める

妊活はパートナーとともに、二人三脚で進めていくものです。パートナー任せにするのではなく、男性も積極的に妊活に取り組みましょう。女性の検査や治療について、男性生殖器と精子のしくみなどについても学び、2人で妊活や不妊の情報を共有することが重要です。

また、精液検査の結果に特に問題がなくても、食事や生活習慣が乱れていると妊娠を妨げる要因になる可能性があります。2人そろって健康的な生活を過ごすように心がけましょう。

男性は自分が妊娠するわけではないので、パートナーの気持ちを理解しづらい面はあるかもしれません。男性も妊活を自分ごととしてとらえ、協力し、パートナーに寄り添いながら妊活を進めていきましょう。

知っておきたい 6つのポイント

1 元気でも「トラブル」がないかチェック

健康に自信がある人もトラブルを抱えている可能性はあります。子どもの頃の手術・病歴もチェックしておきましょう。

2 喫煙や飲酒の習慣を見直そう

喫煙は百害あって一利なし。暴飲暴食も極力避けてください。生活習慣を切り替えていきましょう。

3 ストレスや不眠に注意

過度のストレスや不眠などには注意が必要。生活リズムを見直し、心身ともに整えましょう。

4 妊娠のしくみと男性機能について学ぼう

女性と比べて自分の体を知らない男性は多い傾向にあります。妊娠のしくみや男性機能について事前に学んでおきましょう。

5 検査を受けて自分の体の状態を把握しよう

男性も医療機関で検査を受けましょう。一般的な婦人科では、男性の検査を行っていないことがあります。その場合は男性不妊外来または精液検査などを行っている泌尿器科に問いあわせてみましょう。

精液検査

男性の生殖能力を知るために必要な検査です。精液を採取し、精子の数や濃度、運動率、奇形率などを調べます。

性感染症検査

性感染症のスクリーニング検査を行うことで、男性不妊に関係があるかもしれない症状を発見し、パートナーへの感染を防ぐこともできます。

6 パートナー（女性）の負担や不安を心に留めよう

妊活はどうしても女性に負担がかかりがちです。女性が受ける検査は多いですし、周囲の期待やプレッシャーからストレスを感じることも少なくありません。女性は常に不安を抱えていることを心に留めておきましょう。パートナーの不安を受け止め、男性も積極的に検査を受けて妊活に取り組むことで、2人の絆もより深まります。

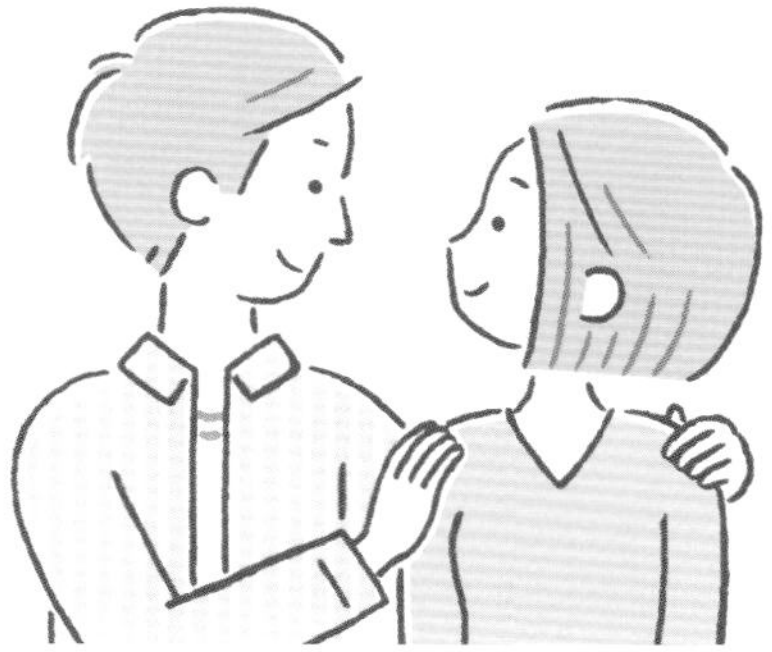

妊活プランの立て方

2人で話しあいながら、新しい家族を迎えるための「妊活プラン」を立てましょう。

体の状態を知ったうえで具体的な話しあいを

妊活プランを立てるプロセスは、前段階として、自分の体を知り、お互いの希望を話しあうことからスタートします。男性、女性ともに検査を受け、自分の体について把握できたら、その後の妊活プランを考えていきましょう。

持病がある、その他トラブルを抱えているといった理由がない限りは、不妊治療のスタートは、まずは自身によるタイミング法（排卵日にあわせて性交を行う方法）を試すことから始まります。

妊娠を希望し、避妊せずに性交を行っても1年以上妊娠しない場合、「不妊」の可能性があります。一度、不妊治療専門病院に相談しにいってもよいかもしれません。医師の助言と治療の提案を受け、自分たちの希望やライフスタイルを考慮して、妊活プランを考えていきましょう。

一般的な不妊治療の流れ

初診
問診・内診・血液検査・尿検査など。相談だけでも可能。

検査
基本検査を行い、結果によって各種の精密検査へ。男性は精液検査を。

タイミング法
超音波検査などをもとに排卵日の予測を行い、適切なタイミングで性交を行う。

人工授精
採取した精液を洗浄濃縮し、子宮に注入する。自然妊娠に近い方法。

体外受精
採取した卵子に精子をふりかけて受精させ、培養した後に子宮に戻す。

顕微授精
1つの卵子に1つの精子を針で注入して受精させ、培養後に子宮に戻す。

プランを立てるとき検討することとは？

妊活プランを具体的に立てる際に大切なことがいくつかあります。

まずは、女性の「AMH値（↓P.32）」についてです。年齢が若かったとしても、AMH値が低いと判断された場合、すぐに不妊治療を始めたほうがいいかもしれません。同様に、男性側にトラブルが見つかった場合も年齢に関係なく、不妊治療へのステップアップが検討されます。

検査の結果、疾患が見つかった場合には先に治療をするべきか、治療と妊活を並行して行えるのかを担当医師と相談する必要があります。

次に、不妊治療に臨むことになった際、いつ治療を開始するか、どんな治療を受けたいと考えているか、どれくらいの期間治療を続けるか、治療にかけられる費用についてなども話しあっておきましょう。不妊治療には時間もお金も必要です。自分たちのライフスタイルとあわせて、考えていくとよいでしょう。

妊活プランを立てる際のポイント

治療が必要な疾患があるかどうか

検査の結果、子宮などの疾患により治療が必要なケースもあります。不妊治療と同時に治療が可能か、先に治療が必要かによって妊活プランも変わります。

AMH値にあった治療法を探る

卵子の数をおおよそ知ることができるAMH値検査。AMH値によって、不妊治療が必要か否か、効率的な治療計画・妊活プランを考えやすくなります。数値をもとに、医師に相談しましょう。

不妊治療を開始するタイミングや期間、費用について

不妊治療には、自然妊娠をめざすタイミング法や人工授精を行う「一般不妊治療」と、体外受精や顕微授精を行う「生殖補助医療」があります。いつから、どれくらいの期間、どんな治療を受けたいのか、かけられる治療費の限度額などについて話しあいましょう。

男性側にトラブルが見つかったら

パートナー（女性）の年齢やAMH値に関係なく、すぐに不妊治療を開始したほうがよい場合があります。

原因によって異なる妊活プラン

不妊の理由がわかっている場合と、原因不明の場合における妊活プランの例を紹介します。

ここでは、男性側に理由がある場合、女性側に理由がある場合、原因不明の場合、それぞれの治療法と妊活プランのポイントを紹介していきます。各ステップの治療期間・費用を含めたプランを立てる参考にしてください。

不妊の原因によって、治療内容の選択肢がしぼられてしまうかもしれません。しかし、不妊治療は、多岐にわたる治療法があり、最終的な選択は本人たちに委ねられます。そこで大切になるのが、「自分たちの方針」です。自然妊娠を希望する方も、最初から体外受精を行いたい方もいるでしょう。「自分たちの方針」を妊活プランでしっかり立てておくことにより、病院選びもしやすくなりますし、治療方針と希望があわないと感じたら転院という選択も決断しやすくなります。

まずは、自分たちの方針をしっかり定め、そしてときに見直しをしながら、不妊治療を進めていきましょう。

不妊の原因によって進め方が変わる

妊活する際のポイントがわかったら、さらに具体的な「自分たちの妊活プラン」を立てていきましょう。

妊活プランを立てる際、大きく関わってくるのが「不妊の原因」です。男性側もしくは女性側に理由があるのか、もしくはいずれの原因も不明なのか。直面している原因をどう解決すべきなのか、医師と相談して、今後の治療や妊活プランを考えていきましょう。

医師とは自然妊娠をめざす期間、人工授精を行うなら、その回数などを具体的に話します。何も決めないまま不妊治療に進んでしまうと、「次は授かるかも」と期待し続け、同じ治療だけで1年以上が過ぎてしまうことも。効率よく妊活を進めるためにも、各治療の期間や回数をある程度は定めたプランを立てましょう。

原因不明の場合

一般的な不妊検査で明らかな原因がわからず、排卵している・精子が十分にある・卵管が通っている状態で妊娠しない場合、「原因不明の不妊」と診断されます。
そのまま自然妊娠をめざすほかに、効率のよいステップアップ治療を検討してみましょう。人工授精の回数を決め、早めに体外受精を試すことで、受精障害などの理由が見えてくる可能性もあります。
着床不全がある場合にはさらに精密な検査を行い、治療を進めていきましょう。

治療法

- □ 効率のよいステップアップ治療を行う
  →人工授精から体外受精
- □ 着床不全
  →オプション検査と治療

不妊の理由別妊活プランを立てるポイント

女性側に理由がある場合

女性の不妊理由としては子宮や卵巣などの疾患による場合も多く、不妊治療を行う前に治療が必要なこともあります。婦人科系疾患があり外科手術を行うケースでは総合病院や大学病院で治療を行いながら、不妊治療を計画的に進められるよう担当医師とよく相談しましょう。

自然妊娠や人工授精が難しい状況であれば、早めに不妊治療専門の病院で体外受精など高度な治療へとステップアップすることも選択肢の1つです。

信頼できる医師のアドバイスを受けながら、最終的には治療法の変更、ステップアップのタイミングを自分たちで決めていく「主体的な妊活」のプランを立てていきましょう。

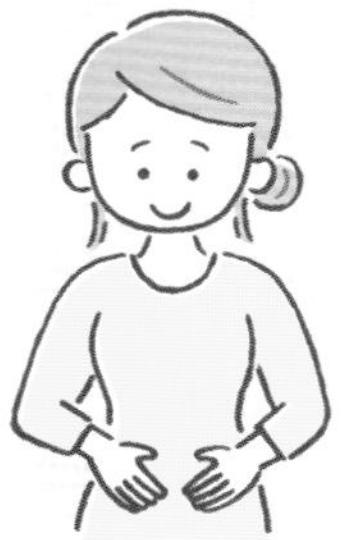

主な不妊の理由と治療法

- □ 子宮筋腫
  →粘膜下筋腫は子宮鏡手術
- □ 着床を妨げる筋層内筋腫
  →腹腔鏡手術
- □ 子宮内膜ポリープ
  →子宮鏡手術
- □ フーナー検査不良
  →人工授精
- □ 多嚢胞性卵巣症候群(PCOS)
  →排卵誘発剤・腹腔鏡手術・体外受精
- □ AMH低下
  →早めのステップアップ治療
- □ 黄体ホルモン低下
  →排卵誘発剤・黄体ホルモン補充

男性側に理由がある場合

精液検査の結果が思わしくない場合には、男性不妊外来がある病院や男性不妊に強い泌尿器科と連携している病院を選びましょう。精子の質を向上させる治療は進歩しています。男性不妊を専門とする医師による診察を受けられれば、治療の選択肢も増えます。

男性側の理由として、性交渉のトラブルも挙げられます。勃起障害は薬による改善も可能ですが、人工授精も視野に入れて検討してみましょう。

男性不妊については、まだまだ認知度も低く、正しい知識をもたない男性も少なくありません。妊活プランを立てることをきっかけにして、男性も自分の体について学び、必要な治療を積極的に受けましょう。

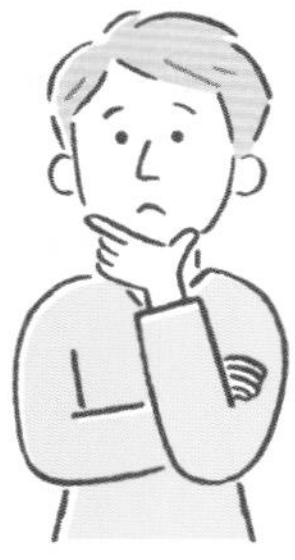

主な不妊の理由と治療法

- □ 精索静脈瘤
  →精索静脈瘤手術
- □ 乏精子症
  →サプリメント・生活習慣改善・人工授精など
- □ 高度乏精子症
  →体外受精・顕微授精
- □ 無精子症
  →TESE手術+顕微授精

タイミング法について

自然妊娠をめざすタイミング法は、不妊治療のファーストステップです。まずはここからスタート。

自然妊娠をめざすタイミング法とは

「タイミング法」とは、排卵日を予測し、最も妊娠しやすいタイミングで性交渉を行い、自然妊娠をめざす方法です。タイミング法には、自分で排卵日を計算するセルフタイミング法と、病院で行うタイミング法の2種類があります。

診察を受けなくても行えるセルフタイミング法は、妊活のファーストステップとして「子どもが欲しいな」と思ったらすぐにトライしてみたい方法です。まず、自分で基礎体温を記録し、低温期と高温期を観察しましょう。低温期と高温期の区別がはっきりしない場合や、極端にどちらかの期間が長い・短い場合は、排卵障害などの可能性もあるので、この時点で病院を受診しましょう。

低温期と高温期の二層が区別でき、月経周期も一定していれば、基礎体温を入力し、排卵日を予測するアプリで簡単に「排卵予測日」がわかります。一般的に月経が始まってから14日目、あるいは高温期になる直前が排卵日とされていますが、いずれにしても「予測」であって正確ではありません。月経のサイクルと基礎体温からわかるのは、あくまで「排卵日の目安」です。

病院によるタイミング法は、超音波検査やホルモン検査、頸管粘液検査などを行い、排卵日を予測します。予測された排卵日の直前に受診し、卵胞の大きさや黄体化ホルモン値を確認したうえで、より正確な排卵日を推定。具体的な日にちのアドバイスを受け、性交渉を行います。

病院指導のもと行われるものは、セルフタイミング法に比べて排卵日を正確に予測できるため、妊娠の可能性は高くなります。ただし、タイミング法で妊娠できるかどうかは個人差が大きく、1回目

▶女性の「基礎体温」測定でわかる排卵期間の目安

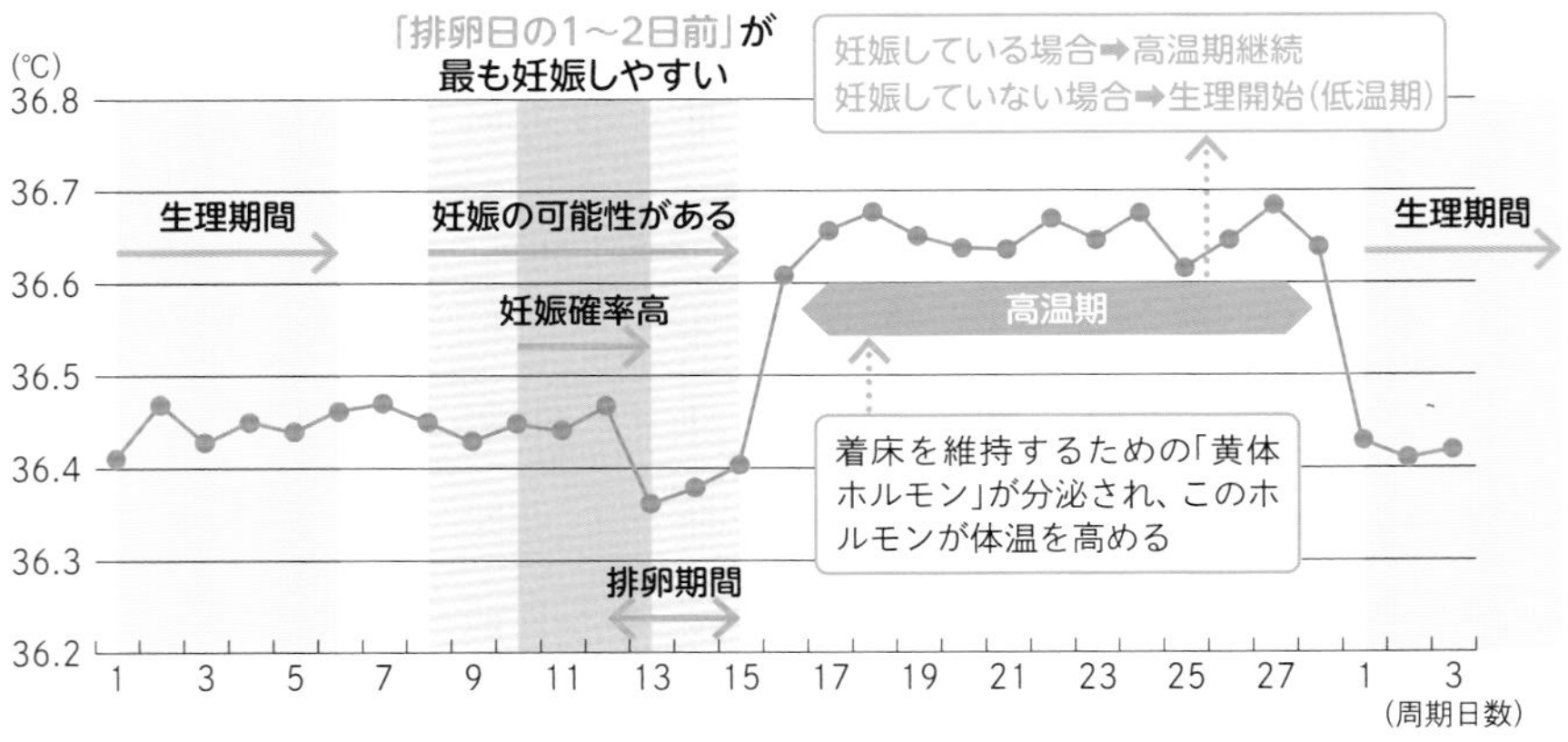

で妊娠に至るケースもありますが、半年続けても授からない場合もあります。

また、子宮の病気や排卵障害がある、性交渉がうまくいかない、精子に原因がある場合などは、タイミング法では妊娠成立の可能性が低くなります。タイミング法からスタートできるかどうかを確認するためにも、事前の検査やプレママチェックをぜひ受けておきましょう。

日頃からコミュニケーションとスキンシップを大切に

タイミング法では「妊娠しやすい日」を特定し、当日とその前後も含めて性交渉をすることが重要です。

ところが、「この日に性交を行わなくてはならない」と思うと、逆に重圧を感じて性交渉自体がうまくいかなくなることも。特に男性の場合、日頃は問題がないのに「その日になると勃起しなくなってしまう」といったケースも決して珍しいことではありません。女性側からすると「月に数日しかない機会なのに、帰りが遅いなんて」「なかなか協力してくれない」と、パートナーの態度にフラストレーションを感じるケースもあります。

パートナーとの仲を良好に保ち、お互いの気持ちを高めあうのは、妊活では大切なこと。日時がわかったらはっきり伝えてほしい人、あからさまに言われるとプレッシャーを感じる人、パートナーの反応はさまざまですから、タイミング法を始める前に「排卵日がわかったら、どんなふうに伝えたらいいかな」と話しあっておくのがおすすめです。

そして普段から「手をつなぐ、肩を抱く」など、愛情を行動や仕草でも伝えあい、自然な触れあいを行っていきましょう。日常的に性交渉を行うことで、排卵日を過剰に意識することもなくなります。

タイミング法は「その日だけ性交渉すれば妊娠する」方法ではありません。妊娠しやすい日を幅をもって推測しているだけですから、ほかの日でも、できるだけ気持ちを盛り上げて、2人の関係を深める日をたくさんつくりましょう。

心地よいスキンシップは愛情ホルモンと呼ばれるオキシトシンの分泌が高まり、ストレスを軽減します。パートナーと2人で、日々を楽しみ、リラックスして豊かな時間を過ごしましょう。

タイミング法を試す期間は半年から1年が目安

このパートでは、妊活プランの重要性についても触れてきました。タイミング法を何周期、どれくらいの期間試すのかを最初にある程度のプランを立てておけば、次のステップにスムーズに進めます。タイミング法を試す期間の目安は、半年から1年です。それまでに妊娠しないようであれば、タイミング法だけを続けても難しいと考えましょう。

不妊治療にはたくさんの選択肢があります。自分たちにあった治療法を見つけていきましょう。

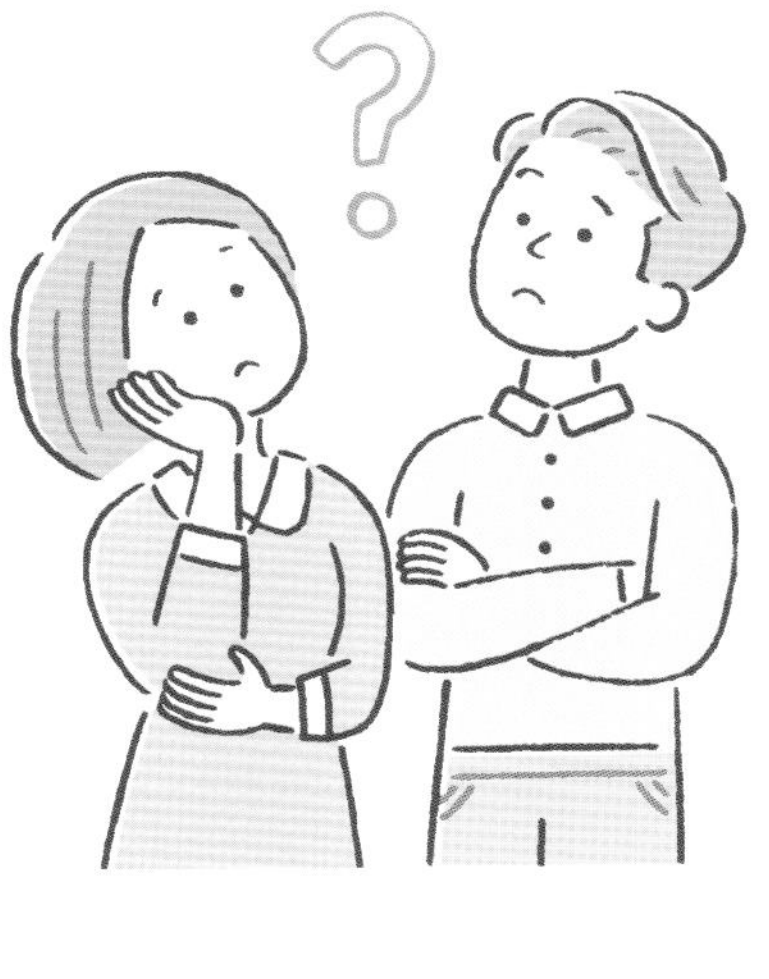

人工授精について

タイミング法の次のステップは「人工授精」を検討するのが一般的。保険も適用されます。

自然妊娠に近い一般不妊治療

人工授精は自然妊娠に近いプロセスで、体への負担も少なく、タイミング法よりも妊娠する確率が高いために、不妊治療では多くの方が行っている方法です。

基本的には、パートナーの精子を採取する「配偶者間人工授精(AIH)」を行いますが、パートナーが無精子症などで精子がないケースでは第三者の精子を使用する「非配偶者間人工授精(AID)」という方法もあります。

精子を注入する部位は3つあります。

① 子宮腔内人工授精(IUI)
② 子宮頸管内人工授精(ICI)
③ 子宮鏡下卵管内人工授精(HIT)

以上のように複数の選択肢がありますが、一般的に採用されるのは、①の子宮腔内人工授精(IUI)で、パートナーの精子を採取し、洗浄と濃縮を行ったうえで子宮腔内の奥へ注入する方法です。

性交渉は行わないものの、授精や着床など、ほぼ自然妊娠に近い形になります。治療は特に痛みもなく、注入はわずか数分で完了。治療の当日に帰宅でき、普段どおりに過ごせます。「人工授精」という言葉にためらう方もいるかもしれませんが、心身にやさしい方法です。海外では「子宮内精子注入法」と呼ばれています。

人工授精はタイミング法のおよそ2倍の妊娠率といわれています。人工授精の平均的な妊娠率は1回5〜10%、排卵誘発剤を併用すると10〜15%になります。不妊症の可能性が高い場合は、タイミング法の期間を短めに設定し、人工授精へとステップアップしたほうがよいケースも多いので早めに医師と相談しましょう。人工授精は保険適用になったので、費用面の負担が少ないのもメリットです。

人工授精はスタンダードな不妊治療

タイミング法の結果が思わしくない場合、次のステップとして採用されることが多いのが「人工授精」です。人工授精では、精子を採取し、カテーテルを使い、子宮の奥まで注入します。精子が卵子近くに直接届くため、妊娠率が高まります。

そのため、男性で乏精子症や精子の運動率が低いなどの問題があるケースは人工授精に向いているといえます。また、ED(勃起障害)など性交障害がある場合も人工授精はよく採用される方法です。

女性側は、フーナーテスト(↓P.74)の結果、おりものの量が少なかったり、粘性が足りなかったりする場合に、人工授精を試すことが多いです。これらの理由がなくてもタイミング法を一定期間試して妊娠しないときには、人工授精を選択するのが一般的になってきています。

人工授精の進め方

1 準備・排卵日の予測

最初に医師と人工授精の流れを確認し、排卵誘発剤を使用するかどうかも相談しましょう。超音波検査で卵胞の状態を確認、血液検査や尿検査でのホルモン値も参考に次の排卵日を正確に予測し、人工授精の日を決めます。

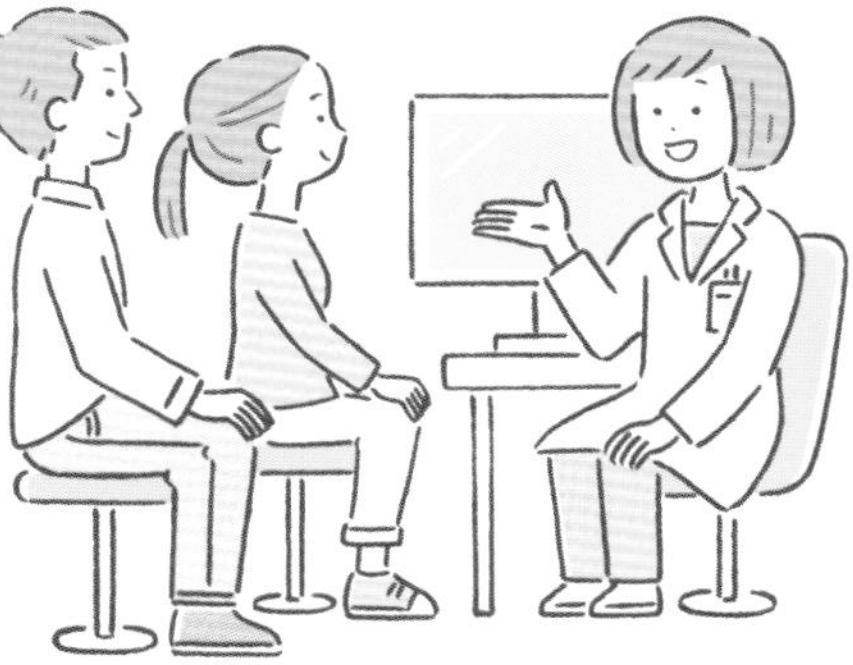

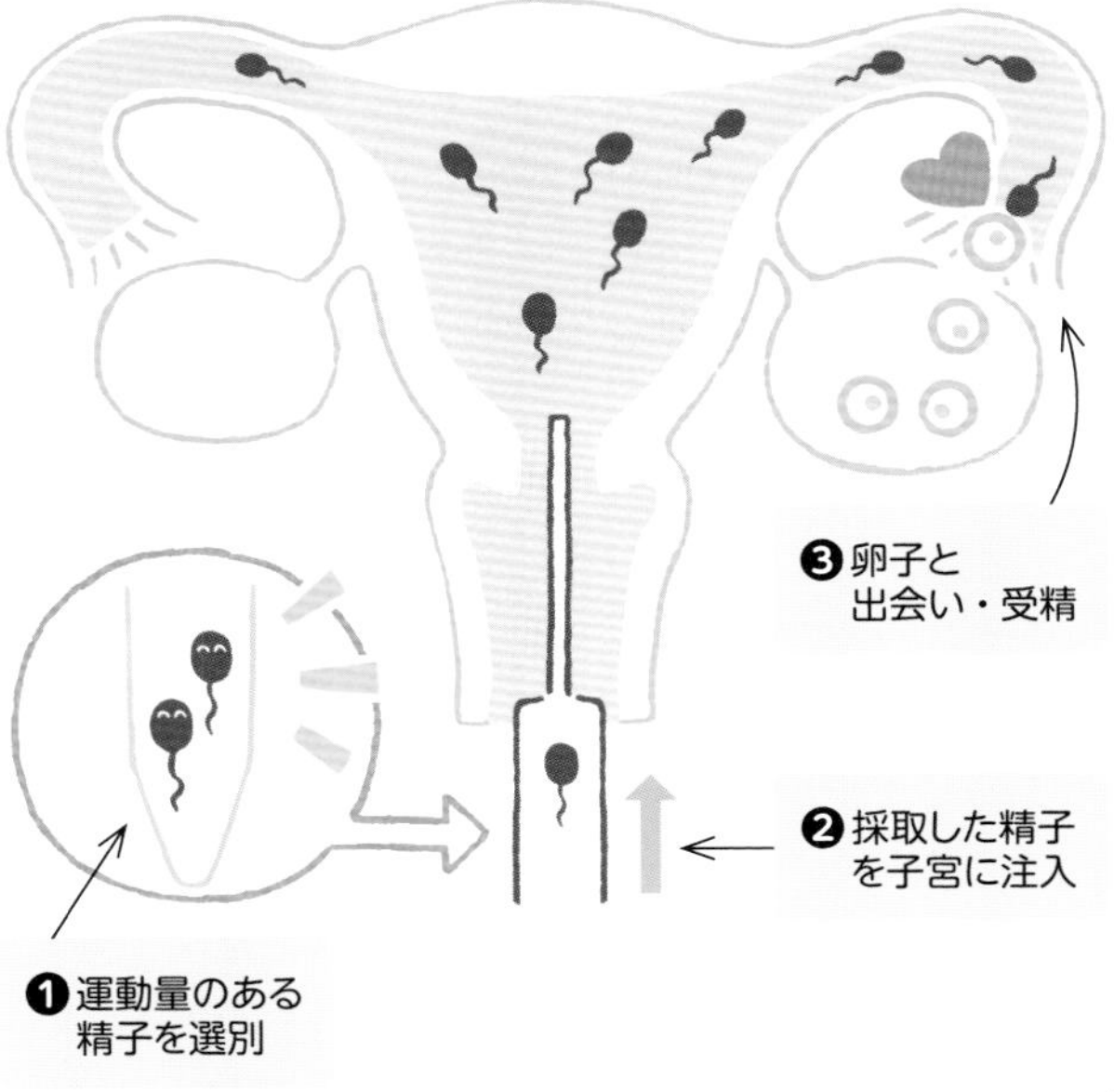

2 人工授精 当日

男性

人工授精当日に自宅または病院で精液を採取。精液を遠心分離機にかけ、精子の選別・濃縮を行います。精子調整の所要時間は1時間程度です。

女性

良好な精子を子宮内に注入します。痛みはほとんどなく、数分～10分以内には終了。特に安静時間は取りません。その後は普段どおりに生活できます。

精液を自宅で採取する際には、指定の専用容器に入れ、タオルなどでくるみ2時間以内に病院へ持参します。精子は20℃から25℃に保つよう、温度管理に注意しましょう。

3 妊娠判定

人工授精から3週間後に月経が来なければ、尿検査や血液検査等で妊娠の判定を行います。

Q 人工授精は双子(多胎)になる確率が高いの?

人工授精で多胎妊娠になる可能性が高いのは、自然排卵周期で妊娠可能な人(自然な月経周期で排卵の問題がない)が排卵誘発剤を使用した場合。排卵誘発剤を使用すると、2つ以上排卵する可能性が多くなるため、その分多胎率が高くなるというわけです。病院では排卵誘発剤を、排卵障害がある、原因不明不妊など状況に応じて適切に使用するのであまり心配しすぎないようにしましょう。

生殖補助医療を考えるタイミング

タイミング法や人工授精などの一般不妊治療からの生殖補助医療へ。いつ移行すべきでしょうか。

一般不妊治療からのステップアップ

タイミング法や人工授精は、「一般不妊治療」となります。卵子と精子の力で体内で受精するので、自然妊娠と変わりありません。一般不妊治療で妊娠成立が難しいと判断された場合、さらに治療の段階を上げて（ステップアップ）、体外受精や顕微授精などの「生殖補助医療（高度不妊治療）」を行っていきます。Assisted Reproductive Technology の略称で「ART（アート）」と呼ばれています。

生殖補助医療は一般的に費用もかかり（保険適用のものもある）、またタイミング法などに比べると身体的にも精神的にも負担が大きくなるため、なかなか踏み出せない場合もあります。

しかし、不妊治療は「赤ちゃんと出会う」ために行う前向きな治療です。将来設計も踏まえて、治療のステップアップを検討していきましょう。

ステップアップするタイミングの目安

ステップアップのタイミングは人それぞれ違いますが、目安としては「一般不妊治療で妊娠しない期間」と「年齢」の２つのポイントがあります。

一般不妊治療であるタイミング法を半年〜1年、人工授精は最大6回チャレンジし、妊娠しなかった場合には生殖補助医療を検討しましょう。

排卵の可能性がある卵（卵巣予備能）の数は、実は年齢よりも個人差が大きいこともわかっています。とはいえ、女性の妊娠できる能力「妊孕性《にんようせい》」は20代がピークでだんだん下がり、35歳から急激に低下します。年齢は1つの目安ですが、35歳を過ぎたら、タイミング法は3回、人

▶不妊による医療機関の受診を開始した年齢

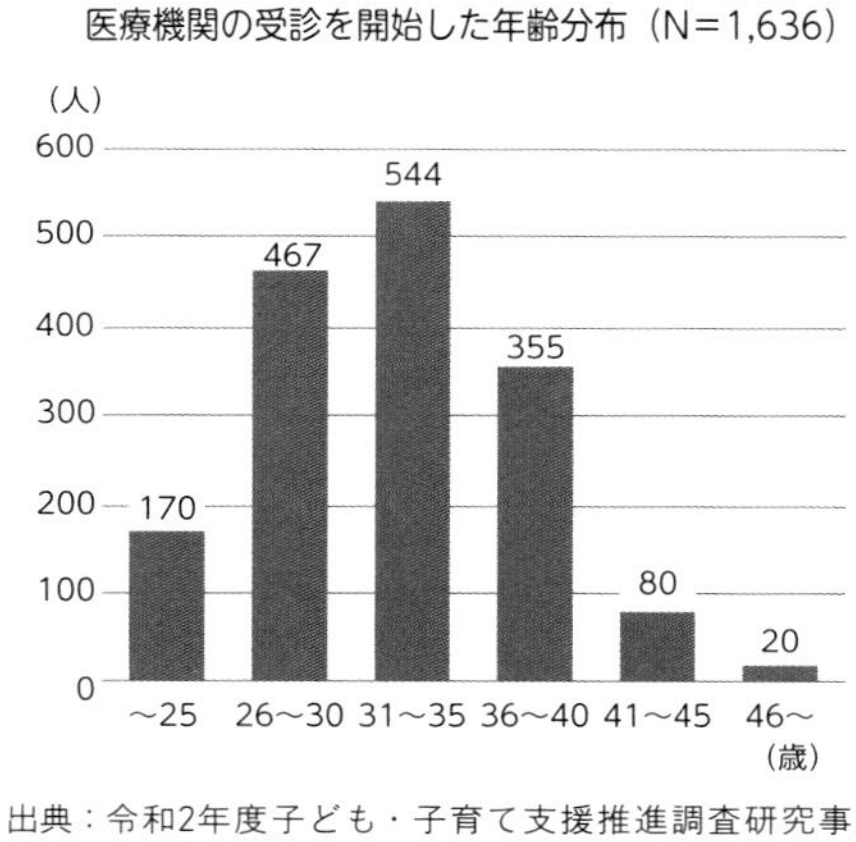

出典：令和2年度子ども・子育て支援推進調査研究事業「不妊治療の実態に関する調査研究」

▶女性の年齢と妊孕力の変化

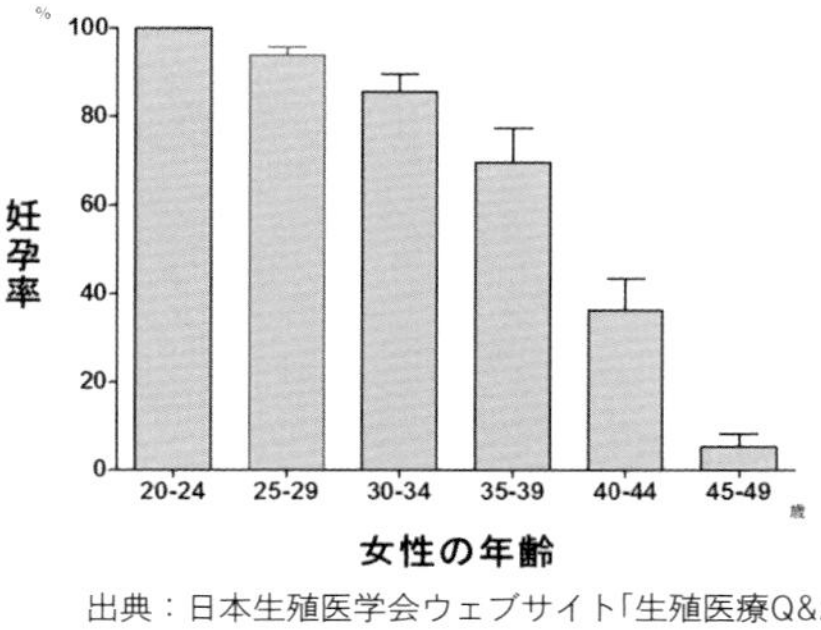

出典：日本生殖医学会ウェブサイト「生殖医療Q&A」

工授精も1～3回程度にし、早めにステップアップを検討してみましょう。

妊娠可能な期間を考慮し その先を検討して

生殖補助医療へとステップアップし、体外受精を行った場合の妊娠率は、35歳までは大きな差がありません。しかし35歳以降は妊娠の成功率がぐっと下がり、45歳を過ぎるとゼロに近い状態です。

▶体外受精を行った年齢と妊娠率・生産率

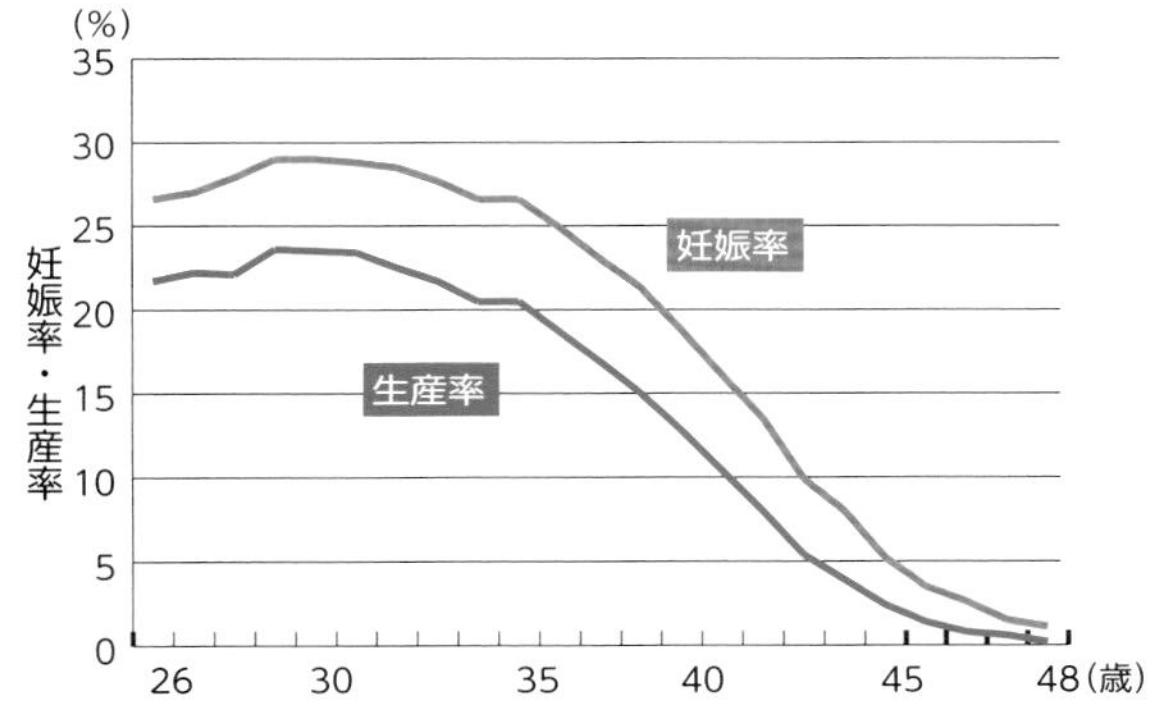

出典：日本産科婦人科学会『ARTデータブック』(2021年)

また、男性の精子も年齢とともに減少し、運動能力が低下することを踏まえると、治療のステップアップは早めに検討したいところです。

個人差はありますが、男性にも女性にも妊娠可能な期間があるのが現実です。年齢を考慮するほか、AMH値を確認する、男性も女性も治療が必要な疾患がないかチェックするといった事前の検査と医師の助言をもとに、治療をステップアップするタイミングを考えていくとよいでしょう。

また、「子どもは2人欲しい」「自然妊娠をめざしたい」「保険適用の範囲で不妊治療を行いたい」など、1人ひとり希望も異なります。自分たちがめざす「家族設計」「妊娠出産」によっても、ステップアップの時期は変わるので、パートナーと2人でよく話しあう必要があります。そして、どのような治療や妊娠の時期を希望しているのかを、信頼できる医師にしっかり伝え、ともに妊活プランを決めていきましょう。

貴重な時間を無駄にしないためにも、納得のいく選択をするのが大切です。

妊娠の可能性が広がる 生殖補助医療

「生殖補助医療」「体外受精」と聞くと不安を感じるかもしれません。しかし、最近では生まれてくる子どもの11・6人に1人は体外受精による妊娠というデータ(厚生労働省発表)もあります。ステップアップするかどうかで悩んだら、1つ1つ不安を解消していきましょう。

不妊治療のステップアップは、妊娠の可能性を高める前向きな治療です。安心して次の段階に進んでいきましょう。

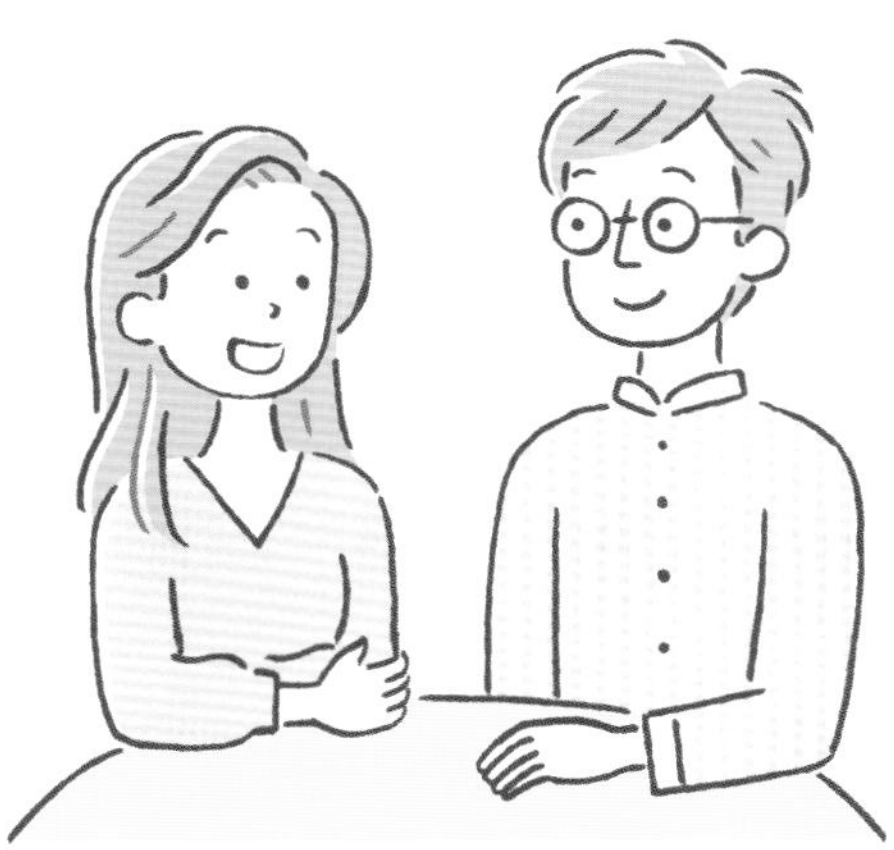

社会的卵子凍結

将来の妊娠を見据え、卵子を凍結保存しておく「卵子凍結」という方法もあります。

将来の妊娠に向けて行う 社会的卵子凍結とは

社会的卵子凍結とは、将来の妊娠に向けて卵子を採取し凍結保存することです。男性の精子は毎日つくられ、75日後には新鮮な精子が完成します。一方、卵子は女性が生まれたときにつくられ、年齢とともに残存する卵子の数は減っていきます。

生まれたときは70万～２００万個の卵子が、何もしなくても20代では１カ月で１０００個ほど消失します。35歳では５万～６万個、42歳では５０００個に減少するといわれています。女性がＡＭＨ検査をすることで、残存卵子数の推測が可能ですが、残っている卵子の数が少ない場合、卵子凍結保存によって妊娠する可能性を残せます。ただし、卵子凍結による体外受精ですべての人が妊娠できるわけではないことも知っておきましょう。

▶卵子と精子の老化

精子は毎日つくられる ——→ 75日後に新鮮なものが完成
卵子は生涯1度しかつくられない ——→ それは卵巣がつくられたとき

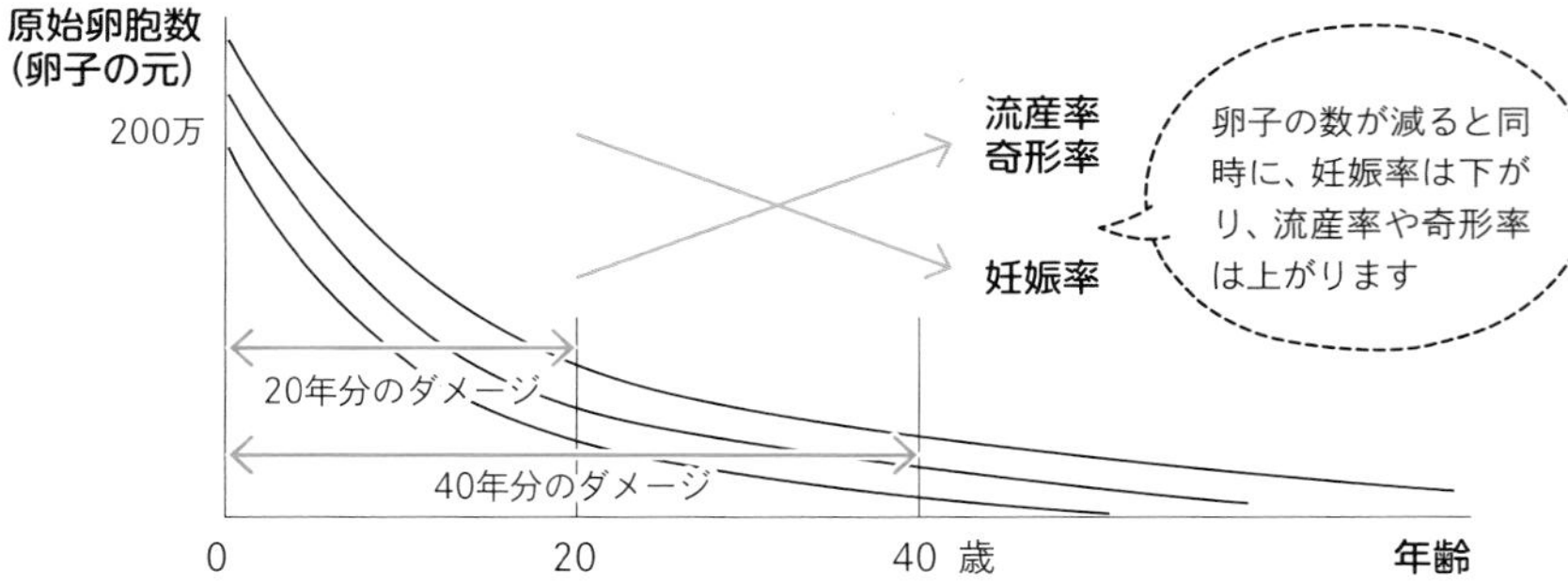

卵子を保存し 将来の「妊娠」に備える

「今は仕事を優先したいが、いずれ子どもをもちたい」という希望をもつ働く女性も増えています。しかし、卵子が年齢とともに減少・老化することを考えると、若いほうが妊娠の可能性が高いといえます。そこで、現在の年齢の良好な卵子を凍結保存し、年齢が上がっても妊娠しやすい状態をキープしようとするのが、「社会的卵子凍結」です。卵子凍結保存はいつ妊娠するかを選べるため、キャリア形成も立てやすくなります。最初の体外受精時に卵子を凍結保存しておけば、数年後に２人目(以降)の妊娠をめざすことも可能です。独自に費用助成する企業もありますが、東京都は２０２３年10月より個人に最大30万円、助成制度を整えた事業者に最大60万円の助成をする制度を開始します(２０２３年９月現在)。

卵子凍結から体外受精までのプロセス

卵巣から卵子を採取し、凍結保存をします。卵子凍結時には女性は40歳未満が望ましいとされており、排卵までに毎日排卵誘発剤が必要です。

1人の赤ちゃん誕生に必要な凍結卵子の数は年齢によって変わります。25歳では7～19個、35歳では13～33個と、年齢が上がるにつれて必要な凍結卵子数は増えます。また、卵子融解（出産に向けて使用するとき）は45歳未満が望ましいとされています。

卵子を融解後、卵子と精子を受精（体外受精、顕微授精）させることで受精卵となります。受精卵を培養し、順調に育った受精卵を子宮内に移植（胚移植）します。妊娠が成立すれば、自然妊娠と同じ流れで出産を迎えます。

採取した卵子がすべて凍結できる状態とは限りません。凍結した卵子は半永久的に同じ状態で保存は可能ですが、毎年更新手続きを行い、50歳までなどと各医療機関で保存期間が定められています。

▶卵子凍結・体外受精の流れ

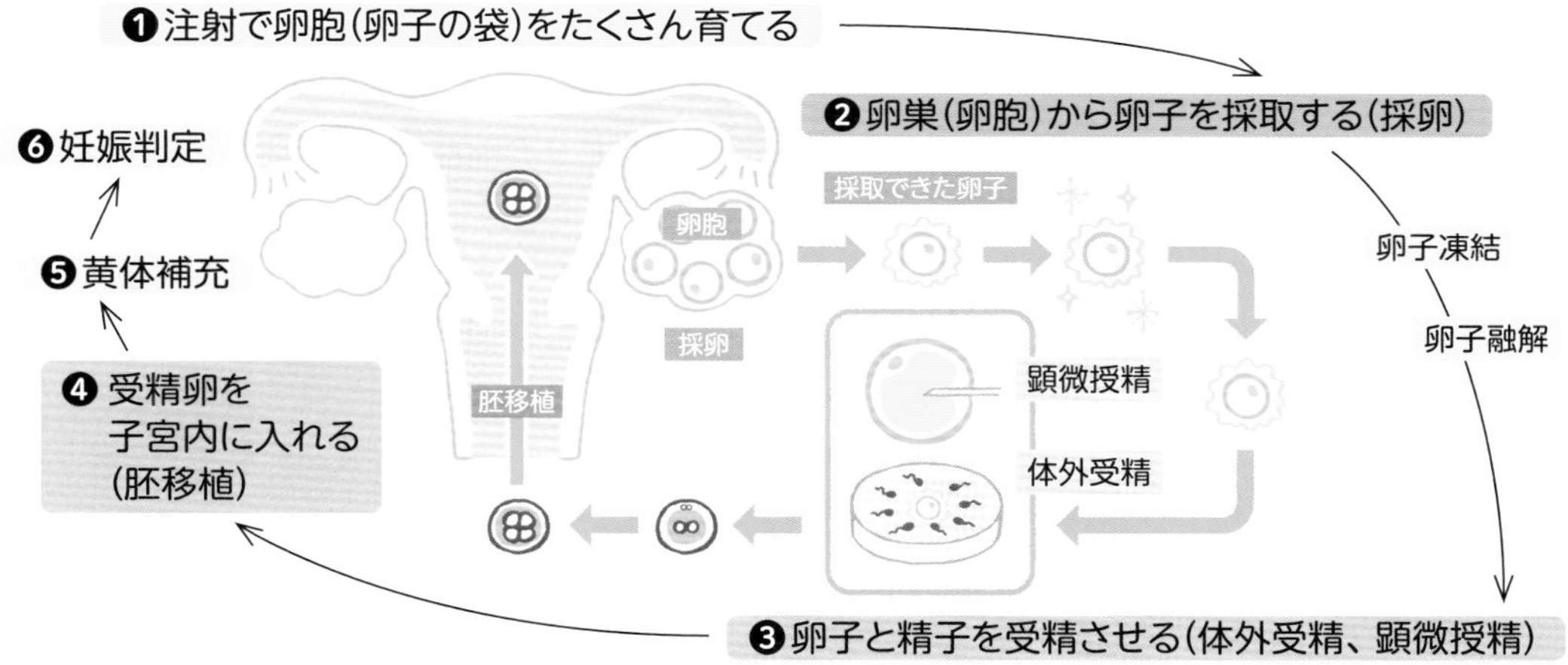

男性側に原因がある場合 精子凍結という選択肢も

社会的卵子凍結は、卵子の老化を避け、凍結保存することによって加齢による影響を最小限にして妊娠の可能性を残すことができます。

また、男性側に不妊の原因があった場合、「精子凍結」という選択肢も考えられます。精子凍結は、採取した精子をマイナス196℃の超低温で保存し、半永久的に保存可能です。いずれの方法も検討する場合には、まず実施している病院の勉強会などに参加してみましょう。

医学的卵子凍結とは？

社会的卵子凍結は、あくまで健康な女性が将来の妊娠のために卵子を凍結保存するもの。一方、医学的卵子凍結は、がんなどの病気によって治療の段階で卵子や卵巣にダメージを受ける可能性が高い場合、事前に卵子を採取し保存することで将来子どもが欲しいと思ったときに妊娠の可能性を残すものです。がん患者における治療後の妊孕性の維持を目的としています。

先輩たちの妊活体験記①

「妊娠率の低さを突きつけられた高齢出産。鍼灸院の先生がいたから続けられました」

S・Tさん（43歳）●高齢出産

演奏家。36歳から不妊治療を始める。なかなか子どもを授からず、高齢を意識して成功率の高い病院へ転院。漢方や鍼灸などに通い、41歳で妊娠・出産に至る。

若い人よりできにくいと早々にステップアップ

35歳で結婚する前から、子どもは欲しいと思っていました。不妊治療を経験した友だちに「ブライダルチェック（妊娠・出産に関わる婦人科検診）をやったほうがいいよ。高齢出産だからね」とアドバイスされ、子ども好きな夫にも「早めに不妊治療始めようね」と言われていました。

私も年齢的に気長にやるものじゃないと思って、最初から不妊治療専門病院に通いました。タイミング法から始めましたがAMH値が低く、卵子の数は少なかったです。若い人よりできにくいから、ステップアップを早くしたほうがいいと言われ、早めに人工授精、体外受精へと移りました。フーナーテスト（↓P.74）で精子の動きもよくなく、夫も「自分にできることはやるから」と、サプリを飲むなど協力的でした。

鍼灸院の先生の一言で心をリセットできた

ただ、病院の先生は、余計なことは一切しゃべらないタイプの先生でした。毎回簡潔に検査結果の報告をされるだけで、不安があっても聞きづらい雰囲気だったんです。やっぱり結果が出ないことが続くと苦しくて。

妊娠しやすい体づくりに漢方がいいと聞いて、有名な漢方薬局にも行きました。その人の体調にあわせて処方してくれるので高温期、低温期で飲むものも違いますし、治療の結果にあわせて処方を変えてくれました。でも月に3万円もかかるし、苦くて毎日飲むのはしんどいんですよね。あるとき、別の婦人科でも漢方を処方してくれると聞いて行ってみました。そこで医師に「そんな歳なんだから、妊娠の可能性は高くないんだからね」と言われてショックでした。妊活中は一言一言が心に刺さりました。

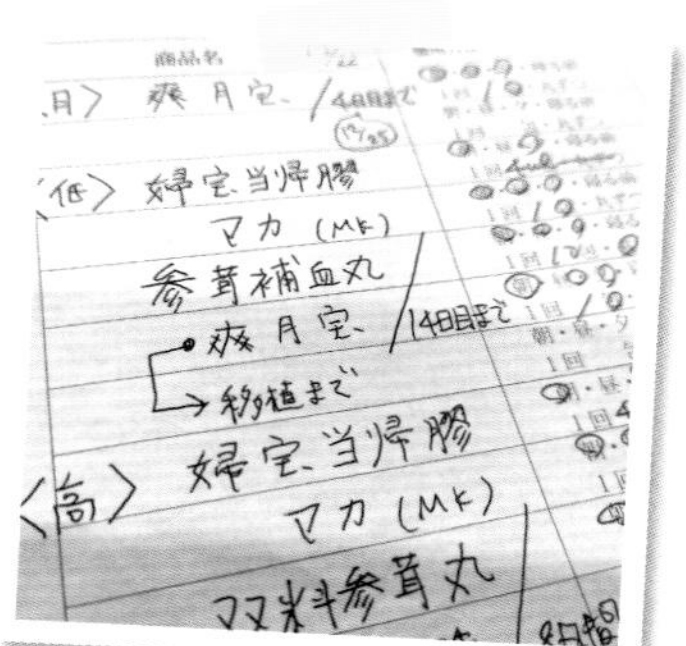

不妊症状にあわせて処方してもらった漢方薬は、時期によって飲むものが細かく決められていました。

そんなときに通い始めた鍼の先生が「大丈夫だよ。今からでも余裕だよ」って明るく励ましてくれたことに救われました。先生の奥さんも「これからお母さんになる人なんだから、ちゃんとご飯もつくらなきゃだめよ」と温かく話してくれて、それが励みになりました。鍼灸院で心のリセットができていなかったら、妊活へのモチベーションが保ち続けられなかったかもしれません。

【妊活ヒストリー】

35歳 結婚
↓
36歳 妊活開始・検査 タイミング法
↓
37歳 人工授精・体外受精 鍼灸院通院・漢方処方
↓
39歳 半年治療をお休み その後別の鍼灸院に通院
↓
40歳 病院を転院
↓
41歳 妊娠・出産

体の変化と心のケア 両方整ったときに妊娠

不妊治療を続けて4年目、何回目かの体外受精の結果がダメだったとき、気持ちが折れて、半年お休みしたことがありました。思い詰めるとよくないし、諦めるのではなくて、とりあえずリセットして落ち着こうと思ったんです。

その頃、知りあいに別の鍼灸院を強く勧められて、治療はお休みしたものの鍼灸マッサージだけは行ってみることにしました。そこが、すごくよかったんです。施術されると体が温かくなって、内側から変わっていくのが実感できました。足湯も勧められて、毎日やっていました。ある日、先生に「そろそろ体が整ったかな」と言われたんです。「治療を再開してもいいんじゃない?」という一言がきっかけで、もっと評判のよい病院に転院して、体外受精を再開しました。

前の病院とは違って、看護師さんにも相談しやすく、落ち込んだときにも優しく気を使ってくれました。そこで3回ぐらい体外受精をして、ようやく妊娠しました。本当にここまでやってきてよかった……と思ったのですが、先生がにこやかに「これだったら60%ぐらいの確率で受精卵が育ちますよ。子宮の環境次第ですね」って言うんです。出産までに行きつく確率の低さにびっくり。まわりにも妊娠したとは言わず、鍼灸にも通い続けました。なんとか育ってくれて、安定期に入ったときは本当にほっとしましたね。

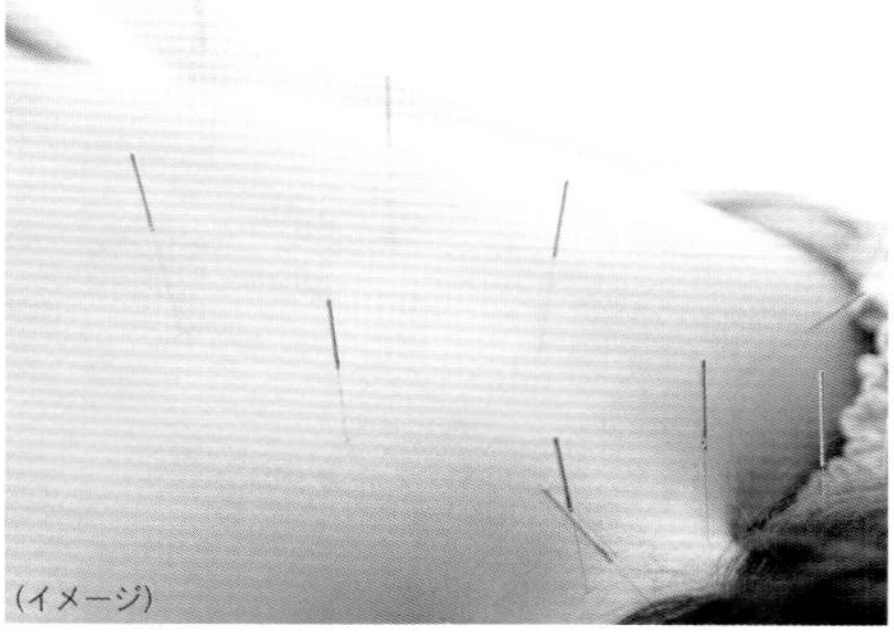

(イメージ)

鍼は刺さる感覚が苦手でした。お灸のマッサージに変えてから、気持ちも楽になりました

COLUMN

妊活で不安を抱えたら…

妊活中は「1人」で不安を抱えがちになります。
そんなときに心強いのが妊活支援団体の存在です。

1人で悩まず、さまざまなサポートを受けよう

妊活や不妊治療は、とてもナイーブな話題です。そのため、パートナー同士で相談をするときもお互いに気を使ってしまうでしょうし、身内や知人には打ち明けづらいと感じている人も少なくありません。

そのうえ、妊活に対する夫婦間での温度差、授からない焦り、仕事との両立、お金の問題、周囲からの重圧など、たくさんのストレスがかかってきます。こうしたストレスや不安を1人で抱え込まないよう、妊活支援団体のサポートを受けてみるのはどうでしょうか。

自治体による相談会や妊活セミナーも開催されているので、足を運んでみましょう。

さらに最近では妊活をする人向けのSNSやアプリもあります。自分にあったサポートを探してみましょう。

妊活サポートを行っている団体・組織

NPO法人Fine

代表　野曽原誉枝
https://j-fine.jp

Fineは不妊や不育で悩む人をサポートするセルフ・サポートグループとして2004年に設立。同じ悩みを抱える人との交流の場の提供や、不妊ピア・カウンセラーを養成し、カウンセリングを実施しています。企業や自治体の依頼により講演や研修の講師、相談事業を実施。要望書を提出して国政へ働きかけるなど、積極的に活動している団体の1つです。

NPO法人TGP

代表　東尾理子
https://ninkatsu-ayumi.com/npo/

2013年に立ち上げた妊活支援団体の理事を務める東尾理子さんは、オンラインコミュニティ「妊活研究会」を主催。さらにプレコンセプションケアの啓発活動を展開しています。また、不妊治療と仕事の両立をサポートする「NPO法人フォレシア（https://forecia-japan.com/）」の理事も兼任しています。

NPO法人男性不妊ドクターズ

代表　永尾光一
（東邦大学医学部泌尿器科学講座内）
https://www.mids.jp

男性不妊に特化し、医師・医療研究者などが協働で研究を行い、男性不妊に関する啓発活動を行っています。公式サイトには、男性不妊に関する情報が網羅され、講演会は動画で公開されているのでチェックしてみましょう。夫婦で行う妊活、男性不妊外来に関するセミナーなども開催しています。ぜひパートナーと一緒に参加してください。

Part 3

不妊治療の基本

不妊の原因になるトラブルにはどのようなものがあるのか、
不妊治療の内容、体外受精や顕微授精についてなども
確認してみましょう。

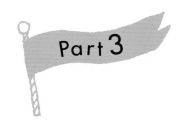

不妊の原因とは？

排卵から着床まで多くのステップがある妊娠。この過程のどこかにトラブルがあると不妊の原因につながります。

「妊娠しづらいかも……」と思ったらまずは検査へ

妊娠するまでにはいくつものステップがあります。まず、脳からホルモンが分泌され、卵胞が成長して排卵。卵子は卵管にとり込まれ、射精された精子が卵管にたどり着くと受精。受精卵は卵管内で成長しながら移動し、子宮で着床すると、ようやく妊娠が成立します。この過程のどこかにトラブルが生じると不妊につながるのです。

不妊の原因は女性側にあると思われがちですが、男性、もしくは男女両方に原因がある場合が約半数といわれます。女性は主に排卵、卵管、子宮など、男性は精子をつくる能力にトラブルが生じることが多いです。どこかにトラブルがあっても自覚症状がなく、気が付かないことも。「月経があるから大丈夫」「元気だから大丈夫」ではなく、必ず夫婦ともに不妊検査を受けることが重要です。原因がわかれば治療して、妊娠率が高まることも。検査をしても原因がわからない場合、体外受精で妊娠できるケースも多くあります。

一般的には、妊娠を望んでいるのに1年以上妊娠しない場合は不妊と考えられますが、もっと早く検査をしてもいいのです。なぜなら、加齢とともに卵子の数は減少し、卵子と精子は徐々に質が低下していくから。卵子と精子は老化すると成長能力や受精能力が衰え、不妊の原因になります。妊娠に不安を感じたら、ためらわずに受診してみましょう。

生殖機能のトラブルのほか、過度な疲労や精神的なストレスも不妊に影響をもたらします。不妊治療がストレスになってしまっては本末転倒。神経質になりすぎず、不安があれば夫婦で話をしたり、医師に相談してみましょう。

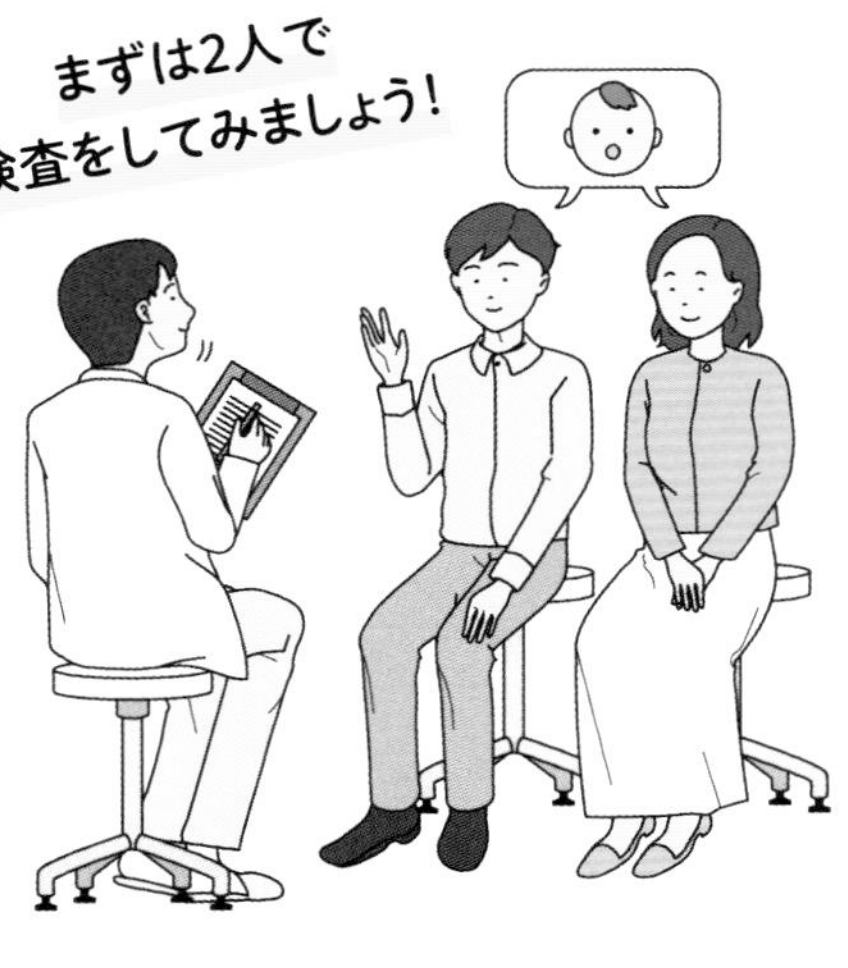

Letter from 松林先生

妊娠する可能性があるのに妊娠しない場合には理由があります。昔から日本では、不妊は女性の問題だと一方的に決めつけられてきましたが、男女双方に原因があります。5組に1組が不妊症に悩まされていますので、決してあなただけではありません。早めに受診して相談するのが妊娠に近づくための第一歩です。

妊娠しにくい原因とは?

1 卵子の数が少ない
(→P.54)

卵子の数は加齢とともに減少し、途中で増えることはありません。不妊治療をするうえで、残っている卵子の数を把握することはとても大切。妊活プランを考えるヒントになります。体外受精においては、適切な卵巣刺激法を選択する基準としても役立ちます。

2 卵管のトラブル
(→P.56)

卵管は、精子と卵子が受精する場所。射精された精子が卵子に向かう通り道であり、受精卵を子宮に運ぶ役割も果たします。卵管内の閉塞や卵管采の癒着が起こると、受精の妨げやピックアップ障害の原因に。造影検査や手術で詰まりや癒着を解消すれば、妊娠率も高まります。

3 男性不妊
(→P.58)

男性側に不妊の原因がある場合、その多くは精子をつくる機能の障害。精子の数や運動能力に問題が生じます。そのほか、腟内射精ができない射精障害や、精子の通り道である精管のトラブルも。精液検査で診断できることが多いので、まずは検査を受けてみましょう。

4 排卵のトラブル
(→P.60)

排卵障害で最も多いのは、卵巣内に小さな卵胞が増えるPCOS(多嚢胞性卵巣症候群)です。また、ホルモンの分泌をコントロールしている視床下部や下垂体の機能に問題が生じると、排卵の遅れや無月経を招きます。過度なダイエットやストレスなどが引き金になることも。

5 子宮内膜症・子宮腺筋症
(→P.62)

子宮の内側にあるはずの子宮内膜が子宮外で増殖してしまう病気。出血をして炎症を起こすことで、卵管の閉塞やピックアップ障害を招きます。子宮の筋肉内に増殖すると子宮腺筋症、卵巣内に古い血液がたまるとチョコレート嚢胞となり、受精や着床を妨げます。

6 受精のトラブル
(→P.64)

受精障害は事前の検査では見つけることが難しく、体外受精をしたときに受精率が極端に低いことで判明します。トラブルの多くは原因不明ですが、加齢により卵子と精子の質が低下することが一因といわれています。顕微授精を行うことで受精率を高めることができます。

7 着床のトラブル
(→P.66)

着床がうまくいかない原因は、胚の染色体異常と子宮のトラブルにまつわるものが多いです。しかし、そのほかにも着床のタイミングや子宮内細菌叢の乱れ、黄体機能不全など、さまざまな原因が考えられます。はっきりと解明されていないことも多く、研究が進められています。

8 機能性不妊(原因不明不妊)
(→P.67)

一般的な不妊検査を行っても不妊の原因が明らかにならないことがあります。しかし、検査内容は施設により異なります。腹腔鏡検査など、さらに詳しい検査を行うことで不妊をもたらすトラブルが見つかることも。原因がわからない場合も、体外受精で妊娠をめざすことが可能です。

原因1

卵子の数が少ない

卵子の数には限りがあります。自分の卵子の数を把握し、適した妊活プランを立てましょう。

AMH値を調べていまの卵子の数を確認

女性は生まれたときからすでに、卵巣内に卵胞をもっています。卵胞とは、卵子を包んでいる袋のこと。卵胞は年を重ねるごとに減少し、増えることはありません。生まれたときの卵胞数は約200万個。そこから初潮を迎える頃に約30万個、50歳前後で1000個以下になり、やがて閉経を迎えるのです。

いま、自分の卵巣内にどのくらい卵子があるかを示すのがAMH（抗ミューラー管ホルモン）値です。卵胞は約0・1㎜の「原始卵胞」から「一次卵胞」「二次卵胞」「前胞状卵胞」「胞状卵胞」へと成長し、18～20㎜になると排卵します。この「一次卵胞」から「前胞状卵胞」の間に分泌されるホルモンがAMH。この値から、これから排卵する可能性のある卵胞数（卵子数）を推測できます。

卵子の数によって妊活プランを検討

自分に適した妊活プランを考えるには、卵巣にある卵子数の把握が不可欠。その数により、体外受精の必要性や治療法が異なるためです。

卵子の数は年齢が高くなるほど減りますが、生まれつきもっている数や減るスピードは人それぞれ。若くてもAMH値が低い人もいれば、高齢でもAMH値が高い人もいます。したがって、まずは自分のAMH値を知ること。血液検査で調べることが可能です。卵子の数が少なくても、妊娠率が低いわけではありません。妊娠率に影響するのは卵子の質。1つでも質のいい卵子があれば、妊娠することはできるのです。ただし、卵子が残り少ない場合は、妊娠できる期間が短いということ。限りある卵子を有効活用するため、早めに妊活プランを検討しましょう。

▶年齢別AMH値（中央値）

年齢（歳）	中央値（ng/mL）	年齢（歳）	中央値（ng/mL）
27以下	4.69	37	2.27
28	4.27	38	1.90
29	4.14	39	1.80
30	4.02	40	1.47
31	3.85	41	1.30
32	3.54	42	1.00
33	3.32	43	0.72
34	3.14	44	0.66
35	2.62	45	0.41
36	2.50	46以上	0.30

※出典：JISART（日本生殖補助医療標準化機関）より改変

「卵子の数」と「卵子の質」の違い

卵子の数

- 卵巣にある卵子の数を示す
- 同年齢でもばらつきがある
- 数が少なくても妊娠率が低いわけではない

卵子の質

- 卵子の受精能力や成長する能力を示す
- 年齢が高い人ほど質が低下
- 質が低下すると妊娠率も低下

AMH検査で何がわかるの?

1 卵巣に残っている卵子の数

AMHは発育段階の卵胞から分泌されるホルモン。値が低ければ残りの卵子数が少ないことがわかります。卵子数が少ないと自然排卵しづらくなることも。早めに体外受精を検討しましょう。体外受精の治療法を選択する際にも、AMH値は目安になります。

2 排卵障害の有無

年齢にもよりますが、AMH値が５ng/mL以上ある場合は注意が必要です。成長できない小さな卵胞が卵巣内に増える「PCOS（多嚢胞性卵巣症候群）」(→P.60)の可能性があるからです。PCOSは排卵障害を引き起こすので、早めの処置が必要。排卵誘発剤で排卵を促しますが、効果が出にくい場合は手術、または体外受精も選択肢の１つです。

3 閉経が早まる可能性

卵子は年々減少し、およそ50歳前後で閉経を迎えます。年齢別AMH中央値(→右ページ)よりもかなり低い場合は、閉経時期が早まる可能性があるでしょう。ただし、卵子が減少するスピードには個人差があるので、具体的な閉経年齢を予測することはできません。

4 卵巣刺激法の選択基準

体外受精では、排卵誘発剤で卵巣を刺激し、排卵を促します。その際、適した卵巣刺激法(→P.86)を選択する基準になるのがAMH値。値が低い場合は、卵巣刺激に対する反応が弱い傾向があります。値が高ければPCOSの可能性があり、排卵誘発剤に過剰に反応するOHSS（卵巣過剰刺激症候群→P.87）を引き起こすことがあるので注意が必要です。

AMH検査はどうやるの?

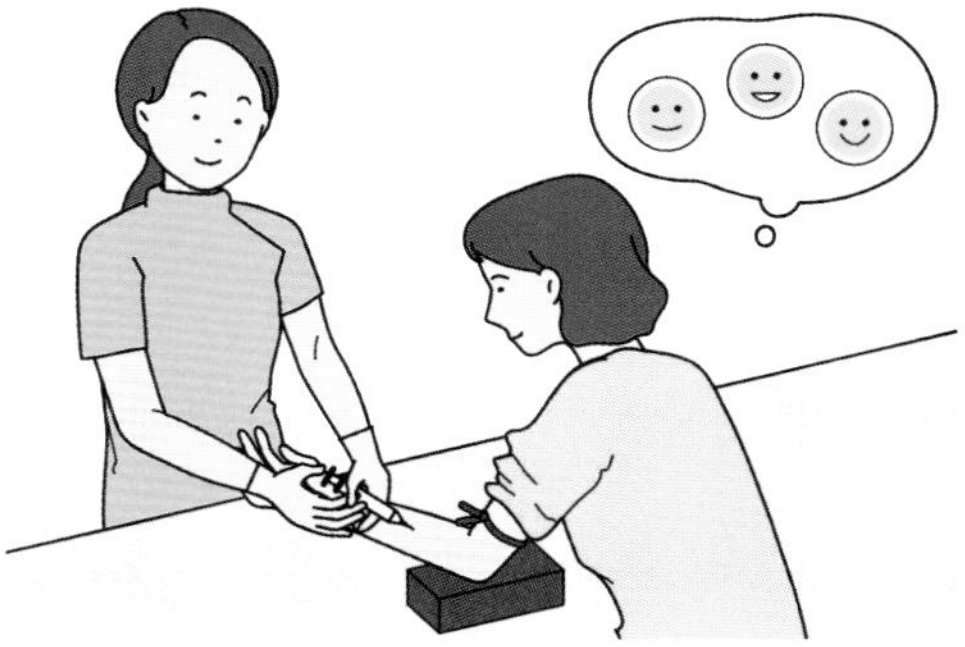

AMH値は血液検査のみで調べることができます。月経周期による変化も少ないので、時期を選ぶ必要もありません。事前に予約しておけば、問診から採血まで約30分。病院によりますが、検査結果は１～２週間後にわかります。基本的には保険適用外で、検査費用は５000円～１万円程度。ただし、体外受精で卵巣刺激法を決定する目的であれば保険が適用されるので、医師に確認してみましょう。

原因2

卵管のトラブル

卵管は卵子と精子の通り道。詰まってしまうと受精することができません。早めの検査と治療を心がけて。

卵管の詰まりや狭窄が受精や着床の妨げに

卵管は精子と卵子が受精する重要な器官です。子宮に最も近い「間質部」の太さは約1㎜。「峡部」「膨大部」を経て徐々に太くなります。卵巣から排卵された卵子は卵管采から取り込まれ、子宮からたどり着いた精子と膨大部で受精。受精卵は卵管内で成長しながら子宮に向かい、着床します。

卵管に閉塞、狭窄、癒着などが起きるのが卵管トラブル。卵子や精子の通り道が塞がれ、不妊の原因になります。性感染症による炎症が主な原因ですが、自覚症状がないため、早めに検査をして治療することが大切です。「卵管鏡下卵管形成術(FT)」で詰まりを解消すれば、自然妊娠の可能性も広がります。しかし治療後に再発することもあるので、場合によっては体外受精も検討します。

卵管にまつわるトラブル

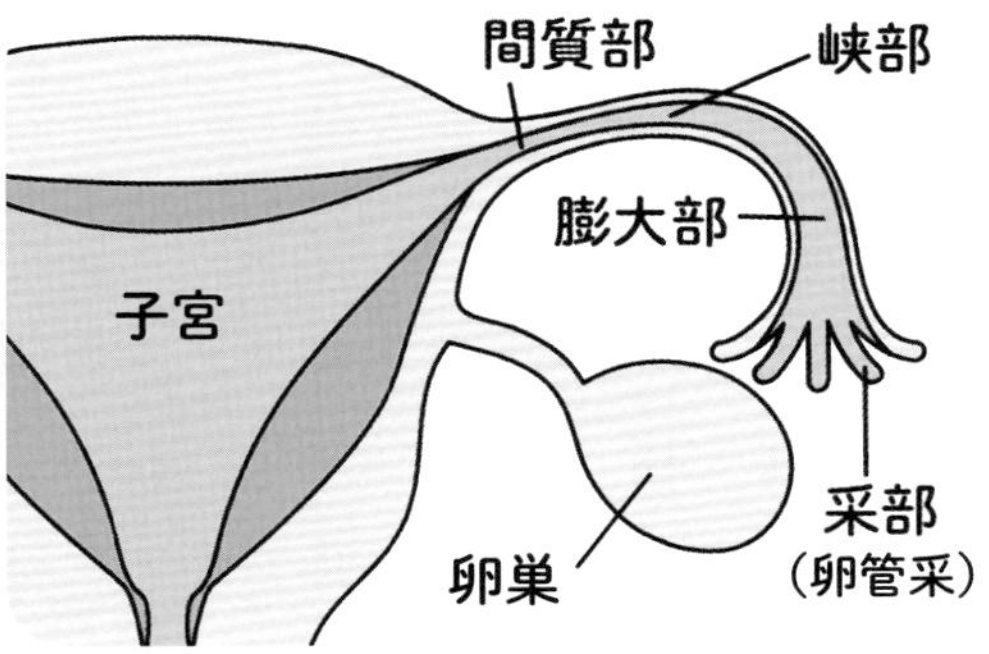

卵管狭窄／卵管閉塞

卵管が炎症を起こして詰まる、または狭まること。閉塞すると精子や卵子が通過できないため受精できません。受精卵が子宮にたどり着けず、卵管内で着床してしまう「異所性(子宮外)妊娠❶」を招くこともあります。

卵管水腫

卵管采部が癒着し、卵管内の細胞から分泌される卵管液が中にたまり、腫れあがります。たまった液体が子宮に流れ込むと子宮内膜に悪影響を与え、着床障害や流産を引き起こすことも。水を抜く治療、または卵管を切除する場合もあります。卵管を切除しても体外受精は行えます。

卵管内や卵管周囲の癒着

炎症により卵管内が癒着、もしくは過去の開腹手術などにより卵管と周囲の臓器が癒着すること。卵管采が癒着すると卵巣から排卵された卵子を取り込むことができない「ピックアップ障害❷」につながります。

WORD解説

❶異所性(子宮外)妊娠

子宮内膜以外に受精卵が着床してしまうこと。卵管妊娠が最も多く、破裂すると大量出血することも。主に開腹または腹腔鏡手術を行う。

❷ピックアップ障害

卵管采が癒着、もしくは周囲の臓器と癒着することにより、卵巣から排卵された卵子をうまく取り込めないこと。原因不明の不妊の場合、ピックアップ障害である可能性も高い。適切な検査法や治療法はなく、癒着をはがしても不妊が続く場合、体外受精を検討する。

卵管トラブルの原因

クラミジア感染症

クラミジアという細菌による性感染症で、卵管トラブルで最も多い原因です。細菌により卵管が炎症を起こし、癒着や閉塞を招きます。女性の場合、自覚症状がなくて気付かないことも多いです。抗生物質を服用して治療します。

淋菌感染症

淋菌という細菌による性感染症。男性は排尿痛や膿などの症状がありますが、女性は自覚症状がなく、感染に気付かないことが多いです。卵管の炎症や慢性子宮内膜炎(→P.126)を引き起こすので、早めの治療を。抗生物質の服用で完治できます。

子宮内膜症(→P.62)

子宮の内側にあるはずの子宮内膜が別の場所で発育してしまうこと。重い月経痛や、月経時以外の下腹部痛、腰痛、性交痛などの症状があらわれます。進行すると炎症を起こし、ほかの臓器と癒着。ピックアップ障害や卵管閉塞などを引き起こします。

過去の開腹手術

過去に開腹手術を行った場合、損傷を受けた臓器が周囲の臓器と接触したまま組織が再形成され、癒着を起こすことがあります。卵管周囲の癒着の場合、子宮卵管造影検査では発見されにくいので、腹腔鏡検査を実施。癒着があれば同時に治療も行います。

卵管トラブルの検査と治療

治療 卵管鏡下卵管形成術(FT)

膣から子宮を経由して卵管の入口までFTカテーテルを挿入。カテーテルに内蔵されたバルーンを膨らませて押し進めることで卵管を拡張し、詰まりや狭窄を解消します。治療と同時に、卵管鏡で卵管内の状態を確認することも可能です。所要時間は約30分。卵管の通りをよくすることで、タイミング法や人工授精による妊娠の可能性が高まります。

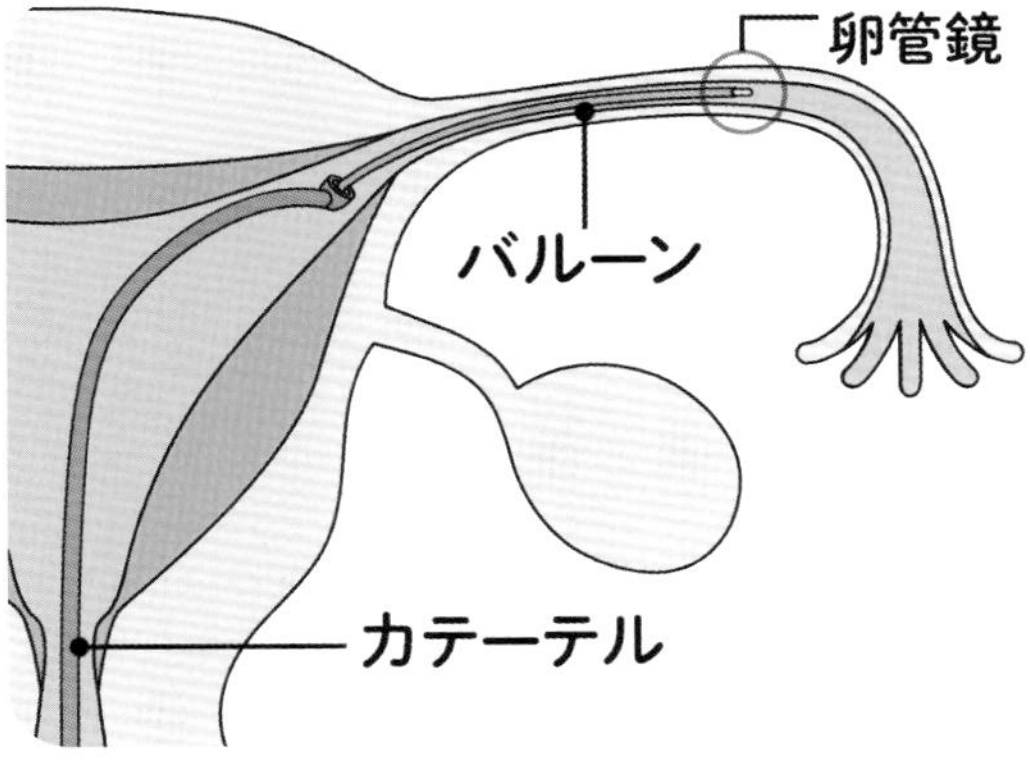

検査 腹腔鏡検査

治療 腹腔鏡手術

子宮卵管造影検査で異常が見つからないのに不妊が続く場合など、より詳しい検査が必要なときに行います。腹部から腹腔鏡と鉗子を挿入し、炭酸ガスでお腹の中を膨らませながら子宮、卵巣、卵管などを直接観察。癒着が見つかれば、その場で剥離することもあります。子宮卵管造影検査ではわからない卵管周囲の癒着を確認するのに有効です。

検査 子宮卵管造影検査

子宮に造影剤を注入し、その流れをレントゲンで観察します。造影剤が卵管を通過し、卵管采から腹腔内へ流出するのを確認できれば正常。卵管閉塞があると造影剤が流れません。子宮の形や卵管の太さ、閉塞や狭窄、癒着の有無などを確認できます。造影剤が流れることで軽度の詰まりが解消されることもあります。

原因3

男性不妊

精子の数や質、射精などにトラブルが生じる男性不妊。適切な治療には検査が必要です。

男性不妊の約8割は精子をつくる機能の低下

男性に不妊原因がある場合、約8割は「造精機能障害」だといわれます。精子をつくる機能が低下し、「精子の数が少ない」「運動率が低い」「奇形」などの問題が生じます。「精索静脈瘤」が原因の場合は手術で治療することもできます。原因不明の場合は漢方やサプリメントで改善を図りつつ、顕微授精やsimple《シンプル》-TESE《テセ》(精巣内精子採取術)、micro《マイクロ》-TESE《テセ》(顕微鏡下精巣内精子採取術)も検討します(↓P.98)。

次に多いのが「性機能障害」です。精神的プレッシャーによることが多く、勃起障害(ED)では治療薬を服用、射精障害では人工授精や体外受精を行います。

3番目に多いのが「精路通過障害」。精管の詰まりを解消する手術のほか、体外受精という選択肢もあります。

男性不妊をもたらす先天的要因と後天的要因

男性不妊は原因不明のことも多いですが、生まれつき精管が形成されない「精管欠損症」や遺伝、染色体異常など、先天的要因が見つかることもあります。

後天的な要因としては、おたふく風邪や感染症による精巣炎、精子をつくるのに必要なホルモンの不足、ストレスなどが挙げられます。また、原因不明の男性不妊の多くは、精子の「酸化ストレス」が関係しているともいわれています。

WHO(世界保健機関)によれば、不妊の約半数は男性、もしくは男女両方に原因があります。精子にまつわるトラブルは自覚症状がないことが多いので、まずは検査を受けてみること。トラブルが見つかっても悲観せず、薬の服用や手術、体外受精など、それぞれに適した治療法を医師と相談してみましょう。

精子と酸化ストレスの関係

精子を酸化ストレスから守るには生活習慣の改善がカギに

精子は酸化ストレスを受けるとDNAが損傷し、妊娠率の低下や流産率の増加を招きます。酸化ストレスとは、体の細胞を酸化させる活性酸素が、体を守る抗酸化物質を上回った状態。加齢や精索静脈瘤が原因となるほか、「喫煙」「深酒」「肥満」「運動不足」「睡眠不足」「食生活の乱れ」「ストレス」「過度な運動」などの生活習慣も引き金になります。近年は、精子機能検査で精子の酸化ストレスを測定できるようになりました。

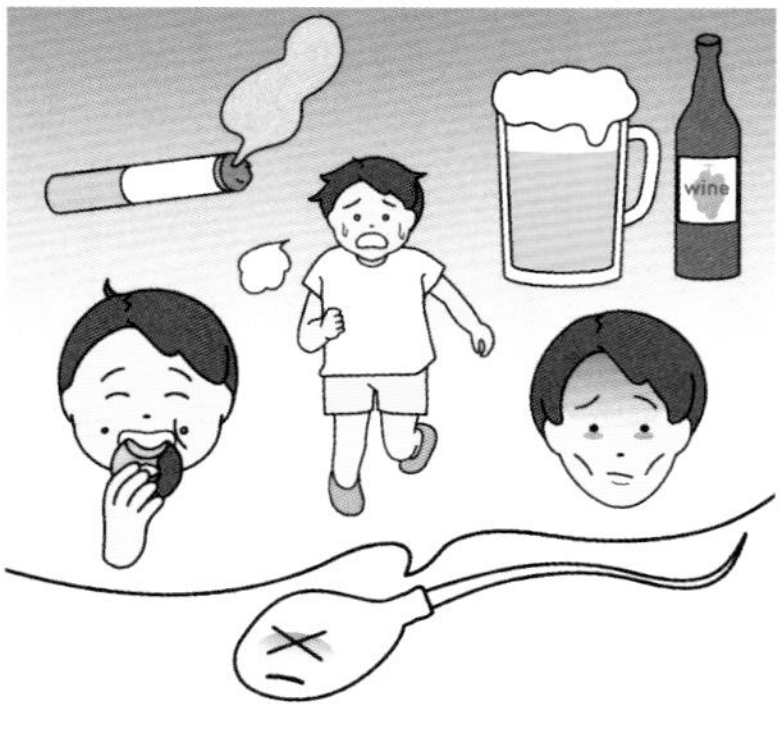

男性不妊の三大原因

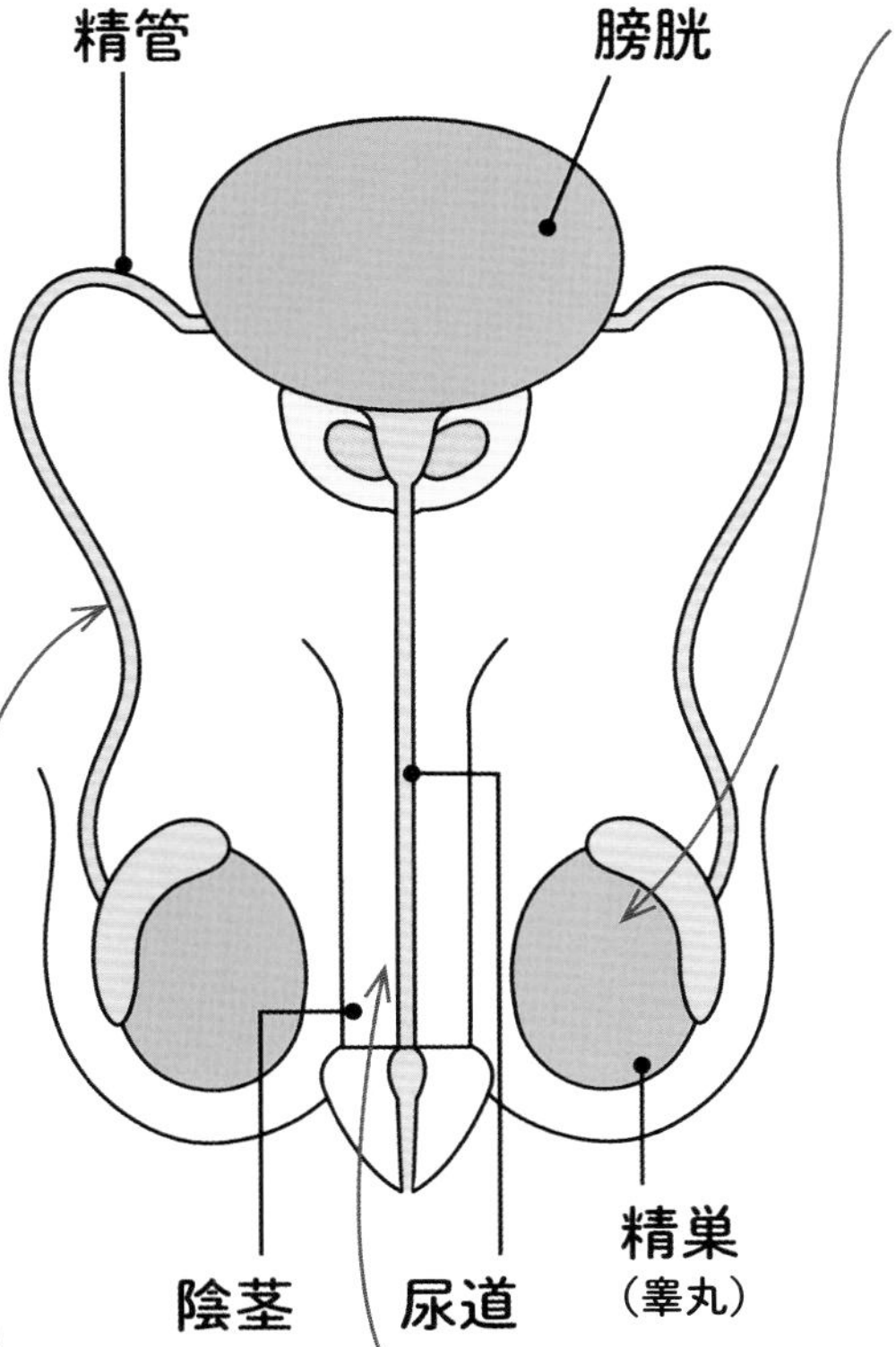

1 造精機能障害
～精子をつくる機能の障害～

精子は精巣内でつくられ、精巣上体を通過しながら運動能力を獲得しますが、その過程で異常が生じると精子の数や質に悪影響が。遺伝や染色体異常、おたふく風邪による精巣炎、ホルモン不足、精索静脈瘤などの原因がありますが、多くは原因不明。漢方薬やホルモン剤、サプリメント、生活習慣の見直しなどで改善を図りつつ、人工授精や顕微授精を検討します。

乏《ぼう》精《せい》子《し》症《しょう》

精子の数が少ない。軽度なら人工授精や体外受精、重度なら顕微授精を行います。

非閉塞性無精子症

精液内に精子が見当たらない。micro-TESEで精子を採取できれば、顕微授精を行います。

奇形精子症

形に異常のある精子が多い。正常な精子が見つかれば、顕微授精を行います。

精子無力症

精子の運動率が低い。軽度なら人工授精、重度なら顕微授精を行います。

造精機能障害をもたらす病気

膿精液症

細菌感染症などが原因で、白血球が精液に混ざってしまう。精子無力症を引き起こすことも。抗生物質を服用して改善できます。

精索静脈瘤《せいさくじょうみゃくりゅう》

精巣から心臓に戻る血液が逆流し、陰嚢上部にこぶができる。精巣周囲の温度が上がり、造精機能を低下させます。手術で改善可能。

3 精路通過障害
～精子の通り道の障害～

生まれつき精管の一部が欠損、または炎症による閉塞や狭窄があり、精子が精管を通過できません。精子はつくられているのに精液に精子が確認できない「閉塞性無精子症」や「乏精子症」に。精路再建手術や顕微授精を行います。

閉塞性無精子症

先天的要因は、生まれつき精管が欠損している「先天性精管欠損症」。後天的要因は前立腺肥大症や性感染症による「精巣上体炎」、鼠経ヘルニア手術の影響など。原因不明のことも多いです。精路再建手術で自然妊娠できることも。simple-TESEで精子を採取すれば顕微授精も可能です。

2 性機能障害
～射精する機能の障害～

「勃起障害(ED)」と「射精障害」に大別されます。糖尿病や動脈硬化など身体的要因もありますが、過度なストレスや性交に対するプレッシャーなど心理的要因も多くみられます。加齢や喫煙、肥満、飲酒など生活習慣が影響することも。

勃起障害(ED)

マスターベーションで射精できる場合は人工授精が可能。できない場合はバイアグラなどの治療薬を服用します。

射精障害

腟内で射精できない「腟内射精障害」、精液が膀胱内に逆流する「逆行性射精」など。「逆行性射精」は射精後の膀胱から精子を採取、または逆流防止効果があるとされる薬を服用。「腟内射精障害」はマスターベーションで射精できれば人工授精や顕微授精が可能です。

原因４

排卵のトラブル

ホルモンの乱れによることが多い排卵トラブル。月経不順など体からのサインを見逃さないように注意を。

排卵障害の原因は卵巣やホルモンのトラブル

排卵障害は脳の視床下部、下垂体、卵巣のどこかに異常が生じることで起こります。最も多いのが「PCOS（多嚢胞性卵巣症候群）」。小さな卵胞が卵巣内に増えて、排卵を妨げてしまいます。

脳の視床下部や下垂体の異常も大きな要因。視床下部や下垂体からホルモンが分泌されることで卵巣内の卵子が発育し、排卵が起こるためです（↓P.84）。視床下部や下垂体はストレス、肥満、過度なダイエット、激しい運動などの影響を受けやすく、ホルモンの分泌が乱れる原因に。「高プロラクチン血症」「甲状腺機能の低下」「卵巣の機能不全」もホルモンに関わるトラブルの1つです。

月経不順や無月経があれば排卵トラブルのサイン。月経はきても排卵していない「無排卵月経」にも注意が必要です。

主な排卵のトラブル

PCOS（多嚢胞性卵巣症候群）

排卵トラブルで最も多いのがPCOS。卵巣内に小さな卵胞が増えてしまいます。排卵誘発剤で排卵を促しますが、副作用が起きやすいので注意が必要です（→左ページ）。

視床下部や下垂体の機能障害

視床下部や下垂体から分泌されるGnRH（ゴナドトロピン）、FSH（卵胞刺激ホルモン）、LH（黄体化ホルモン）が不足すると卵子がうまく発育できず、排卵の遅れや無排卵を引き起こします。過度なダイエット、肥満、激しい運動、ストレスなどが原因になることも。食事や生活習慣の改善を試みつつ、排卵誘発剤による治療も検討します。

高プロラクチン血症

プロラクチンは本来、出産後に多く分泌されるホルモンで、排卵を抑制し、母乳を出す働きがあります。プロラクチン値が高くなりすぎると排卵が起こりにくくなるため、分泌を抑える薬を服用します。原因の１つは、下垂体にプロラクチンを多量に分泌させる腫瘍ができること。向精神薬や胃腸薬により誘発されることも。また、甲状腺機能の低下❶を合併することがあります。

卵巣の機能不全

卵巣に関わるトラブルには、40歳未満に卵子がほとんどなくなってしまう「早発卵巣不全（早期閉経）」と、ホルモンの乱れによる卵巣機能の低下があります。早発卵巣不全は原因不明のことが多く、ホルモン剤や排卵誘発剤で治療を試みます。ホルモンの乱れは、視床下部が精神的なストレスや過度なダイエット、激しい運動などによりダメージを受けることが原因の１つ。ストレス軽減や生活習慣の改善、ホルモン剤の服用などを行いつつ、排卵誘発剤による治療も検討します。

WORD解説

❶甲状腺機能の低下

甲状腺ホルモンは妊娠と密接なつながりのあるホルモンです。甲状腺機能低下症は、胎児の脳の発達障害や不育症との関連のほか、流産・早産のリスクが高まることが知られています（→P.135）。甲状腺ホルモンを補充する飲み薬で治療します。

PCOSは排卵誘発剤や体外受精で治療

通常、卵巣内では1つの卵胞(主席卵胞)のみが成熟し、18〜20㎜になった頃に排卵します。排卵しなかった卵胞はしぼんで、やがて消滅します。

PCOSでは卵胞の発育が遅れ、排卵されないまま卵巣の中にたまっていき、排卵が起きにくい状態、もしくは無排卵になります。原因ははっきりと解明されていませんが、ホルモンの乱れが影響しているといわれます。

妊娠を望む場合、まずは飲み薬の排卵誘発剤を服用して排卵を促します。効果がみられないときは、hMG注射やFSH注射を使用。注射は効果が高く、卵巣が過剰に反応するOHSS(卵巣過剰刺激症候群↓P.87)を起こす可能性があるので、反応を見ながら薬の量を調整し、慎重に投与していきます。

注射でも排卵が起きづらい場合は、卵巣の表面に穴を開けて排卵しやすい状態にする腹腔鏡手術や体外受精を検討しましょう。

PCOSに関するQ&A

Q どんな症状が出る?

A 排卵が起こりづらいため、月経周期が乱れたり、無月経になったりします。男性ホルモンが増えることにより、毛深くなる、にきびが増える、といった症状が出ることも。PCOSの人には肥満が多いのも特徴です。卵巣内に卵胞がたくさんあるため、AMH値(↓P.54)検査では数値が高くなる傾向があります。

Q 考えられる原因は?

A はっきりと解明されていませんが、ホルモンバランスの乱れが原因だと考えられます。ホルモンの分泌をつかさどる脳の視床下部や下垂体に異常が生じ、男性ホルモンが増え、LH(黄体化ホルモン)がFSH(卵胞刺激ホルモン)の分泌を上回り、卵胞の発育を妨げるといわれます。また、肥満の有無に関わらず、インスリン抵抗性(糖尿病予備軍)が原因となる場合も。そのほか、ストレスや睡眠不足、運動不足、飲酒、喫煙など生活習慣の乱れがホルモンの分泌に影響を及ぼし、卵胞の発育を妨げている可能性も考えられます。

Q 手術では何をするの?

A LOD(腹腔鏡下卵巣ドリリング術)と呼ばれる手術で、腹部から腹腔鏡を入れ、レーザーや電気メスで卵巣の表面に複数箇所、穴を開けます。自然排卵しやすくなり、排卵誘発剤の反応もよくなります。効果が続くのは半年〜1年程度です。

Q OHSSの心配がある場合はどうするの?

A OHSSのリスクを回避できる「IVM」という手法があります。卵胞が未成熟な状態で採卵し、体外で培養して成熟させてから受精を行う方法。ただし、薬剤の選択や量の調整をすれば、排卵誘発剤でもOHSSのリスクは回避できます。

▼PCOSの卵巣内

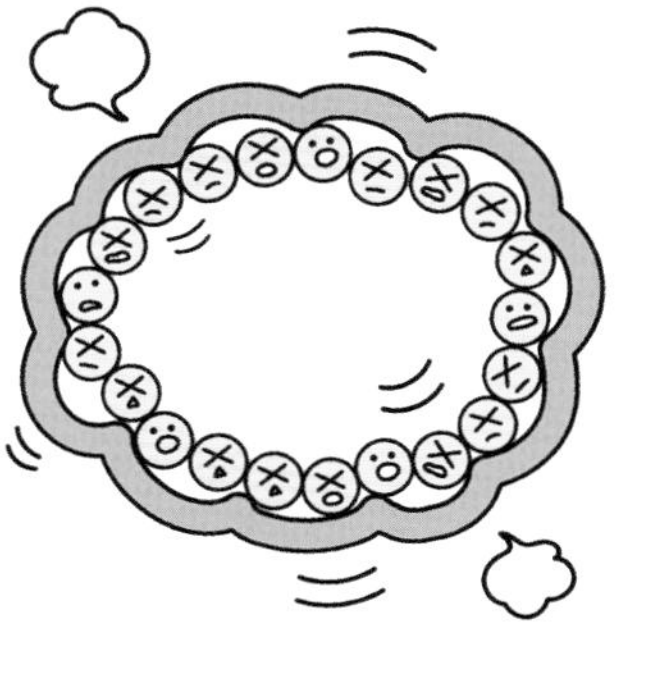

原因5

子宮内膜症・子宮腺筋症

月経痛や過多月経をともなう子宮内膜症は、排卵障害や着床障害の引き金に。早めに治療を始めましょう。

子宮内以外の場所で子宮内膜に似た組織が増殖

子宮内膜は子宮の内側にある粘膜状の組織。排卵前に厚さを増して、受精卵の着床に備えます。妊娠しなければ剥がれ落ち、月経血として排出されます。

子宮内膜と似た組織が子宮内以外の場所に増殖するのが「子宮内膜症」です。主に卵巣、卵管、子宮筋層、腹膜、子宮と直腸の間、子宮と膀胱の間に増殖。月経時になると出血し、炎症を起こして周囲の臓器と癒着。排卵、受精、着床を妨げます。重い月経痛をもたらすのも特徴。問診、内診、血液検査、超音波検査、CT、MRI、腹腔鏡などを組みあわせて検査します。腹腔鏡検査では、同時に病巣を除去することも可能です。

子宮内膜症は20～40代の女性に多く、不妊の原因になります。重い月経痛や過多月経があれば早めに医師に相談を。

年齢や不妊歴、症状により適した治療法を選択

子宮内膜症は、卵管にできると卵管や卵管采の癒着をもたらし、卵管閉塞やピックアップ障害(→P.56)に。卵巣に増殖すると、卵巣内に血液がたまってしまう「チョコレート嚢胞」、子宮筋層にできると子宮の筋肉が硬くなって腫れあがる「子宮腺筋症」を招きます。

原因は明らかではありませんが、剥がれ落ちた組織が卵管や腹腔内に逆流しているという説が有力です。

治療には、薬物療法と手術があります。薬物療法ではホルモン剤を用いて子宮内膜症組織の増殖を抑え、鎮痛剤も併用しながら症状の緩和をめざします。手術は腹腔鏡で病巣を除去。それぞれにメリット、デメリットがあるので年齢、不妊歴、症状の重さなどをふまえて適切な治療法を選択することが大切です。

こんな症状に要注意！

- □ 鎮痛剤を使うほど月経痛が重い
- □ 月経痛で日常生活に支障をきたす
- □ 月経時に吐き気がある
- □ 徐々に月経痛が悪化している
- □ 月経期間以外にも下腹部痛や腰痛がある

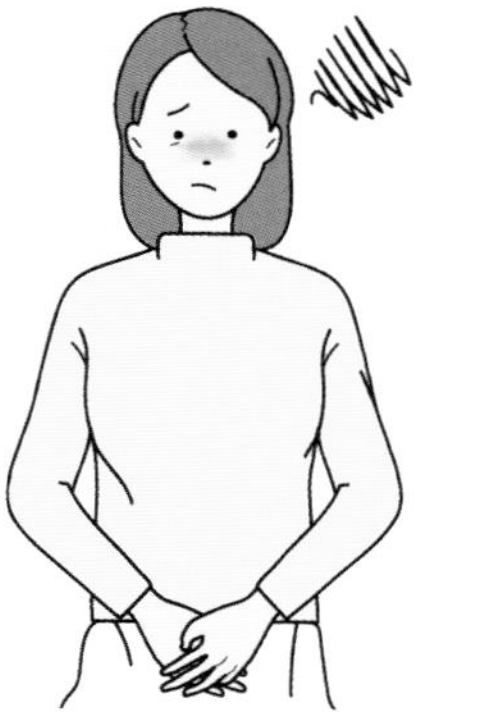

- □ 経血量が多く、夜用ナプキンでも間にあわない
- □ 排便時に痛みが強い
- □ セックスするときに痛みが強い
- □ なかなか妊娠できない
- □ 尿に血が混ざっていることがある
- □ 便に血が混ざっていることがある

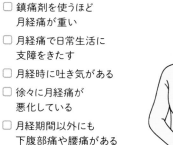

子宮内膜症・子宮腺筋症の症状と治療法

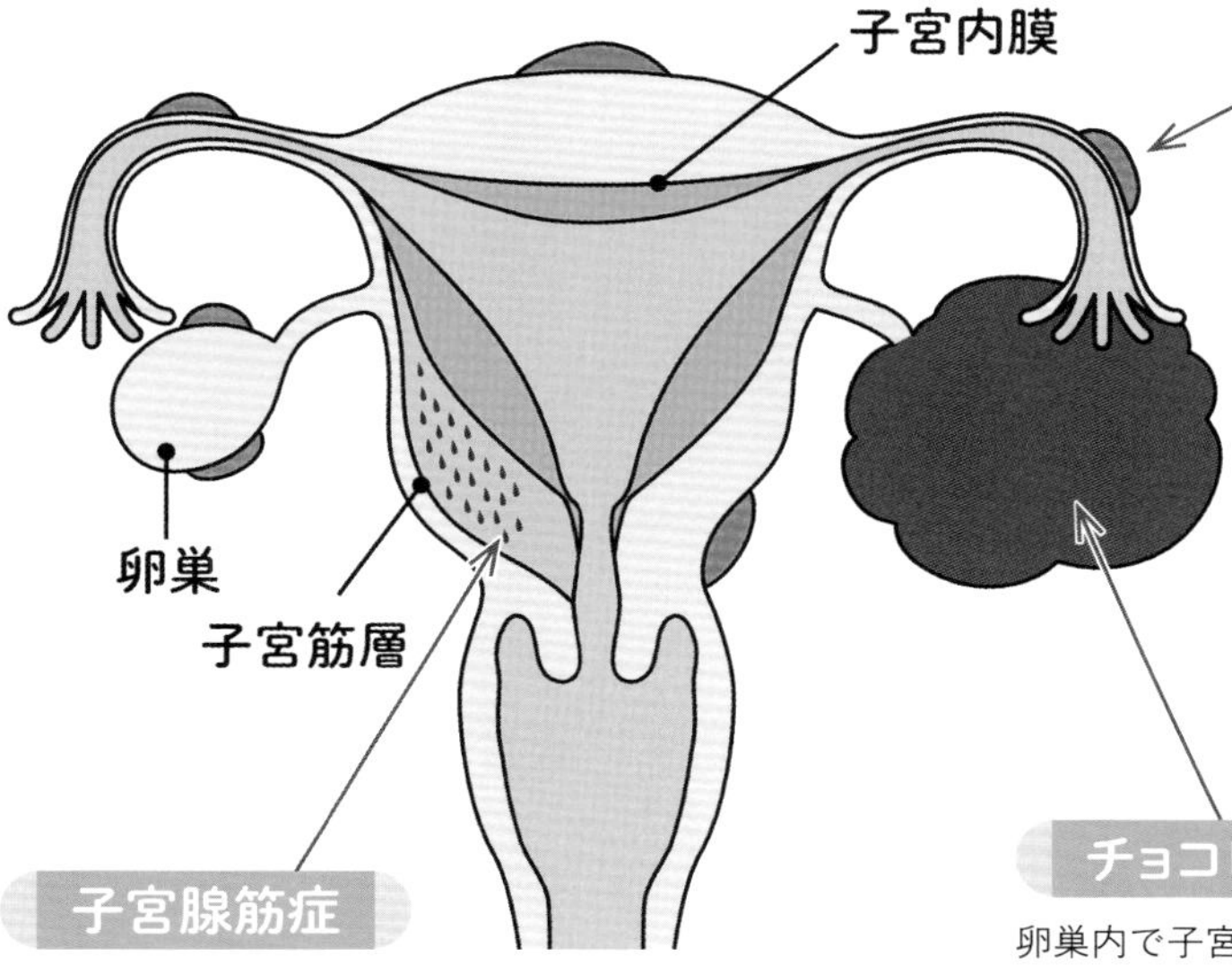

子宮内膜症

子宮内膜組織が子宮内以外の場所に増殖し、出血による炎症や癒着を引き起こします。卵管に発生すると卵管閉塞やピックアップ障害に(→P.56)。強い月経痛、下腹部痛、腰痛、性交痛などがあり、直腸や膀胱付近で癒着すると排便痛や排尿痛も起こります。

子宮腺筋症

子宮の筋肉にあたる子宮筋層に子宮内膜組織が増殖して出血。通常はやわらかい子宮筋層が硬くなって腫れあがります。結果、受精卵の着床を妨げることに。子宮が収縮できず、強い月経痛、月経の長期化、経血量の増加、不正出血などの症状があらわれます。

チョコレート嚢胞

卵巣内で子宮内膜組織が出血を繰り返し、ドロドロのチョコレート状になった血液が袋状になってたまります。大きくなると卵管と癒着し、ピックアップ障害や受精の妨げに。嚢胞が破裂すると急激な痛みを発症。悪化して卵巣がんになる可能性もあるので、症状に応じて手術も検討します。

主な治療法

治療法には、薬物療法と手術の2種類があります。薬物療法は子宮内膜の増殖を抑えて症状や痛みを和らげますが、病気を根治させるわけではありません。手術では病巣を取り除き、自然妊娠の可能性も広がりますが、術後のダメージや手術、麻酔のリスクも伴います。子宮内膜症でも採卵できるケースもあるので、症状が比較的軽く、なるべく早く妊娠したい場合には、薬や手術で治療するよりも不妊治療を優先することも可能。ただし、チョコレート嚢胞で破裂や悪性腫瘍になる可能性がある場合は、手術を優先的に検討します。年齢、不妊歴、症状の程度などを考慮し、それぞれに適した治療法を選択すること。薬と手術のいずれも再発リスクがあるので、治療後も長期で定期検査を行いましょう。

●薬物療法

鎮痛剤
下腹部痛などの痛みを緩和します。

偽閉経療法
薬でエストロゲンの分泌を抑えて閉経に近い状態をつくります。排卵を抑制するので子宮内膜組織の増殖を抑えます。更年期障害の症状や骨密度の低下などの副作用があり、治療期間は半年ほどに限られます。

低用量ピルやホルモン剤
排卵を抑制して子宮内膜の増殖を抑え、痛みを緩和します。吐き気、むくみ、不正出血などの副作用がありますが、長期で服用可能です。

●手術

腹腔鏡手術
腹部から腹腔鏡を入れて、電気メスやレーザーで病巣の除去や癒着の剥離を行います。チョコレート嚢胞が悪性腫瘍になる疑いがあるときや重症なときは、卵巣ごと摘出することも。状況によって開腹手術になることもあります。

原因６

受精のトラブル

卵子と精子が出会っているのに受精しない場合は受精障害。顕微授精の適用になります。

体外受精の段階で発見されるトラブル

精子の所見（精液検査結果）に問題がなく、精子の数も十分で、卵管に異常もないのに受精が起こらない場合、受精障害の可能性があります。受精障害とは、卵子か精子、または両方に何らかの原因があり、精子が卵子の中に侵入できない、もしくは侵入しても受精できないことです。

受精障害は、一般の診察や検査で診断するのは難しく、体外受精をしてみて初めて判断できます。体外受精をしても極端に受精率が低い、または全く受精しなかった場合、受精障害の可能性があると考えられるのです。

ただし、受精障害があっても妊娠できないわけではありません。卵子と精子が自力で受精するのが難しくても、卵子の中に精子を注入する顕微授精（↓P.100）を行うことで受精率は高まります。

受精障害の原因は卵子や精子の受精機能

受精するためには、精子が卵子を覆っている透明帯を通過し、卵細胞質の中に入る必要があります。さらにそのあと、卵子が活性化することで受精が可能になるのです。その過程において卵子か精子、または両方に機能の欠損や低下があると、受精することができません。

卵子や精子の機能を低下させる原因の1つは加齢です。卵子は生まれたときからすでに女性の卵巣にあり、徐々に減少するとともに質も低下します。精子は毎日新しく生成されているので衰えないと思われがちですが、精子も加齢とともに質が低下します。

質の低下は止められませんが、衰えるスピードを緩めることは可能です。食事、運動、睡眠など、普段から妊娠力を高める生活を意識しましょう（↓Part1）。

▼受精のしくみ

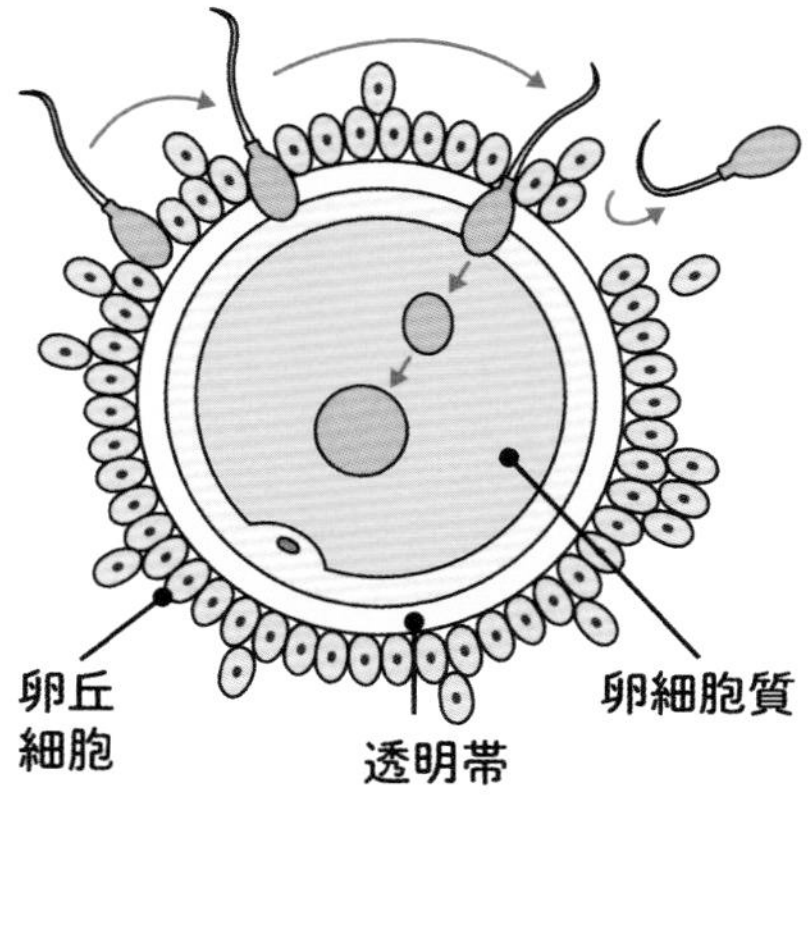

精子が卵丘細胞を通過

▼

精子が酵素を放出（先体反応）し、透明帯を溶かして侵入

▼

最初の精子が卵細胞質内に入ると、透明帯が硬くなってほかの精子の侵入を防ぐ（透明帯反応）

▼

精子の放出する因子により卵子を活性化

▼

受精

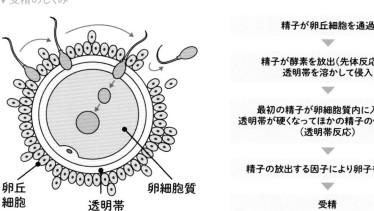

受精トラブルの原因と対策

精子 に原因がある場合

1 精子が透明帯を通過できない

精子の機能が原因で透明帯にくっつけない、もしくは通過できないことがあります。

対策 顕微授精を行う

2 卵子を活性化できない

精子の卵子活性化因子が欠損している、もしくはうまく放出できないことがあります。

対策 卵子活性化処理を行う

3 精子の質が低下

加齢により精子も老化し、運動能力や受精能力が低下するといわれています。

対策 顕微授精を行う

卵子 に原因がある場合

1 透明帯が厚い・硬い

加齢により卵子周囲の透明帯の厚さや硬さが増し、精子が通過できなくなります。

対策 顕微授精を行う

2 卵子が活性化していない

精子が侵入できても、卵子が活性化しないと受精できません。卵子の質の低下などが考えられます。

対策 卵子活性化処理を行う

3 卵子が未熟

採卵した卵子が十分に成熟していないため、受精能力がない可能性があります。

対策 卵巣刺激法を変えてみる

受精方法の選択肢

受精障害の有無がわからない初回の採卵では、体外受精と顕微授精を組みあわせた方法を検討することもあります。

スプリット法

複数の卵子を採取できた場合、半分は通常の体外受精、残りの半分は顕微授精を行う方法。すべての卵子が受精できないというリスクを軽減できます。

レスキュー顕微授精

通常の体外受精を行い、数時間後に卵子を観察。受精の兆候が見られなければ、その卵子に顕微授精を行う方法。受精の兆候を見分けるのは難しく、精子が2個以上入ってしまう異常受精(多精子受精)を起こすリスクがあります。

卵子活性化処理

通常、精子が放出する活性化因子により、卵子内部のカルシウムイオン濃度が上がると卵子が活性化します。卵子活性化処理とは、人工的に卵子のカルシウムイオン濃度を上げる方法。卵子に電気刺激を与えるほか、「カルシウムイオノフォア」という薬剤を入れた培養液で、短時間培養する方法などがあります。

受精を妨げるもう1つの要因 抗精子抗体

受精を妨げるもう1つの要因として考えられるのが抗精子抗体です。抗精子抗体とは、精子に結合する抗体。女性が抗精子抗体をもっていると精子は動けなくなり、子宮や卵管に入ってくることができず、受精できません。フーナーテスト(→P.74)で抗精子抗体をもっている疑いが見出された場合、血液検査で確認します。抗体価(抗体の量)により、体外受精と顕微授精のどちらを行うか判断します。

原因7

着床のトラブル

受精卵が着床できないことは少なくありません。胚と母体、それぞれに原因が隠れている可能性があります。

着床不全をもたらすのは胚や子宮のトラブル

卵子と精子が受精し、受精卵が子宮内に移動しても着床できないことがあり、これを「着床不全（着床障害）」といいます。着床不全が起きる原因を大別すると「胚（受精卵）」と「子宮」の２つになります。最も多いのは「胚の染色体異常」。着床不全や流産を招きます。

子宮側の原因には、受精卵を受け入れるベッドの役割を果たす子宮内膜のトラブル、子宮腔内にできる筋腫やポリープ、子宮の形態異常、子宮内細菌叢などがあります。そのほか、着床のタイミングや着床に関わるホルモンの問題など、さまざまな原因が考えられます。

着床不全は謎に包まれている部分もあり、母体の免疫機能や胚の遺伝子を調べる検査など、多方向から研究やアプローチが進められています。

着床不全の主な原因

子宮内細菌叢《そう》の乱れ（→P.125）

善玉菌のラクトバチルスの割合が少ないか、悪玉菌が多いと妊娠率が下がるといわれます。

「着床の窓」のずれ（→P.125）

着床できる時期が通常と異なる場合に、着床できないことがあります。

胚の染色体異常（→P.126）

胚の染色体の数に異常が生じます。加齢に伴って増える傾向にあります。

黄体機能不全

黄体がうまく機能せず、子宮内膜を整えるホルモンが不足します。

黄体機能不全

通常、排卵したあとの卵胞は黄体となり、プロゲステロン（黄体ホルモン）を分泌します。プロゲステロンの作用により子宮内膜の構造が変化し、着床に適した状態に整います。この黄体がうまく機能せず、プロゲステロンの分泌が減るのが黄体機能不全。受精卵を受け入れる環境が整わず、着床不全を招きます。飲み薬や注射で黄体ホルモンを補充、またはhCG注射で黄体を刺激する治療法があります。

慢性子宮内膜炎（→P.126）

何らかの原因で、子宮内膜で慢性的に炎症が続いています。

子宮腺筋症（→P.63）

子宮内膜に似た組織が子宮の筋肉で増殖。炎症を起こして着床の障害になります。

子宮粘膜下筋腫・子宮内膜ポリープ（→P.129）

子宮の内側にできる筋腫やポリープは、良性でも着床を妨げる要因になります。

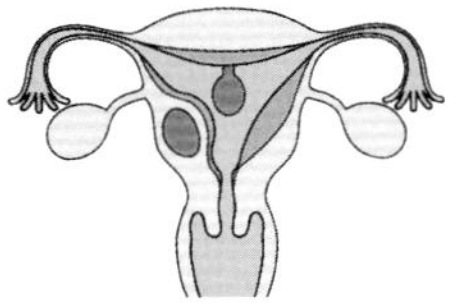

子宮形態異常（→P.129）

生まれつき子宮の形が正常とは異なるもの。形によっては着床不全につながります。

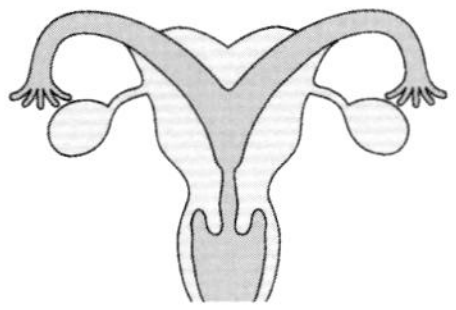

原因8

機能性不妊（原因不明不妊）

原因がわからない機能性不妊。どこまで検査をして体外受精に踏み切るか、タイミングは人それぞれです。

機能性不妊は必ずしも原因がないわけではない

夫婦ともに検査を行っても原因が特定できない場合、「機能性不妊（原因不明不妊）」と診断されます。ただし、原因が特定できないからといって、原因がないわけではありません。検査を行う施設によって検査内容は異なり、より詳しい検査をすれば原因が判明することも。どこまで詳しく調べるかは、各施設や患者の意思に委ねられるのです。

たとえば腹部から内視鏡を入れて腹腔内を観察する腹腔鏡検査では、臓器の癒着が見つかることも。検査と同時に癒着を剥がしたり腹腔内を洗浄することで、妊娠率が高まることもあります。一方、全身麻酔で行う腹腔鏡検査は体への負担が大きく費用もかかるため、あえて詳しい検査をせずに体外受精に進むのも選択肢の1つです。

検査や診療の目的は原因追究ではなく不妊治療

機能性不妊に潜んでいる原因として考えられるのは、加齢による卵子や精子の老化、ホルモン異常、免疫異常、受精障害（→P.64）、着床不全（→P.124）など。いずれもより詳しい検査で診断、治療することで妊娠率が高まる可能性もありますが、残念ながら最後まで原因不明の場合もあります。

忘れてならないのは、不妊治療の目的は必ずしも原因を見つけることではないということ。高齢や不妊歴が長い場合、妊娠できる期間や残された卵子を有効に使うため、原因追究に時間を費やすよりも、体外受精に進んだほうがよいという考えもあるでしょう。なかには、体外受精を行った結果、受精障害と判断されるケースも。医師とよく相談して、最善の治療法を探りましょう。

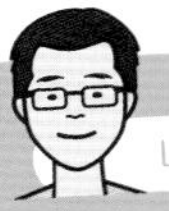

Letter from 松林先生

機能性不妊の方には、状態に応じてタイミング法、人工授精、体外受精を提案します。原因がわからないと「どうして？」という疑問で心がモヤモヤし、不妊治療に踏み出しづらい方もいるでしょう。しかし、原因不明不妊対策を進めた結果、妊娠できた方は大勢います。患者さんの不安を少しでも解消できるよう、私たちもできる限りサポートしたいと思います。

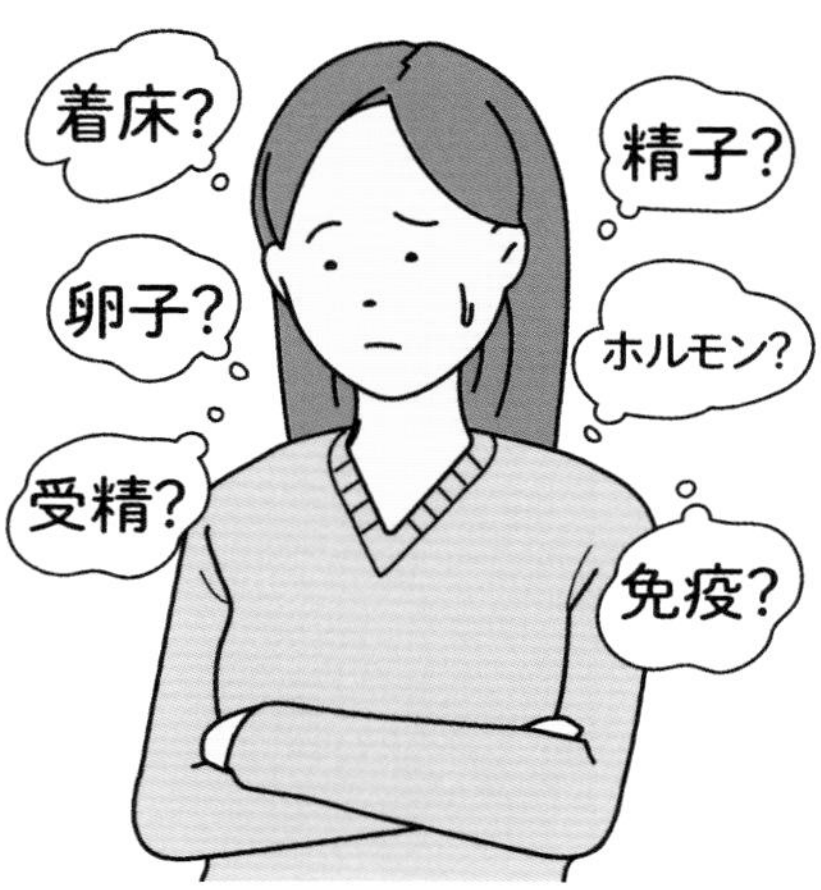

生殖補助医療（ART）とは？

妊活してもなかなか授からない場合、次に検討するのがART。一体どのような治療法なのでしょうか？

精子と卵子を体外で受精させる不妊治療

WHOの調査によると不妊の原因は、女性側のみが41％、男性側のみが24％、男女ともに原因があるのは24％とされています。不妊症と診断された後にその人にあった治療法に取り組んでもなかなか授からない場合や、女性の年齢などの理由で、一般不妊治療（タイミング法や人工授精）から生殖補助医療（ART）へと切り替える夫婦も多いです。

生殖補助医療が一般不妊治療と比べて違うのは、卵子と精子が受精するのが女性の体内ではないということです。卵管がつまっている場合や精子の運動率が低いなどの不妊原因を抱えていても、体外受精や顕微授精でなら妊娠を諦めずに治療が続けられます。生殖補助医療は体外受精と顕微授精、胚凍結保存の3つの不妊治療の総称です。

体外受精とは、卵子と多数の精子を採取し、体外で受精させる方法です。一方で顕微授精は、とり出した卵子に1つの精子を細い針を使って注入し、受精させる方法です。顕微授精は、精子の数が少なかったり、精子の運動率が低かったりして体外受精での妊娠が難しい夫婦が取り組んでいます。胚凍結保存は、体外受精で得られた胚を冷凍して保存し、妊娠したいタイミングで胚を解凍して子宮へ戻す方法です。

体外受精や顕微授精は人の手を加えて妊娠のお手伝いをするため、赤ちゃんに何かリスクがないのか、出産時にリスクがないのかと不安に思う夫婦もなかにはいるでしょう。日本産科婦人科学会によると、新型コロナウイルスの影響で体外受精の出生割合は一時低くなりました。それでも、生殖補助医療で出生した赤ちゃんは2021年で7万人近くにのぼり、体外受精や顕微授精は、不妊治療をしている夫婦にとってはごく一般的な治療法だといえるでしょう。さらに、体外受精で授かった子どもの発達は、自然妊娠の子どもと同等だという結果が、オーストラリアの研究でもわかっています。必要以上に子どもへのリスクを心配することはありません。しかし、生殖補助医療を選択する人は30代からが多く、高齢出産と呼ばれる35歳以上の出産のリスクは考える必要があります。

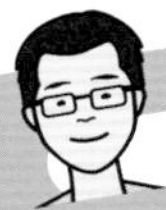

Letter from 松林先生

生殖補助医療は最初「試験管ベビー」と呼ばれていました。実際はシャーレで受精卵を発育させるのですが、当時は神の領域を侵す不届きな技術という社会の認識でした。世界初のART妊娠から40年以上、私たちにできるのは、受精のお手伝いと培養のサポートだけで、神の領域には到達できない無力感と、生命の神秘を感じる毎日です。

▼年別 ARTによる出生児数

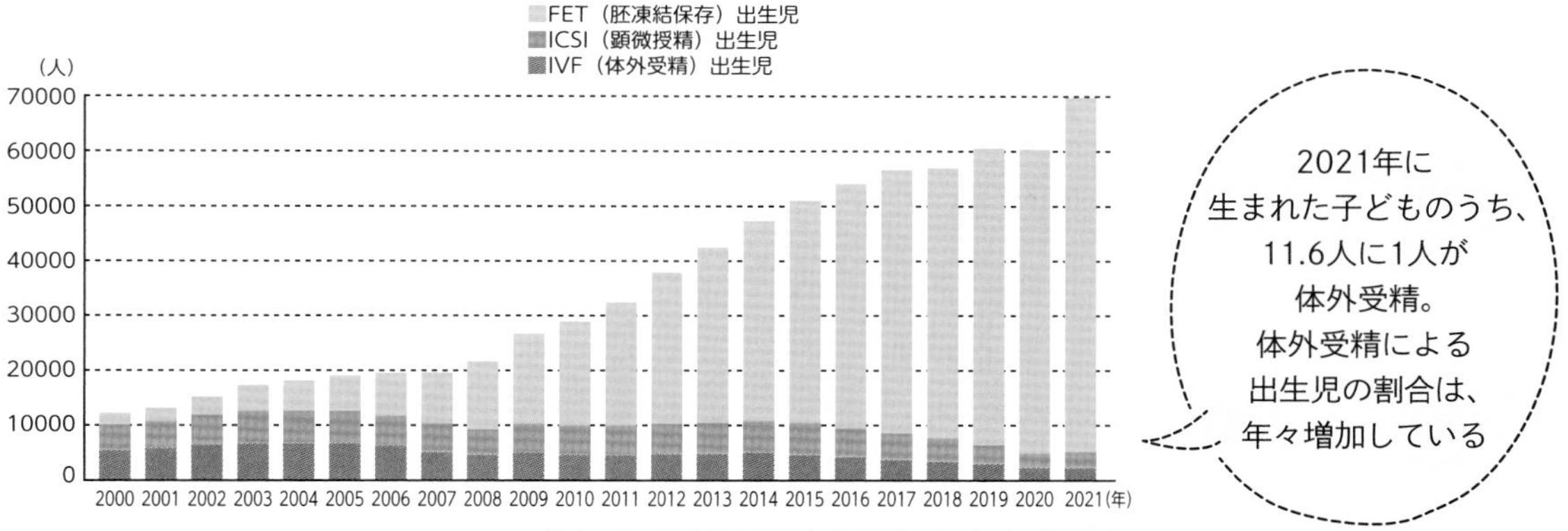

出典：日本産科婦人科学会『ARTデータブック』（2021年）

一般不妊治療と生殖補助医療の違い

一般不妊治療

精子と卵子のもつ能力にあわせて、自然妊娠をめざす治療

- タイミング法（→P.40）
- 人工授精（→P.42）

- □費　　用：保険適用で3割負担
- □通院回数：月2回～
- □年　　齢：年齢制限なし

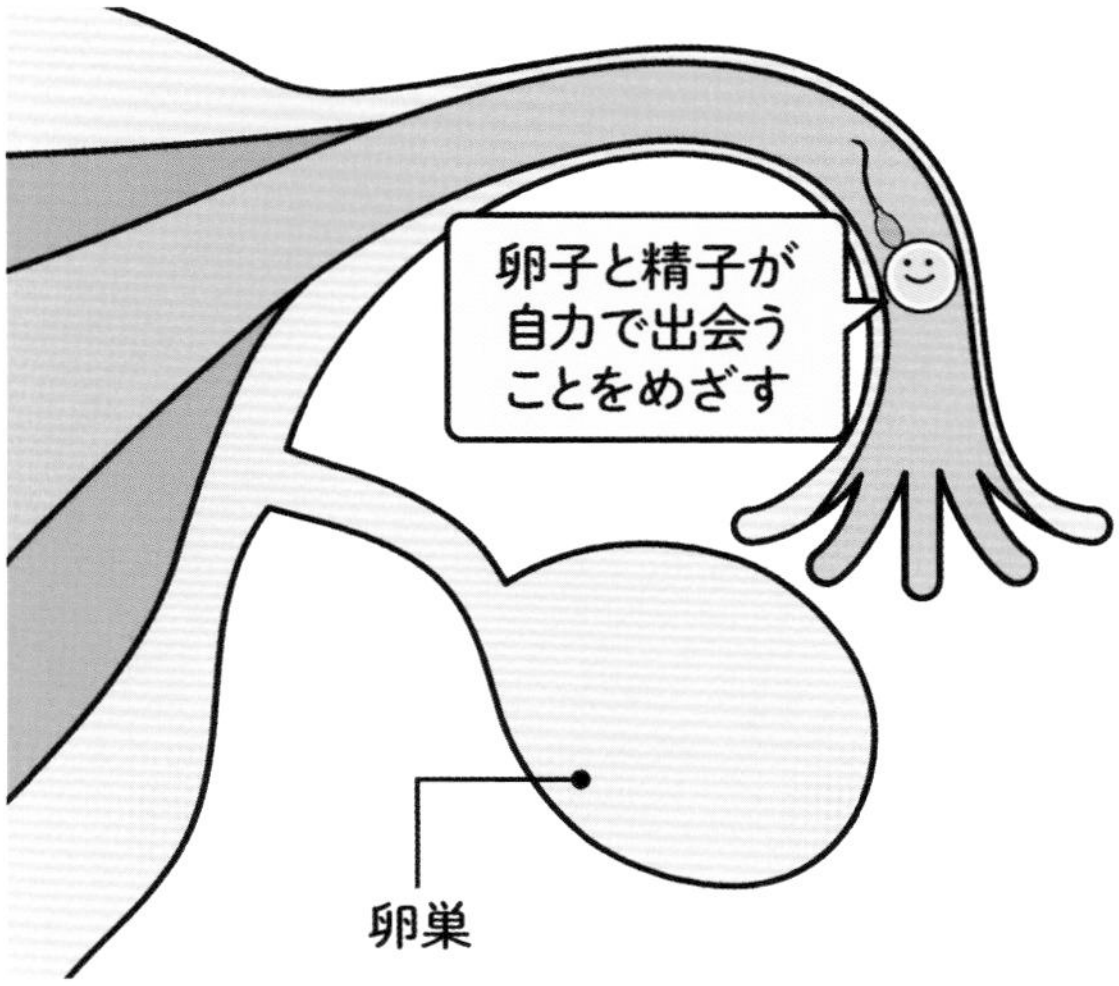

タイミング法も、人工授精も、卵子と精子がもつ力で妊娠成立をめざします。人工授精は、精子を子宮の中に注入するだけ。その後は自然妊娠と同じプロセスです。

生殖補助医療

精子と卵子を体外にとり出し、人為的に受精させ、受精卵を子宮に戻す治療

- 体外受精
- 顕微授精
- 胚凍結保存

- □費　　用：保険適用で3割負担
- □通院回数：月5～6回
- □年　　齢：43歳以上は自費診療

体外受精・顕微授精へのステップ

体外受精や顕微授精はどのような治療をするのでしょうか。手順を確認しておきましょう。

一般不妊治療から生殖補助医療へ

早めの体外受精が望ましいのは、①精液検査の結果が思わしくないとき、②精子を攻撃してしまう抗体があるとき、③卵管鏡下卵管形成術(FT)後、半年経過しても妊娠しないとき、④子宮内膜症、⑤ピロリ菌治療後もフーナーテストの結果が思わしくないとき、⑥多嚢胞性卵巣症候群(PCOS)の6つの場合です。ほかにも、検査を一通りしたものの不妊の原因がわからない場合や、不妊の治療期間が1年を経ても妊娠に至らない場合にも体外受精を検討します。

顕微授精は、体外受精とほぼ同じ手順で進められます。受精の方法が違い、体外受精では卵子1個に5万~10万個もの精子をふりかけて受精卵にしますが、顕微授精には多くの精子を必要としないので、男性不妊の場合に有効です。

体外受精を検討するタイミングは?

男性に不妊の原因がある

58〜59ページで解説したとおり、男性側に不妊の原因がある場合もあります。自然妊娠ができる精子の数は、900万〜1500万個。それより少ない場合には体外受精や顕微授精を考えてみましょう。また、精子濃度が薄い「乏精子症」や、精液検査で精子が見つからない状態の「無精子症」、精子の運動率が低い「精子無力症」の場合にも体外受精や顕微授精を検討します。

子宮内膜症がある

62〜63ページで解説した子宮内膜症は20〜40代に多く、子宮内膜症患者のおよそ50%が妊娠しづらいといわれています。子宮内膜症を発症し、状態が芳しくない場合は、早めに治療を行うとよいでしょう。

抗精子抗体が陽性

抗精子抗体は、精子を敵だと判断し、攻撃してしまう抗体のこと。陽性だと、自然妊娠が難しくなります。男性では精子が動きを止めてしまうこともあり、女性では精子が卵子と受精する通り道に存在するため、精子が卵子に出会えません。しかし、体外受精や顕微授精なら抗体の影響を受けず、妊娠が望めます。

ピロリ菌抗体がある

ピロリ菌抗体があると、女性の体内に入った精子の動きが阻害され、卵子と出会っても受精しにくくなることがわかっています。もし、ピロリ菌抗体が確認されれば、1週間ほどの治療をします。治療後にフーナーテストを行ってもまだ不良の場合には、精子が卵子にたどり着けない可能性があるため、体外受精や顕微授精を検討しましょう。

PCOS(多嚢胞性卵巣症候群)

60〜61ページで紹介したPCOSは、根本的な原因がわかっておらず、排卵がしづらいため不妊の原因となります。卵子を包み込んでくれている膜「卵胞」が卵巣に多く残っているのが特徴です。正常な排卵を促すため排卵誘発剤を使用しますが、それでも排卵がない場合には体外受精を検討します。

卵管が詰まっている

妊娠は、卵管の先で卵子と精子が出会い、子宮で着床する状態です。そもそも卵子と精子が出会えなければ妊娠しませんので、精子の通り道の卵管に問題がないか調べる検査をします。卵管が詰まっていれば、卵管を通す手術(FT)を行うか、体外受精を検討しましょう。

体外受精の治療手順

詳しくはPart4で解説しています。

1 検査後、卵子を育て成熟させる

月経周期にあわせてホルモン値を調べるための血液検査など、体外受精に必要な検査をします。体外受精では卵子をとり出すので、とり出す前に卵子を育てる過程が必要になります。卵子を育てる方法には大きく2つあり、自然に育てる方法と薬剤を使って卵胞に刺激を与えて育てる方法があります。それぞれ、費用や採卵できる卵子の数、副作用が異なるので主治医と相談しましょう。

2 採精&採卵

体外受精に必要な精子と卵子をそれぞれとり出します。卵子は排卵のおよそ36時間前にトリガーを実施してとり出します。採精は、1～3日間ほど禁欲したのち、渡された容器に自宅で精液を入れて採卵当日に病院へもち込むか、病院で採精します。

3 受精させ、培養して育てる

受精には、体外受精と顕微授精の2つの方法があります。精子の状態によって、体外受精のみ、顕微授精のみ、または採卵した卵子の半分を体外受精、もう半分を顕微授精で受精させるというスプリット法を行う場合があります。細胞分裂した受精卵を「胚」と呼びますが、その胚を数日間育てます。

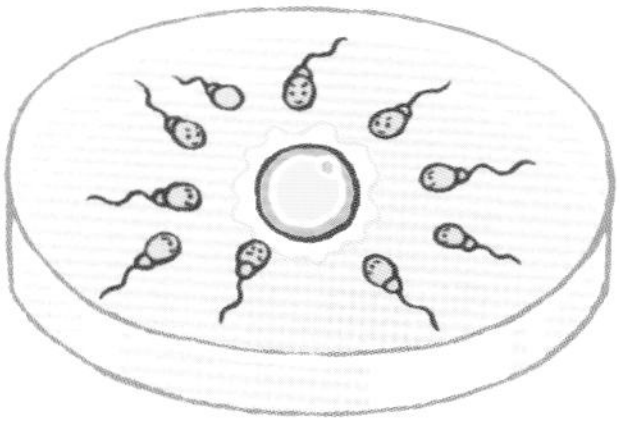

体外受精

採卵した卵子に、とり出した精子をふりかけて自然に受精させる方法。

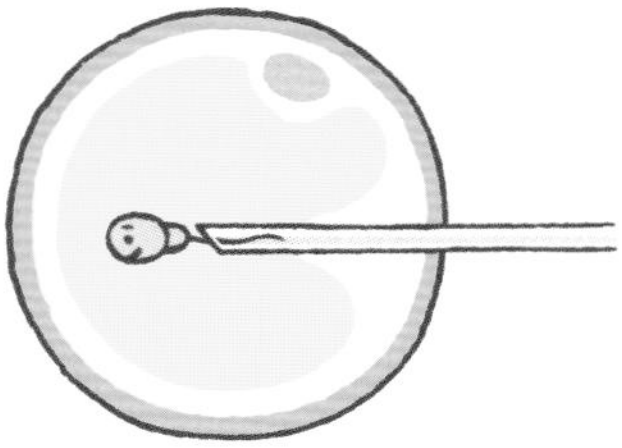

顕微授精

正常な精子をとり出し、針で卵子に直接注入し、受精させる方法。

4 受精卵を子宮へ戻す

育てた1つの胚を着床しやすい時期の子宮に戻します。子宮へ戻す胚は、新鮮胚を使う方法と、凍結して溶かした胚の凍結融解胚を使う方法があります。新鮮胚を子宮に戻すには、採卵した月経周期の間に行います。一方で、凍結融解胚は別の周期で溶かしてから子宮へ戻します。

5 着床、妊娠判定

胚を子宮へ戻してから、約2週間前後で血液検査を行います。血中hCGというホルモン値が高くなっていれば妊娠判定陽性です。

体外受精の前に受ける検査

女性

すでに一通りの検査を受けている場合でも、時間が経過していたら再度検査をしましょう。

一度受けていても時間がたっていたら再度チェックを

不妊治療では、血液検査や超音波検査、感染症の検査などあらゆる検査をします。しかし、卵子の数は年齢を重ねるたびに減り、体の状態は変わってきます。初めに検査したときと比べて、今はどうなっているのかを知ることは、不妊治療を行ううえで大切です。

一般不妊治療でなかなか授からない場合は、体外受精や顕微授精を検討する夫婦もいるでしょう。卵管が詰まっている場合や精子の運動率が低いなどの不妊原因を抱えていても、体外受精や顕微授精では妊活が続けられます。

そこで体外受精や顕微授精を受ける前にどんな検査をしておいたほうがいいのか、確認しておきましょう。

女性が受けておくべき検査

ホルモン検査

血液検査でわかるホルモンの状態

排卵に深く関わっているホルモンを調べるのが血液検査によるホルモン検査です。卵子を育てる卵胞刺激ホルモン、卵子を迎えるエストロゲン、排卵の合図をする黄体形成ホルモン、乳腺を発達させるプロラクチンのホルモンがどのくらいあるのかを月経中に調べます。卵巣の状態を知るために、卵子の数を調べるAMHの値もチェックしておきましょう。

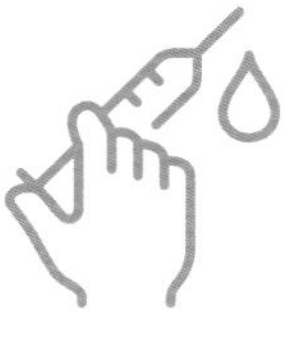

検査でわかること

- □ AMHの値（卵巣予備能の把握）
- □ 卵巣機能の低下（排卵障害）
- □ PCOS（多嚢胞性卵巣症候群）
- □ 高プロラクチン血症
- □ 甲状腺機能異常 など

超音波検査

卵巣と子宮に異常がないかを調べる

排卵時期に超音波検査をしましょう。卵子を包んでいる卵胞の状態はどうなっているのか、子宮筋腫や子宮内膜ポリープ、卵巣嚢腫がないかもしっかりと診てもらいましょう。また、子宮の形が奇形ではないかも確認します。「黄体期」と呼ばれる排卵から１週間前後の期間にも超音波検査をします。この時期には、子宮内膜が着床にふさわしい状態になっているかを調べます。

検査でわかること

- □ 卵胞の成長具合
- □ 排卵日の予測
- □ 子宮内膜の厚さ
- □ 排卵の有無
- □ 子宮筋腫や子宮内膜症、卵巣嚢腫の有無 など

子宮卵管造影検査

卵管や子宮を調べる検査

卵管とは、精子と卵子の通り道で、その通り道が詰まっていれば卵子と精子が出会えず受精ができないので、不妊の原因になります。子宮卵管造影検査の方法は、子宮内に細い管で造影剤を入れて卵管の状態を調べます。子宮にバルーンという器具を入れるため生理痛のような痛みを伴いますが、耐えられないほどの痛みではなく、検査後は妊娠率が高くなります。月経の終わりから排卵までの期間にできる検査です。

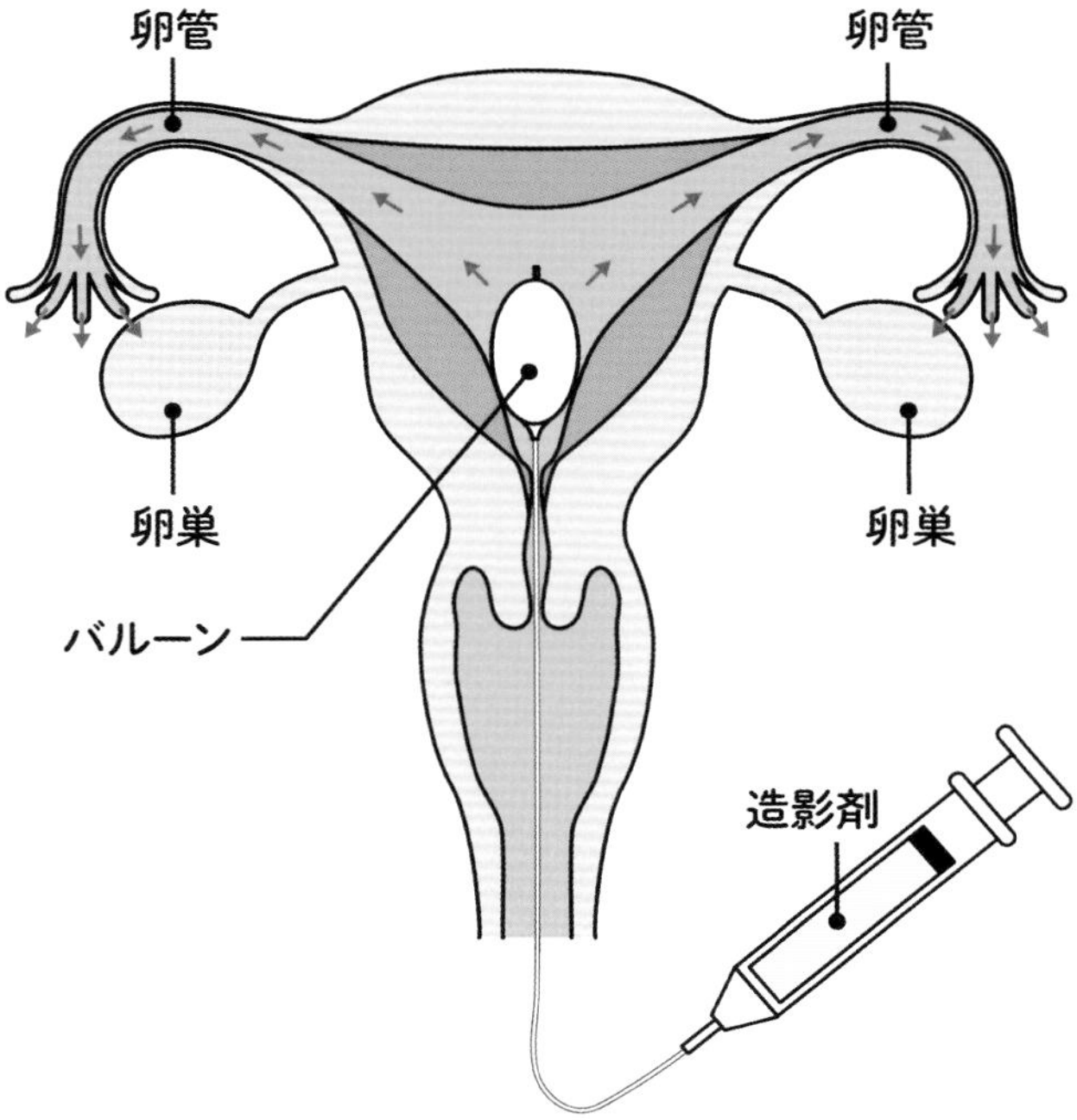

検査でわかること

- □ 卵管の狭さや詰まり、卵管出口の癒着の有無
- □ 子宮の形の異常（子宮奇形）
- □ 子宮内腔の癒着　など

子宮形態に異常があったら……

子宮形成術

子宮の形態異常（→P.135）は、流産を引き起こす原因になりうるので、手術が必要です。中でも、子宮の真ん中に壁ができる「中隔子宮」は、不育症の方にしばしば見られます。子宮奇形が判明したら、手術用の子宮鏡（カメラと電気メス）を入れて、中隔を切除します。日帰りまたは1泊する場合もあります。

通過障害があったら……

FTもしくは腹腔鏡検査

子宮卵管造影検査により、卵管が詰まっていたり狭くなっていたりしたら、卵管を通す手術の「卵管鏡下卵管形成術（FT）」を行います。FTの手術時間は30分ほどで、子宮から細い管を入れて卵管にバルーンという管を伸ばし、拡張します。腹腔鏡検査では下腹部を少し切ったところから内視鏡を入れ、卵管の状態を確認しつつ、治療ができます。

クラミジア検査

自覚症状がほぼないクラミジア

クラミジアは性感染症の一種で、感染すると卵管の癒着やつまりを引き起こし、不妊の原因となります。おりものが増える、排尿時に痛みが出るといった症状が出ます。また、妊婦が感染して出産すると、赤ちゃんが肺炎になり、命に関わることもあるので、妊娠前から検査しておきましょう。

風疹抗体検査

妊娠後のためにもかならず夫婦で検査しておこう

風疹は風疹ウイルスによって引き起こされる感染症で、咳やくしゃみで感染し、自覚症状がほとんどありません。妊娠初期の女性が風疹に感染すると、赤ちゃんが難聴や白内障、先天性心疾患などの疾患をもって生まれてくる可能性が高くなるので、感染には注意が必要です。夫婦で検査をし、抗体が低い場合にはワクチンを接種しましょう。

子宮鏡検査

子宮の中を調べる検査

子宮筋腫や子宮内膜ポリープ、子宮の癒着などの異変がないかを調べるために、生理食塩水を流しながら細いカメラを子宮に入れて内部を調べます。検査に痛みはないものの子宮の状態によっては、検査後に出血する場合があります。検査は数分で終わりますが、検査を受けた日は入浴ができません。

体外受精の前に受ける検査 男性

男性の基本検査は精液検査ですが、検査の結果により超音波検査などを行います。

精液検査とフーナーテスト

ＷＨＯの調査によると男性不妊は不妊の原因の約半数(↓P.34)。女性と比べると、検査の数は少ないものの、不妊治療は夫婦で取り組むものだからこそ男性側も検査をしっかり受けましょう。

男性不妊の主な原因には「造精機能障害」「性機能障害」「精路通過障害」の３つがあります(↓P.59)。検査を受けることで、具体的な原因をつきとめることができ、より的確な治療法について探っていくことができます。治療法を選択する際に遠回りしないためにも、きちんと検査しておきましょう。

男性不妊の検査は、精液検査とフーナーテストがあります。「精液検査」は、精液を調べる検査で、2～7日間性交・マスターベーションを控えたのち病院から渡される容器に精液を入れて病院へ提出します。「フーナーテスト」は、性交渉後12時間以内に子宮の入り口の粘液を調べて精子の状態を確認します。４００倍に拡大して元気に動いている精子がすべての視野に1つ以上確認できれば、妊娠の可能性があると判断できます。精子の状態で体外受精が難しい場合は、顕微授精を検討します。

フーナーテスト(性交後検査)

男性不妊の原因の大半を占めるのが、精子のトラブルです。精子の状態を見るのに精液検査は欠かせませんが、心理的ハードルが高い場合もあります。その場合は、まずは性交後の精子の状態を調べるフーナーテスト(性交後検査)から始めてみましょう。
排卵期に性交した数時間後から翌日に、子宮の入り口から頸管粘液を採取し、できるだけその日のうちに病院に届けます。検査では、頸管粘液の中で泳いでいる精子の状態を調べます。頸管粘液の状態がよければ、性交の数日後まで精子を確認することができます。

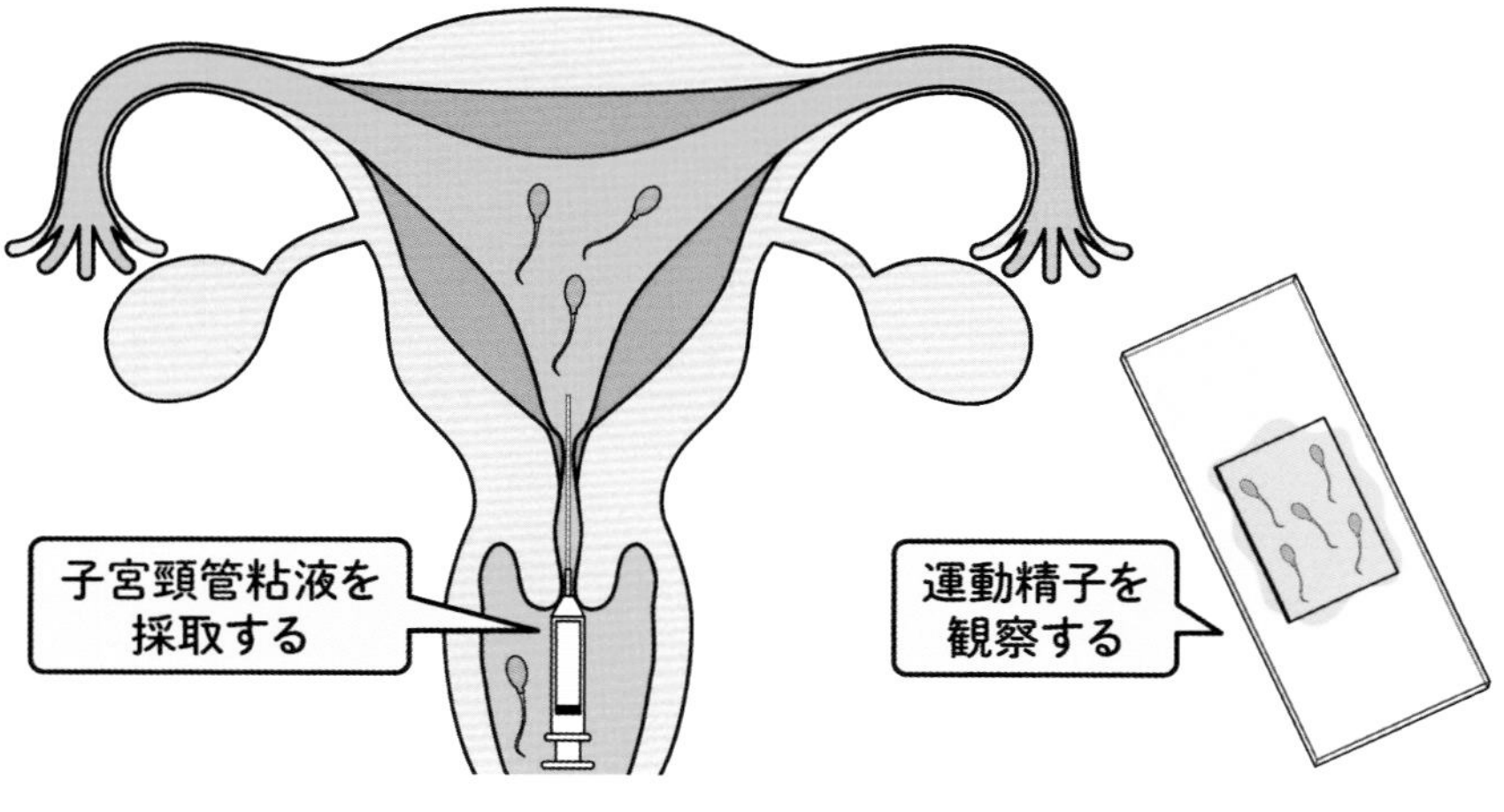

男性の検査手順

1 問診票に記入

病院の受付に行くと、問診票が渡されます。内容は、病歴などのほか性欲や性交渉などプライベートなことが多いですが、現状を医師に伝えるためにきちんと回答しましょう。

問診で聞かれること

- □ 1カ月の性交回数
- □ 射精の状態はどうですか?
- □ 勃起の状態は?
- □ 性欲はありますか?
- □ おたふく風邪にかかったことは?
- □ タバコは吸いますか?
- □ 手術歴や薬について　など

2 問診

待合室で待機後、診察室へ案内され、医師の診察が始まります。回答した問診票に沿って、いろいろと聞かれますが、恥ずかしがらないで、もし、問診以外で気になることがあれば相談してみましょう。

検査キットで精子の状態をチェックすることも

最近はアプリや検査キットを使って、精子の状態をセルフチェックする人も増えています。セルフチェックの方法はいくつかあり、自分のスマホでチェックできるタイプのものや、自宅で採取した精液を郵送して検査するタイプもあります。

3 精液検査

病院で渡される専用の容器に、採精室で精液をとります。採精室には、リラックスできるようなイスがありDVDやヘッドホンが置いてあることが多いです。精液の採取は自宅でも可能です。事前に病院で容器をもらい、自宅で精液を容器に入れて持参します。検査当日の朝に採取し、温めたり冷やしたりせず、人肌を保って、2～3時間以内に持参します。

4 精液検査の結果を聞く

精液検査では、精液の量、精子の総数、精子の濃度、精子の運動率、精子の奇形率などを調べます。もし、異常があれば治療をしますが、精子濃度によって不妊治療が異なり、濃度が高い場合にはタイミング法を試し、濃度が低い場合には顕微授精を検討します。

5 触診・超音波検査

精子の状態がよくない場合、男性泌尿器外来で触診・超音波検査を行います。触診では精巣の大きさや外陰部を見たり、超音波検査では精巣に腫瘍がないか、精索静脈瘤がないかを調べます。

6 精子機能検査（精子DNA損傷検査）

精子が元気よく動いていたり、奇形がなかったり見た目で異常がない場合、精子のＤＮＡを調べることで実際はどのくらいダメージを受けている精子なのかがわかります。この検査により、損傷率がわかり、程度によって体外受精や顕微授精の際の精子調整法を選択する判断材料になります。

不妊＆不妊治療の気がかりQ&A

Q ストレスが精子の質に影響するってホント？

A 酸化ストレスにより精子の質が低下します

ストレスの中でも酸化ストレスが、精子の質に関係していることがわかっています。人が呼吸すると酸素が取り込まれ、酸素が何かの原因で活性化してしまうことを「酸化ストレス」と呼びます。酸化ストレスは精子の頭部のDNAを破壊するため、精子の質に大きく関わります。紫外線やたばこ、肥満なども酸化ストレスの要因です。精子の質を高めるためにも、生活習慣の見直しから始めましょう。

Q おたふく風邪になると精子が危ないってホント？

A 成人になってからのおたふく風邪は要注意

思春期以降におたふく風邪にかかると、精巣炎を起こすことがあります。精巣炎により睾丸が萎縮した場合、精子をつくる働き（造精機能）が低下したり、無精子症になることもあります。その場合には顕微授精を検討し、早めに精子凍結（→P.47）を検討しましょう。

Q 精子を元気にする食べ物ってあるの？

A リコピンが豊富に含まれているトマトがおすすめ

精巣にはリコピンが多く含まれていて、トマトの摂取は造精機能に好影響を及ぼすと期待されています。ほかにもセレン、ビタミンEが含まれている食べ物も精子を元気にします。セレンは長ねぎや玉ねぎ、ビタミンEはアーモンドやうなぎに多く含まれています。セレンやビタミンEは抗酸化作用があるため、酸化ストレスの解消が期待できます。食事かサプリメントでとり入れやすいものから始めてみましょう。

Q ビタミンDの不足は不妊につながる？

A ビタミンDは生殖ホルモン分泌に関与します

卵子の数を表すAMHとビタミンDの関係を示す論文はいくつもあり、ビタミンDが不足するとAMHの数値が低下することがわかっています。体内のビタミンDの濃度が高い人は、体外受精の妊娠率が高くなるという報告もあります。男性ではビタミンDの不足が造精機能障害を引き起こすことも知られています。

Q 妊娠前に受ける「ブライダルチェック」って何？

A 子どもが欲しいと思ったら、まずは夫婦で受けてみて

ブライダルチェックは、不妊の検査とは違い、自分の体は妊娠の準備ができているかどうかを確認する検査で、妊娠に際して異常がないか、感染症がないかなどを調べます。検査の内容は病院によってさまざまですが、内診・超音波検査・血液検査・おりもの検査などを行います。

Q AMH値が低いと卵子の質も低い？

A AMHの値と卵子の質は関係ありません

AMH値は卵巣に残っている卵子の数の目安です。女性が一生のうちに排卵する卵子の数は、出生時にほぼ決まっていて、排卵するたびに数は少なくなります。AMH値は検査の時点で卵巣内に残っている卵子の数を示しており、年齢が上がれば数は少なくなりますが、若くてもAMH値が低い場合は閉経が早いことが予想されます。一方、卵子の質は年齢とともに低下するのも事実で、AMH値が同じでも高齢であるほど妊娠率は下がる傾向にあります。

Q 子宮筋腫や子宮内膜ポリープの手術と妊娠の関係は？

A 手術をしたほうが妊娠率はアップします

子宮筋腫とは子宮の壁にできた良性の腫瘍のことで、腫瘍ができる場所によっては不妊になったり流産や早産を引き起こす原因になったりします。腫瘍が小さいときには手術は必要ありません。しかし、急激に大きくなる場合には切除したほうが妊娠率は高まります。子宮内膜ポリープも多くは良性ですが、やわらかくて傷つきやすいので、切除したほうが妊娠率が高くなるといわれています。主治医に相談してみましょう。

Q 性病と不妊って関係ある？

A クラミジア感染は卵管閉塞の原因に

クラミジア(↓P. 57)は、性感染症の一つで症状がないことが多く、検査をしてみたら陽性だったというケースが多い病気です。

クラミジアに感染しそのままにしておくと、子宮付属器炎や骨盤腹膜炎などを起こし、やがて卵管閉塞に発展して、不妊症を引き起こすので注意が必要です。自覚症状がないからこそ検査が大切です。パートナーも一緒に検査しましょう。

不妊&不妊治療の気がかりQ&A

先輩たちの妊活体験記②

「不妊治療でずっと見過ごされていた筋腫を治療できたのは奇跡でした」

M・Tさん（43歳）●卵管・子宮トラブル

幼児教室講師。34歳から不妊治療を始める。卵管閉塞、子宮内膜ポリープ、子宮筋腫とトラブルが多発。2回の転院を経て、妊娠・出産に至る。

トラブル続きだった不妊治療

もともと、20歳前後から生理痛がすごく重かったんです。医師からも、子宮内膜症の一歩手前と言われていましたが、手術するほどではなく、ロキソニンを飲めば我慢できたので、そのままにしていました。29歳で結婚しましたが、子どもがなかなか授からず、34歳のときに、近所の不妊治療専門病院に行きました。そこで卵管造影検査をしたら、卵管の片方が通ってないからと、最初から体外受精を進められました。でもなるべく自然妊娠したくて、半年ぐらいはタイミング法で妊活していたんです。

その後、人工授精にステップアップしましたが、今度は夫がなかなか精液検査テストを受けてくれませんでした。「なんで俺が」という気持ちがあったようです。やっと受けてもらったら精子の運動率が悪くて「これじゃできないね」と言われてしまいました。そこからは夫も漢方を飲んで協力してくれるようになったのですが、最初から夫婦ともにトラブル続きでした。

注射で具合が悪くなり治療が怖くなった

35歳のとき、人工授精で成功率が高いという病院に移りました。そのエコー検査で、子宮内膜ポリープが見つかったんです。手術自体は、麻酔で寝ている間に終わったので楽でしたし、これで妊娠しやすい体になったかなと期待もしました。そしていよいよ体外受精に挑んだんです。

ところが、初めにするホルモン注射が体にあわなかったのか、注射後に立っていられないほどだるくなり、一時的に手が動かなくなったりして、治療を進めるのが怖くなりました。そのときは注射がすごく痛かったのですが、妊娠率が随一という別の不妊治療病院では痛くないと聞いて、そこに転院しました。

転院と同時に、友人に紹介された鍼灸

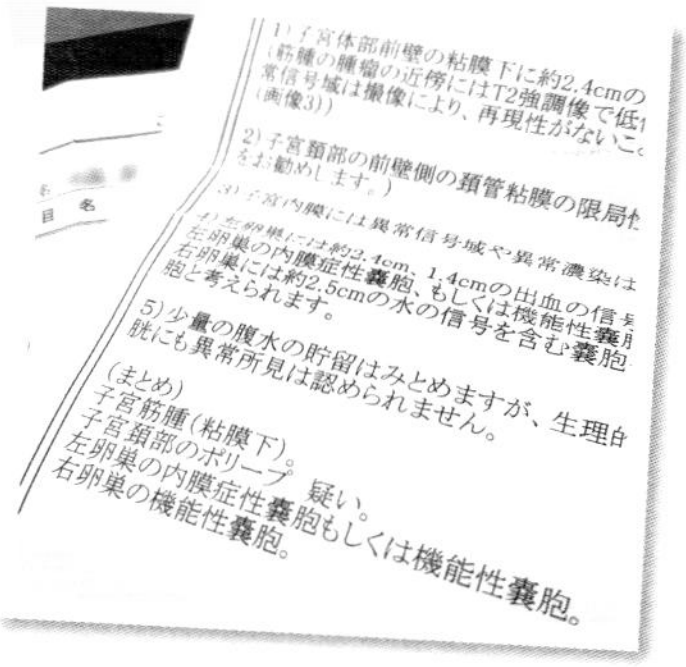

思わぬ検査結果の連続で、途中で自分の血液がRHマイナスだとわかり、いろいろな不安がありました。

院にも通い始めました。実際に体を触って「こんなに硬いんじゃ無理だよ。血液の通りが悪いね」と言われ、続けていくうちにだんだん痛みが和らいで、体が温まっている感じが実感できました。よくなっている、期待がもてるという感じが自分の中に出てきたことは希望でした。

【妊活ヒストリー】

29歳 結婚

34歳 妊活開始・卵管造影で異常 ← 人工授精

35歳 転院・人工授精・体外受精 ← 子宮内膜ポリープ切除

36歳 転院・鍼灸院通院

39歳 子宮筋腫摘出術 妊娠・出産

子宮筋腫まで見つかり奇跡だった妊娠

しばらくして、ポリープの手術をした病院が漢方の処方もしてくれると聞いて行ったことがありました。「ついでに術後の様子も見てみましょう」と内診してもらったら、なんと子宮筋腫が見つかったんです。今度の手術は6泊7日の入院。3cmのピンポン玉ぐらいのものが、とりにくい場所にあったので、腹腔鏡だけでは難しく、3cm開腹しました。「チョコレート嚢胞もあったから一緒にとっておいたよ。これじゃ妊娠しないね」と言われました。しかも術後が痛くてつらかったです。術後すぐ歩かないと、そこが癒着してしまうと言われ、看護師さんにつかまって泣きながら歩いてました。

切ったところがくっつくまで半年ぐらい不妊治療はお休みしないといけないのですが、それまで病院に通うこともストレスだったし、常に次にかける思いをもち続けながらの毎日だったので逆に気が楽に過ごせました。治療を再開して2回目の体外受精で、採卵の評価にはじめてA判定が出たんですよ。その卵子で妊娠し、出産に至りました。卵子を子宮に戻したときの血液の値も悪くて、その値でその後育った人はいないと言われたのに、無事に育って生まれてくれて本当にうれしかったです。子どもを産んでから、また卵巣嚢腫も見つかって、定期的に見てもらっています。本当にあのとき子どもを産めたのは奇跡でした。手術するのも勇気がいったけれど、結果的には踏み切ってよかったと思っています。

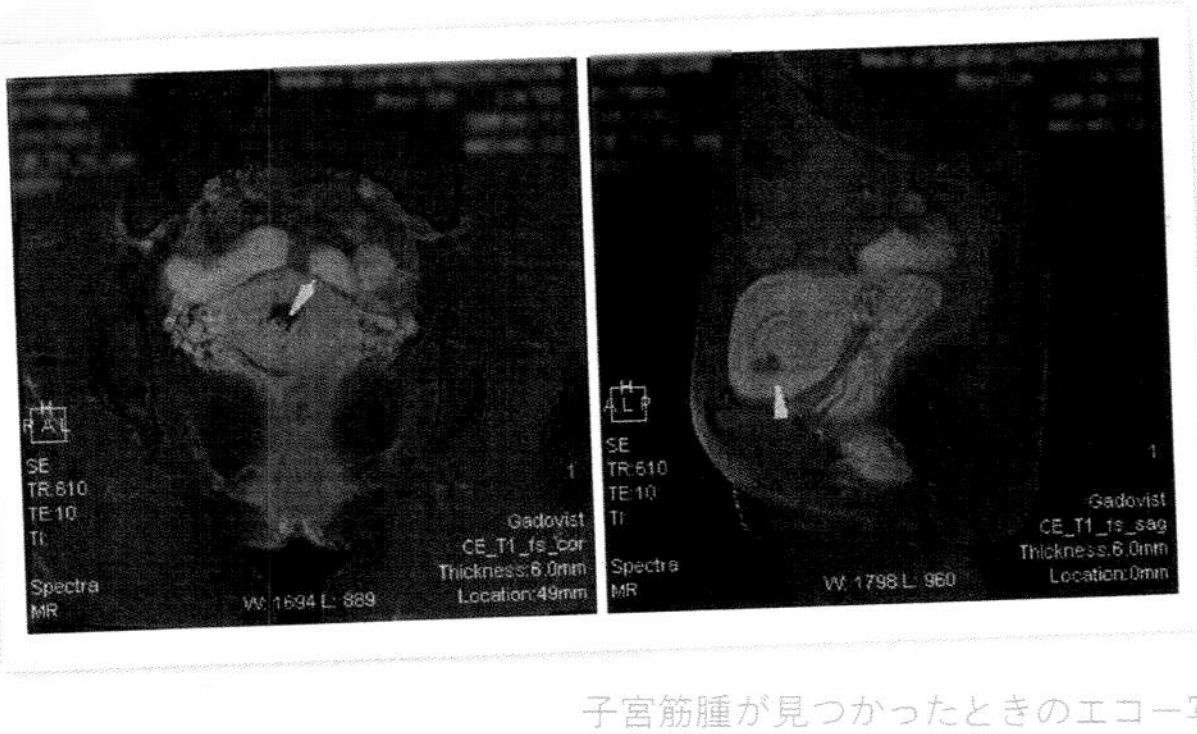

子宮筋腫が見つかったときのエコー写真。毎回治療に通っている病院では指摘されなかったのが不思議でした。

先輩たちの妊活体験記②

「男性にとっては受け入れがたい現実。女性の通院も大変なのでお互いのフォローを」

Y・Yさん夫妻（夫39歳・妻37歳）●男性不妊

社内結婚をして、現在夫は会社員、妻はフリーランス。男性不妊が判明し、不妊治療を始める。良好な精子が少なく体外受精へ。体外受精2回目で妊娠・出産。

今回は奥様へのインタビューを掲載します

気軽に受けた検査で精子の問題が判明

夫とは同じ会社に勤めていて、2人とも異動で出向先にいたときに知りあって結婚しました。すぐに子どもが欲しいと思っていなかったのですが、あるとき、産婦人科で妊娠に関する検査ができると聞いて、いまの体の状態を調べておくのも悪くないと思い、夫婦で気軽な気持ちで受けたんです。そこで思いがけず、夫の精子の運動量などが基準値よりだいぶ低いことがわかり、自然妊娠は無理と言われました。

一年後、子どもをつくろうという話になったときにすぐ、不妊治療専門の病院に行きました。そこでまず人工授精を2回しましたが、やはり良好な精子が少なく、一気にステップアップしたほうがいいと、体外受精に移ることにしました。

通院に苦しむ妻と自分を否定される夫

夫が治療で指導されたことは、採卵にあわせて毎日錠剤などを服用するほか、あまりストレスをかけないとか、食べ物に気をつけるといったことでした。休日は病院で検査の直前に採精できることもありましたが、平日の場合は、朝採精したものを私がもっていきました。

通院は女性側のほうが大変で、多いときは週に3回、仕事を休んで病院に検査や注射を受けに行かなければなりませんでした。自然妊娠と違って体外受精は、女性側の環境づくりのための通院が多いのです。私が住んでいる地域は、不妊治療で有名な病院が2つしかなく、家から1時間ぐらいかかるところで、予約もなかなか取れませんでした。会社も重要なポジションにいながら休んで、泣いて、治療していた1年はずっとイライラしてましたね。

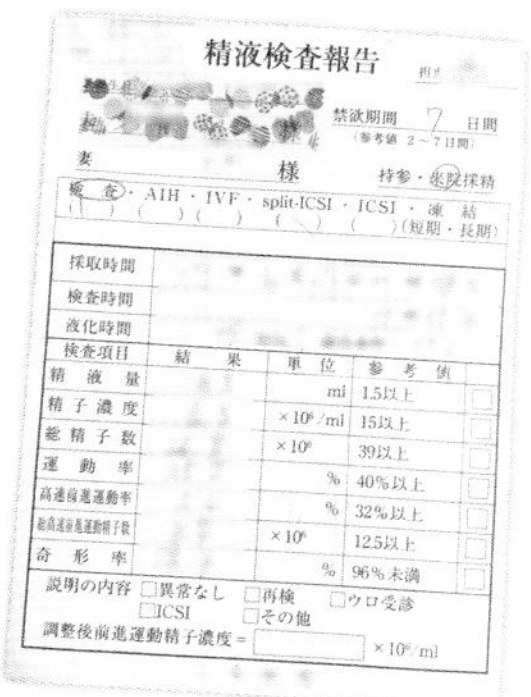

精液検査報告

禁欲期間 7 日間（参考値 2～7日間）

妻　　　　様　　持参・来院採精

検査・AIH・IVF・split-ICSI・ICSI・凍結

採取時間			
検査時間			
液化時間			
検査項目	結果	単位	参考値
精液量		ml	1.5以上
精子濃度		×10⁶/ml	15以上
総精子数		×10⁶	39以上
運動率		%	40%以上
高速前進運動率		%	32%以上
総高速前進運動精子数		×10⁶	12.5以上
奇形率		%	96%未満

説明の内容 □異常なし □再検 □ウロ受診 □ICSI □その他

調整後前進運動精子濃度＝　　　×10⁶/ml

初めの検査で、精子数も運動率も基準値以下だった精液検査。夫にはショックが大きかったよう。

体外受精は子づくりへの希望

実は不妊治療を始めたときから、セックスレスになりました。もう子宮にかかわること自体が苦痛だったんです。病院の先生は、体外受精を休んでいるときはタイミング法を毎回すすめてくるのですが、それが嫌で仕方ありませんでした。でも、体外受精があることで、セックスレスでも男性不妊でも、子どもをもつことができるというのは希望だと思っています。

ただ男性不妊というのは、やっぱり男性にとって、相当きついことなのだと思います。初めての精子検査で夫が家に帰ってきたときのことは、いまでも鮮明に覚えています。「自分の精子はダメみたいだ……」と言って落ち込んでいました。精子の濃度や運動率の数値表を見せられ、自分と基準値との違いを見せつけられるんです。それまで病気1つしない健康体だったのに。

また通っていた病院の先生が、はっきりものを言う先生で、顕微鏡で夫の精子を見ながら、「これもダメ、これもダメ、いいやつがないんだよ」と×をつけていくんです。こんなふうにみんなの前で否定されて、かなり屈辱的ですよね。自分だったら傷つくだろうなというシーンが3回はあったと思います。

プライドが高い男性は、検査すらしてくれないと聞きます。自分の生殖機能がダメだったという恥じらいから、誰にも知られたくないという思いは強いと思います。ただ、女性側は会社を休むので、不妊治療を隠すことができません。たいていは女性に問題があるんだろうと思われて、同じ職場で上司に頭を下げる場面も多くなるので、やっぱり夫にフォローしてほしかったなと思いますね。

体外受精の2回目の移植で妊娠がわかったときは、嬉しいよりもなんだかほっとしました。夫は自分の精子でもうまくできたんだという肯定された気持ちがやっともてて、しみじみ「親になるんだ」と感じていたように思います。

【妊活ヒストリー】

- 夫31歳 妻29歳　会社の出向先で知りあい、結婚
- 夫34歳 妻32歳　夫婦で妊娠に関する検査（男性不妊判明）
- 夫35歳 妻33歳　不妊治療開始 人工授精2回・体外受精2回 妊娠
- 夫36歳 妻34歳　出産
- 夫37歳 妻35歳　第2子の不妊治療開始

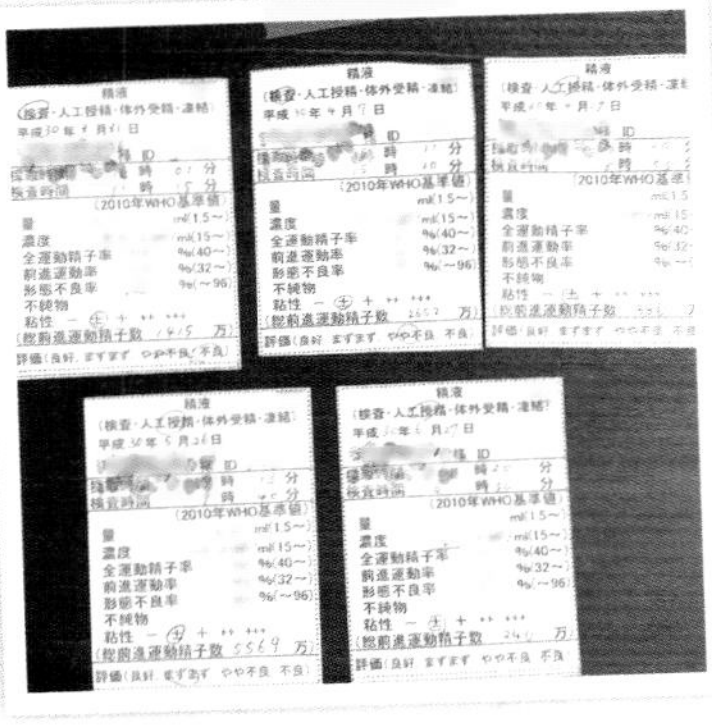

毎回精子に「不良」「やや不良」などの評価がつきます。成績をつけられるというのは精神的につらいことです。

COLUMN

2人目がなかなか授からない場合も不妊？

夫婦ともに年齢が上がると妊娠しづらくなる

1人目は欲しいと思ったらすぐに妊娠したのに、2人目がなかなか授からない。「自然妊娠し、出産できたのだから夫婦の生殖機能に異常はないはずなのになぜ？」と思う夫婦は少なくありません。そして、1人目の育児に追われているうちに、ついつい不妊外来の受診が遅れてしまいがちなのが、2人目不妊です。

2人目不妊の定義は、「1人目の産後の授乳期間を終えてから、1年以上妊娠しない状態」とされています。一度妊娠・出産をしているという経験から、「そのうちにできるだろう」とのんびり構えていると、月日はどんどん過ぎていきます。卵子は女性の年齢とともに数が減り、老化していきます。こうした卵巣機能の低下に加え、1人目のときにはなかった子宮や卵巣に病変が起きていることもあります。また、1人目を帝王切開で出産した場合、腹腔内の癒着や帝王切開瘢痕症候群などが起こり、妊娠しづらくなるリスクも。問題は女性側だけではありません。男性の精子の産生能力が低下していることも考えられます。こうした理由から、1人目よりも2人目のほうが授かりにくい場合があります。

晩婚化などの影響で、第一子の出産平均年齢が女性は30歳を過ぎ、第二子以降も晩産化が進んでいます。35歳を過ぎると、女性の妊娠率は低下し、それに反比例するように流産率が上がります。2人目を希望する場合は、1人目を出産したあと、できるだけ期間を空けずに、不妊外来を受診するほうがいいでしょう。

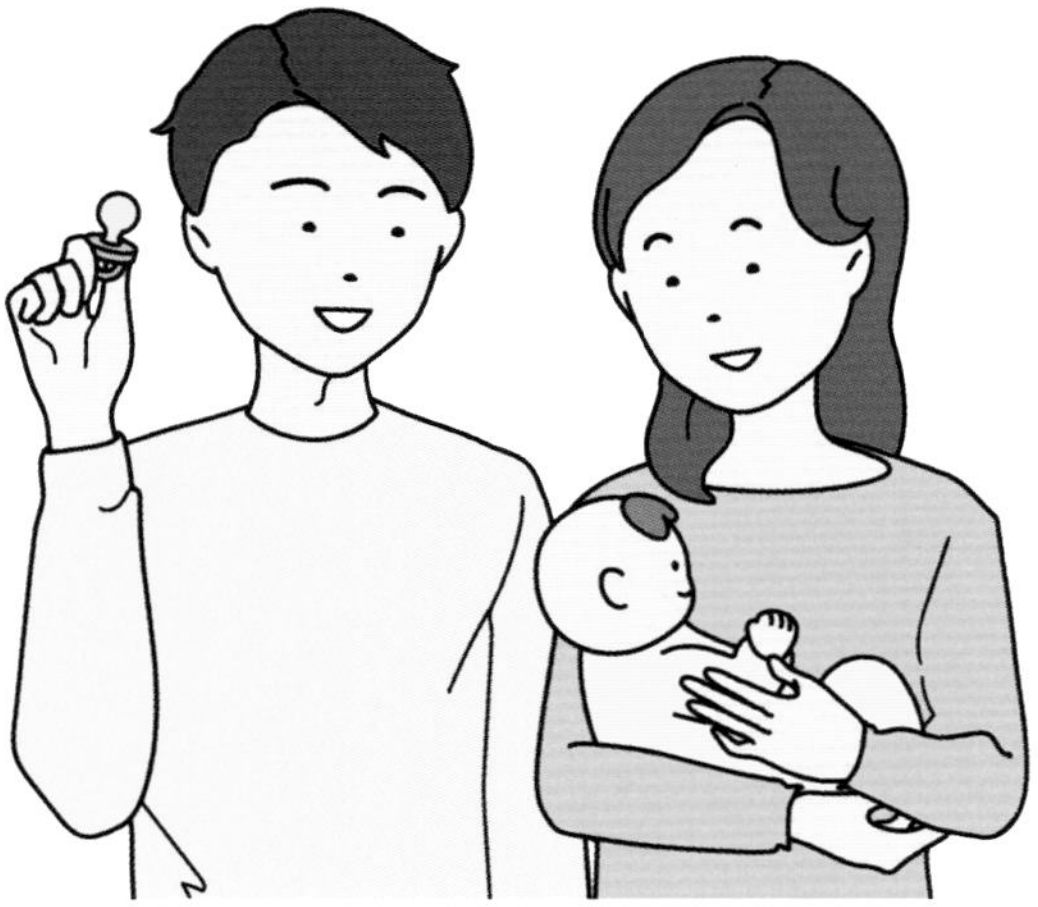

前回の出産が不妊につながるケースも

帝王切開をしたときの子宮の傷あとに経血がたまり、月経再開後も微量の経血が続くことを「帝王切開瘢痕症候群」といいます。経血や頸管粘液が子宮にたまり、妊娠がしづらくなることも。また、前回の出産で胎盤が剝がれにくい「癒着胎盤」だった場合も、子宮内膜が薄くなって着床しづらくなっている可能性があります。前回の出産で気になることがあったら、あらかじめ医師に伝えておきましょう。

Part 4

体外受精の採卵と移植

「体外受精・顕微授精」と聞くと、身構えてしまったり、
不安に感じたりしてしまう人も多いでしょう。
少しでも心配を減らすために、体外受精・顕微授精とはどのような方法なのか
しっかり学んでいきましょう。

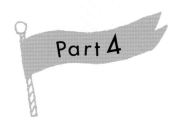

卵巣刺激の基礎知識

体外受精のはじめの一歩である「卵巣刺激」でできるだけ多くの卵子を採取し、妊娠する確率を高めます。

まず知っておきたい 排卵とホルモンの関係

体外受精でまず行うのが「卵巣刺激」です。卵巣刺激とは、複数の卵子を得るために薬でホルモンを調整し、排卵を誘発・抑制・促進すること。排卵にはホルモンの働きが不可欠なのです（下図参照）。

まず、視床下部からＧｎＲＨ（ゴナドトロピン❶放出ホルモン）が分泌されます。すると下垂体はＦＳＨ（卵胞刺激ホルモン）を分泌して卵胞を刺激。卵胞は発育し始めてエストロゲン（卵胞ホルモン）を分泌し、子宮内膜が厚くなります。卵胞が成熟すると、下垂体からＬＨ（黄体化ホルモン）が大量に分泌される「ＬＨサージ❷」が起こり、排卵します。排卵後、卵胞は黄体となってエストロゲンとプロゲステロン（黄体ホルモン）を分泌。子宮内膜が厚くなり、受精卵が着床しやすい環境が整います（子宮内膜の脱落膜化）。

排卵を促すホルモンの働き

※ⓐ〜ⓔが分泌されるホルモン

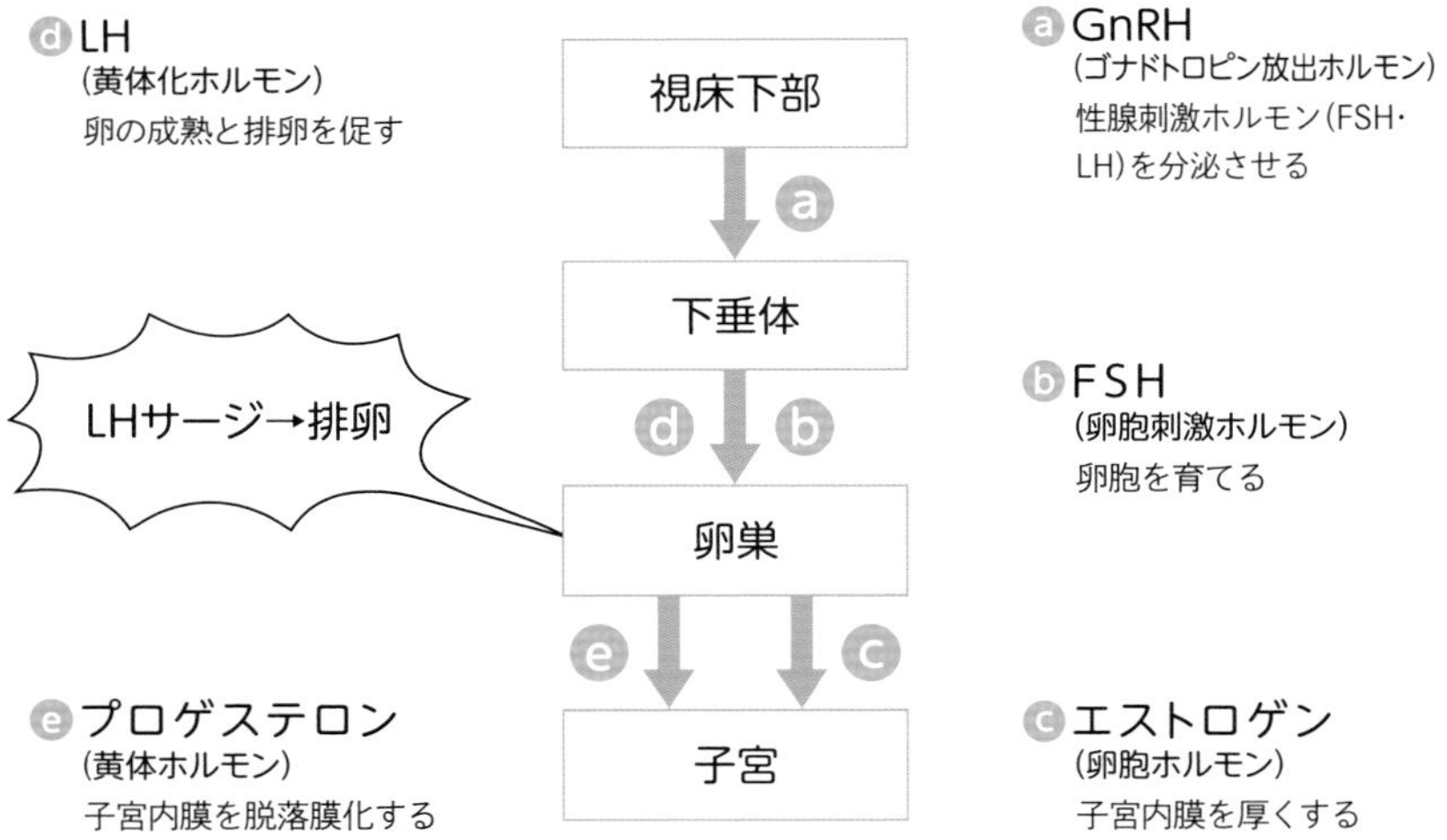

WORD解説

❶ **ゴナドトロピン**
性腺刺激ホルモン。ＦＳＨ（卵胞刺激ホルモン）とＬＨ（黄体化ホルモン）の２つを指す。従ってゴナドトロピン放出ホルモンとは、ＦＳＨとＬＨを分泌させるホルモンのこと。

❷ **ＬＨサージ**
下垂体から一気に大量のＬＨが分泌される現象。その約36時間後に排卵が起こる。

❸ **ＡＭＨ（抗ミューラー管ホルモン）**
発育過程にある卵胞から分泌されるホルモン。卵巣内にどのくらい卵子が残っているかを知る目安になる。

❹ **トリガー**
本来の意味は「銃の引き金」。卵巣刺激においては、排卵を起こす引き金となる薬剤のこと。ＬＨサージと同じ作用で、卵子を排卵前の状態まで成熟させる。

卵巣刺激で複数の卵胞を育てる

卵巣刺激は体外受精の最初のステップ。薬剤を用いてホルモンを補充し、複数の卵胞を育てます。

卵巣刺激を行う理由

自然妊娠では、数ある卵胞の中から1つの卵胞のみが成熟して排卵します。しかし卵子は、必ずしもすべてがうまく受精し、成長できるとは限りません。そこで体外受精では卵巣刺激を行い、なるべく多くの卵胞を育てることで妊娠率を高めるのです。

卵巣刺激によって得られる卵子の数は年齢やAMH❸値など、個々の状況により異なります。採卵数が多いほど良質な卵子を得る確率は上がり、妊娠する可能性も高まるといえるでしょう。多数の受精卵を得られたときには凍結保存することも可能。1度目の体外受精でうまく妊娠できなかったときや2人目を希望するときに、再度活用できるのもメリットです。

卵巣刺激で行うこと

卵巣刺激で行うのは「卵胞を育てる(排卵誘発)」「排卵を抑える(排卵抑制)」「卵胞を成熟させる(排卵促進)」の3つ。それぞれに適した薬剤を投与して、ホルモンの働きを補います。卵巣刺激法(→P.86)にはいくつか種類があり、自分にあった方法を選ぶことが大切です。

卵胞を育てる（排卵誘発）

卵胞を育てるFSH（卵胞刺激ホルモン）や排卵を促すLH（黄体化ホルモン）の働きを補う薬を投与。複数の卵胞を育てます。

【主な薬】
hMG製剤、FSH製剤、クロミフェンクエン酸塩

排卵を抑える（排卵抑制）

LHサージが起こると自然排卵してしまうため、LHの分泌を抑える薬を投与。採卵する前に排卵してしまうのを防ぎます。

【主な薬】
GnRHアンタゴニスト製剤、GnRHアゴニスト製剤(→P.88)、黄体ホルモン製剤

卵胞を成熟させる（排卵促進）

排卵を促すLHと似た働きをもつ薬（トリガー❹）を投与。採卵の約36時間前に投与すると、卵胞が受精できる状態まで成熟します。

【主な薬】
hCG製剤、GnRHアゴニスト製剤

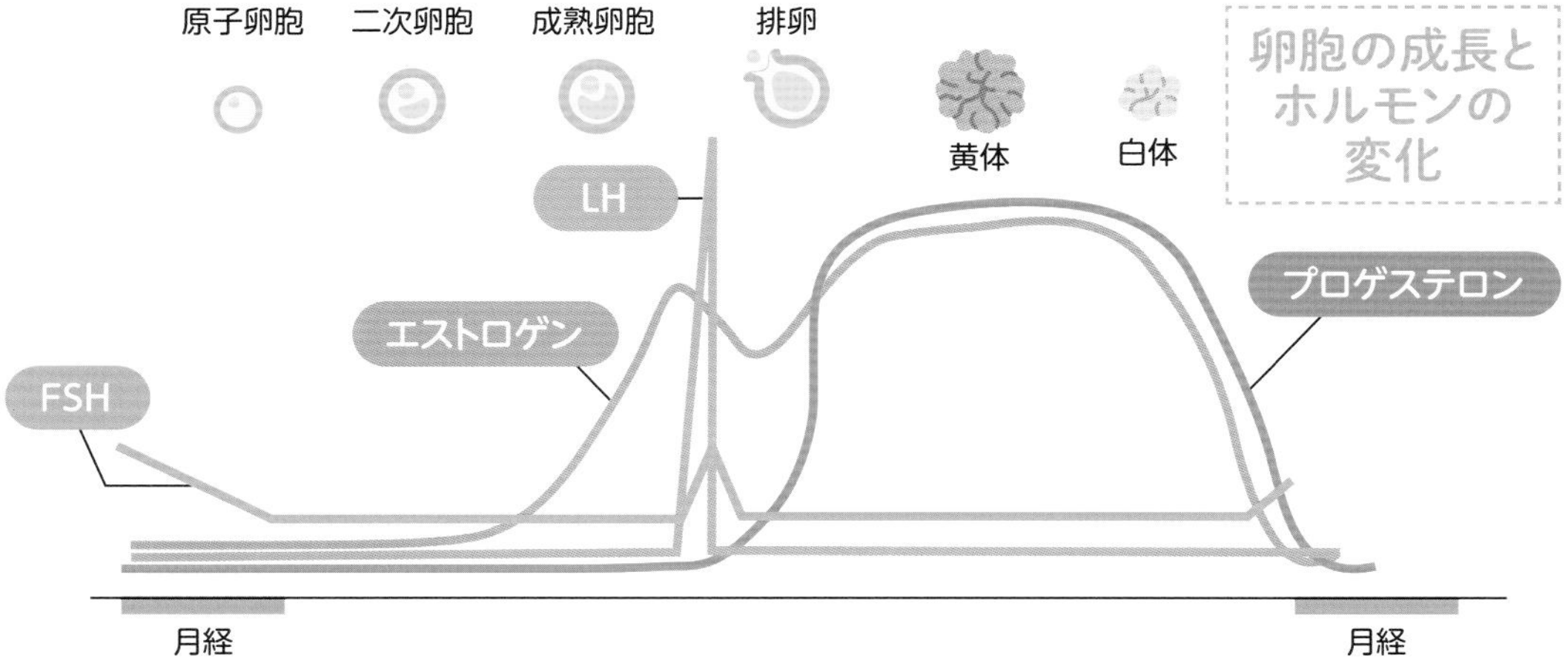

卵巣刺激法の種類

毎日の注射や通院など、生活や体に影響を及ぼす卵巣刺激。医師とよく相談しながら進めましょう。

体調や生活にあわせて自分にあった刺激法を

卵胞刺激法には主に3つの手法があります。排卵誘発剤の注射で卵巣に働きかける「高刺激法」、飲み薬で脳にホルモン分泌を促す「低刺激法」、排卵誘発剤を使わない「自然周期法」です。

高刺激法は多くの卵子が採れて妊娠率が高い分、薬の量や通院回数が増え、費用も高めです。高刺激法の中にも数種あり、薬の種類や投与期間などが異なります。卵巣に残っている卵子数や年齢などにより、卵巣刺激を行っても多くの卵子が採れないと予想される場合、負担が少ない低刺激法を選ぶことも。

卵巣刺激は毎日注射を打ったり通院したりする必要があり、生活に影響を及ぼします。年齢、子宮や卵巣の状態、生活スタイルなどを考慮し、自分に適した方法を選ぶことが大切です。

卵巣刺激法別のスケジュール

高刺激	アンタゴニスト法	日数	1	2	3	4	5	6	7	8	9	10	11	12	13
		アンタゴニスト注射													
		hMG/FSH注射	月経												採卵
		hCG注射またはアゴニスト点鼻薬													

高刺激	ロング法	日数	-10	-9	-8	-7	-6	-5	-4	-3	-2	-1	1	2	3	4	5	6	7	8	9	10	11	12	13	14
		アゴニスト点鼻薬																								
		hMG/FSH注射											月経													採卵
		hCG注射																								

高刺激	ショート法	日数	1	2	3	4	5	6	7	8	9	10	11	12
		アゴニスト点鼻薬												
		hMG/FSH注射	月経											採卵
		hCG注射												

高刺激	ウルトラロング法	日数	-90	-89	-88	-87	-86	……	-2	-1	1	2	3	4	5	6	7	8	9	10	11	12	13	14
		アゴニスト点鼻薬	←					約3カ月														→		
		hMG/FSH注射																						採卵
		hCG注射																						

※ウルトラロング法では月経が来ないので任意の日から刺激をスタートします。

高刺激	PPOS法	日数	1	2	3	4	5	6	7	8	9	10	11	12	13
		黄体ホルモンの飲み薬													
		hMG/FSH注射	月経												採卵
		hCG注射またはアゴニスト点鼻薬													

低刺激法	日数	1	2	3	4	5	6	7	8	9	10	11	12	13
	卵胞を育てる飲み薬	月経												採卵
	hCG注射またはアゴニスト点鼻薬													

自然周期法	日数	1	2	3	4	5	6	7	8	9	10	11	12	13
	hCG注射またはアゴニスト点鼻薬	月経												採卵

＝排卵誘発剤　＝排卵抑制剤　＝トリガー

※P.86～91のスケジュールは一例。詳細は病院や患者により異なります。

高刺激 アンタゴニスト法

排卵抑制剤の投与が短期間で済む高刺激法

1度に多くの卵子を採取できる高刺激法の1つ。排卵抑制にGnRHアンタゴニスト製剤を注射するのが特徴です。

月経3日目から卵胞を育てるhMG注射かFSH注射を毎日打ちます。その後、超音波検査で卵胞の大きさや数をチェックし、14㎜程度に成長したら、自然排卵を防ぐためにアンタゴニスト注射を打ち始めます。卵胞が18～20㎜になったら、卵子を成熟させるhCG注射またはGnRHアゴニスト点鼻薬を投与。約36時間後に採卵します。

月経周期が順調で、AMH値検査で卵胞数が十分だと判断された人に向いている方法です。

長期間、排卵抑制剤のアゴニスト点鼻薬を使うロング法(→P.88)やウルトラロング法(→P.89)と比べて体への負担が軽く、多くの卵子を採れることがメリット。OHSS(卵巣過剰刺激症候群)の心配がある人は、トリガーとしてアゴニスト点鼻薬を使うことで、リスクを軽減できるのも特徴の1つです。

メリット

- 排卵抑制期間が短いので、高刺激法の中では比較的体への負担が軽い
- 多くの卵子が採れる
- トリガーにアゴニスト点鼻薬を使うことで、OHSSのリスクを軽減できる

デメリット

- まれに採卵前に排卵してしまう
- アンタゴニスト注射の費用が高め

向いている人は?

- □ 卵巣機能が保たれている（月経周期が順調）
- □ 胞状卵胞数が5個以上
- □ AMH値が2～5
- □ ロング法でうまくいかなかった

▶スケジュールの一例

日数	1	2	3	4	5	6	7	8	9	10	11	12	13
アンタゴニスト注射	月経							■	■	■			採卵
hMG/FSH注射			■	■	■	■	■	■	■	■			
hCG注射またはアゴニスト点鼻薬											■		

注射／飲み薬／点鼻薬の違い

注射
ホルモンそのものを注入するので効果が高いです。卵巣への刺激が強い分、OHSSなど副作用のリスクも高め。

飲み薬
脳下垂体に働きかけてホルモンの分泌を促します。刺激が穏やかな分、注射よりも効果はやや低め。

点鼻薬
脳下垂体に働きかけて作用します。鼻からの吸収量には個人差があるため、効果にムラがあります。

OHSS(卵巣過剰刺激症候群)とは?

排卵誘発剤で多数の卵胞が育つことで卵巣が腫れ、エストロゲンが過剰に分泌される副作用のこと。血液中の水分がおなかや胸にたまり、むくみ、おなかの張り、吐き気、腹痛などが起きます。まれに重症化するため、PCOS（多嚢胞性卵巣症候群→P.60）の人はとくに注意が必要。排卵誘発剤の量の調整や、トリガーにアゴニスト点鼻薬を使うことで予防します。

高刺激

ロング法

良質な卵子を採取できるスタンダードな刺激法

排卵の抑制にGnRHアゴニスト点鼻薬を使う「アゴニスト法」の1つ。

採卵する前の周期の高温期（月経の約10日前）から毎日アゴニスト点鼻薬を投与し、卵胞を育てるホルモンの分泌を抑えます。月経3日目からhMG注射かFSH注射を打って卵胞を育て、超音波検査で卵胞のサイズを確認。18〜20㎜程度になったらhCG注射を打って卵子を成熟させ、約36時間後に採卵します。

ホルモンの分泌をしっかり抑えてから卵胞を育てるため、卵子の質や発育状態がそろいやすく、一度に良質な卵子をたくさん採取できるのが特徴。採卵前に排卵してしまうこともほとんどありません。

一方、トリガーにhCG注射を使用するので、OHSSになるリスクはやや高め。また、卵巣に残っている卵子の数が少ない人や年齢が高い人は効果が得られないことも。アンタゴニスト法による採卵と比べて、流産率や出産率には差がないといわれています。

メリット

- 卵胞の発育が均一になる
- 多くの卵子が採れる
- 採卵前に排卵してしまうことがほとんどない
- 採卵日のコントロールがしやすい

デメリット

- 薬の投与が長期間に及ぶ
- 点鼻薬を長期で使うため費用はやや高め
- hCG注射を使うので、OHSSになるリスクがやや高い

向いている人は?

- □ 39歳以下
- □ 胞状卵胞数が5個以上
- □ AMH値が2〜5
- □ なるべく採卵日を特定したい
- □ はじめて卵巣刺激を行う

▶スケジュールの一例

日数	-10	-9	-8	-7	-6	-5	-4	-3	-2	-1	1	2	3	4	5	6	7	8	9	10	11	12	13	14
アゴニスト点鼻薬																								
hMG/FSH注射											月経													採卵
hCG注射																								

Letter from 松林先生

アンタゴニスト法とロング法で、卵子の質や出産率に大きな差はありません。どの卵巣刺激法を選ぶかは、年齢やAMH値、過去の治療歴などを見て検討しますので、わからないことがあればどんどん医師に相談してくださいね。

アゴニスト製剤は排卵を抑制? 促進?

アゴニスト製剤は最初、FSHやLHの分泌を促進しますが、長期間使うと逆にFSHやLHの分泌量は低下します。この特徴を生かし、アンタゴニスト法ではトリガー、アゴニスト法では排卵抑制剤として使用します。

hMG注射とFSH注射の違い

hMG製剤は閉経後の女性の尿から精製され、FSH（卵胞刺激ホルモン）とLH（黄体化ホルモン）を両方含む薬剤。FSH製剤はそこからLHを除去したもので、FSHのみを含みます。したがって、血中LH濃度が低い人にはhMG注射を使用します。

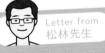

高刺激

ショート法

【短期間で卵胞を育てる刺激法】

「アゴニスト法」の1つ。GnRHアゴニスト点鼻薬がFSHとLHの分泌を一時的に促進する作用を利用して、短期間で複数の卵子を育てる刺激法。

月経2日目からアゴニスト点鼻薬を開始し、3日目からhMG注射またはFSH注射を毎日打ちます。超音波検査で卵胞のサイズを確認し、10日後くらいに18〜20㎜に成長したらhCG注射を打ち、約36時間後に採卵します。

短期間で卵胞を発育させるので薬の量が少なく、体の負担は軽いです。一方、卵巣機能が低下していると卵胞が十分に発育しないことがあります。LHが大量に分泌するため、卵胞の質が落ちることも。年齢が高く、ある程度卵巣機能が保たれている人に向いている刺激法です。

デメリット

- 卵胞の発育が不十分になることがある
- 卵子の質が落ちることがある

メリット

- 治療費が抑えられる
- 通院や体への負担が軽い

向いている人は？

- □ 年齢が高く卵巣機能が保たれている（月経周期が順調）
- □ 胞状卵胞数が4個以下
- □ AMH値が3未満
- □ ロング法でうまくいかなかった

▶スケジュールの一例

日数	1	2	3	4	5	6	7	8	9	10	11	12
アゴニスト点鼻薬	月経											採卵
hMG/FSH注射												
hCG注射												

高刺激

ウルトラロング法

【長期間かけて子宮の環境を整える】

「アゴニスト法」の1つで、GnRHアゴニスト点鼻薬を数カ月にわたって投与するロングスパンの刺激法。

採卵をする3周期前からアゴニスト点鼻薬を毎日投与し続け、FSHの分泌を完全に抑制。月経が始まらない状態にしてから排卵誘発へ移行します。

採卵予定日の約11日前にhMG注射またはFSH注射を開始し、卵胞が18〜20㎜に成長したらhCG注射で排卵を促進。約36時間後に採卵します。

アゴニスト点鼻薬は子宮内膜症の治療にも使用される薬剤。数カ月間投与して月経を止めることで子宮内の炎症が治まり、受精卵が着床しやすい環境が整います。主に子宮内膜症や子宮腺筋症、子宮筋腫がある人に用いる刺激法です。

デメリット

- 薬の投与が長期間に及ぶ
- 下垂体の復帰に時間がかかる
- 点鼻薬を長期使用するため、費用はやや高め

メリット

- 子宮の着床環境が整う

向いている人は？

- □ 子宮内膜症、子宮腺筋症、子宮筋腫がある人

▶スケジュールの一例

日数	-90	-89	-88	-87	-86	……	-2	-1	1	2	3	4	5	6	7	8	9	10	11	12	13	14
アゴニスト点鼻薬	←					約3カ月														→		採卵
hMG/FSH注射																						
hCG注射																						

※ウルトラロング法では月経が来ないので任意の日から刺激をスタートします。

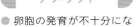

高刺激

PPOS法

黄体ホルモン剤を使う飲み薬による排卵抑制

比較的新しい方法で「黄体ホルモン併用卵巣刺激法」または「黄体フィードバック法」とも呼ばれます。従来の高刺激法では排卵抑制剤としてGnRHアンタゴニスト注射やGnRHアゴニスト点鼻薬を使いましたが、PPOS法では黄体ホルモンの飲み薬を使います。黄体ホルモンには、子宮の着床環境を整えるほか、排卵を抑制する作用もあるのです。

月経3日目からhMG注射またはFSH注射で卵胞を育て、同時に黄体ホルモンの飲み薬で排卵を抑えます。卵胞が18〜20㎜になったらhCG注射またはアゴニスト点鼻薬を投与し、約36時間後に採卵します。

飲み薬は費用も通院も少なく済むのがメリット。トリガーにアゴニスト点鼻薬を使えるのでOHSSのリスクも軽減できます。

ただし、通常は排卵後に多く分泌される黄体ホルモンを卵胞期から投与するため、採卵直後は着床環境が整わず、新鮮胚移植(↓P.109)は不可。必ず凍結胚移植になります。

メリット

- 費用が比較的安い
- 通院回数が少ない
- トリガーにアゴニスト点鼻薬を使うことでOHSSのリスクを軽減できる

デメリット

- 新鮮胚移植はできず、全胚凍結胚移植となる

向いている人は?

- □ 卵巣機能が保たれている（月経周期が順調）
- □ 胞状卵胞数が10個以上
- □ AMH値が4以上
- □ 通院の回数をなるべく少なくしたい
- □ ロング法でうまくいかなかった

▶スケジュールの一例

日数	1	2	3	4	5	6	7	8	9	10	11	12	13
黄体ホルモンの飲み薬	月経		■	■	■	■	■	■	■	■			採卵
hMG/FSH注射			■	■	■	■	■	■	■	■			
hCG注射またはアゴニスト点鼻薬											■		

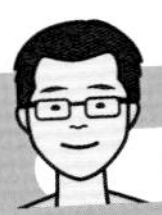

Letter from 松林先生

卵巣刺激法の大まかな分類を紹介しましたが、同じ刺激法でも薬の量や投与の仕方は人それぞれ。卵胞の成長具合やホルモン値などを見ながら微調整を繰り返し、少しでも妊娠率を高められるよう最善を尽くしています。注射や通院など負担を感じることもあるかと思いますが、ベストな方法を探りながら一緒にがんばりましょう。

まだある卵巣刺激法

ランダムスタート法

通常、排卵誘発は月経直後の卵胞期にスタートしますが、実際はどの時期に始めても卵胞は発育することができます。そのため、病気や事情のある人を対象に、卵胞期以外の任意の時期に卵巣刺激を開始する方法。通常の方法と比べて採卵数や妊娠率に差異はないことが報告されています。

遅延スタート法

1週間程度GnRHアンタゴニスト製剤を投与して胞状卵胞数を増やしてから卵巣刺激を開始する方法。シスト（前周期の残りの卵胞）が消えるので、胞状卵胞数が少ない人やシストがある人に有効です。

低刺激

低刺激法

飲み薬がメインのマイルドな刺激法

主に飲み薬で卵胞を育てます。高齢の人や胞状卵胞数が少ない人、卵巣機能が低下している人は、高刺激法を行っても多くの卵胞が発育できない可能性が高いため、なるべく体に負担をかけない低刺激法が用いられます。

月経3日目から飲み薬を服用して卵胞を育て、超音波検査で卵胞の大きさを確認。卵胞の発育に応じてhMG注射やFSH注射を追加して、卵胞が18～20㎜になったらhCG注射またはGnRHアゴニスト点鼻薬を投与し、約36時間後に採卵します。

状況にあわせて薬の種類や投与量を変え、刺激の強さを調整できるのが特徴。採卵数は少ないので妊娠率はやや下がりますが、高齢でAMH値が低い人や薬をなるべく使いたくない人に向いている方法です。

メリット

- 体への負担が少ない
- 費用が比較的安い
- 連続周期で採卵できる
- OHSSのリスクが低め

デメリット

- 採卵数が少ない
- 採卵日コントロールがしづらい
- 採卵前に排卵してしまうことがある
- 妊娠率がやや低い

▶スケジュールの一例

日数	1	2	3	4	5	6	7	8	9	10	11	12	13
卵胞を育てる飲み薬	月経												採卵
hCG注射またはアゴニスト点鼻薬													

向いている人は?

- □ 40歳以上
- □ 高刺激法でも採卵数が少ない
- □ 卵巣機能が低下している
- □ 薬をあまり使いたくない
- □ 高刺激法だと反応が強すぎる

刺激なし

自然周期法

自然に卵胞を育て、薬に頼らない方法

排卵誘発剤を使わず、自然に育った卵子を採取します。超音波検査やホルモン検査で卵胞の状態を確認し、十分に成長したらhCG注射またはGnRHアゴニスト点鼻薬を投与し、約36時間後に採卵します。

薬を使わないので体に負担がかからず、副作用の心配もなし。費用も安価です。

一方、1回の周期で採取できる卵子は1つだけなので、質のよい卵子を選ぶことや、複数の卵子を得て凍結保存しておくことはできません。ときには、せっかく成長した卵胞の中に卵子がなかった(空胞)ということも。

連続周期で治療できるので、繰り返しチャレンジすることは可能。薬に抵抗のある人や、高刺激法でも多くの卵子を得られない人に向いています。

メリット

- 体への負担が少ない
- 通院回数が少ない
- 治療費が安い
- 採卵時の負担が少ない
- 連続周期で採卵できる

デメリット

- 妊娠率がやや低い
- 採卵前に排卵してしまうことがある
- 卵子は凍結保存できないので、うまくいかないと採卵からやり直しになる

▶スケジュールの一例

日数	1	2	3	4	5	6	7	8	9	10	11	12	13
hCG注射またはアゴニスト点鼻薬	月経												採卵

向いている人は?

- □ 高刺激法でも採卵数が少ない
- □ 胞状卵胞数が2個以下
- □ AMH値が1未満
- □ FSHが15以上
- □ 薬をあまり使いたくない

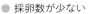

自己注射の方法

卵巣刺激を行う際には毎日の注射が必要なことも。自己注射をすれば、通院の負担を軽減できます。

自己注射の方法
<皮下注射・シリンジ・アンプルの場合>

注射セット

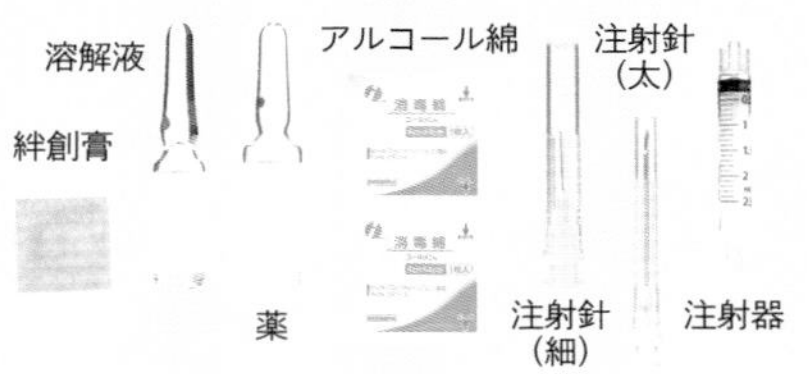

注射針の太いほうは薬液をつくるとき、細いほうは注射を打つときに使います。

注射器

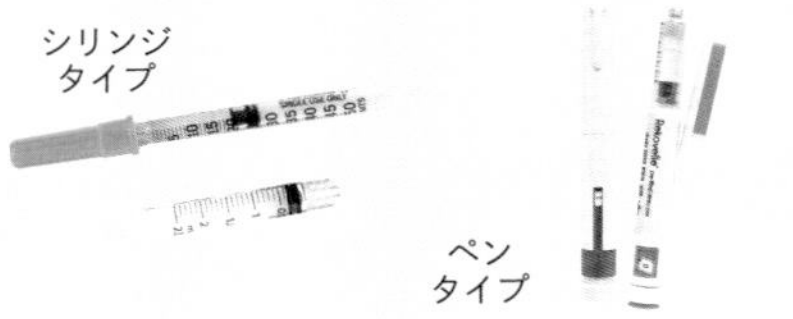

注射器はシリンジとペンの2種類。ペンタイプは扱いやすい分、高額。

薬

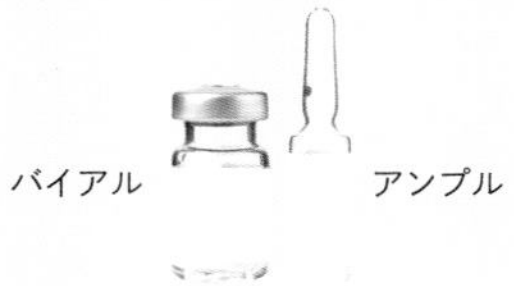

薬の種類や量は人によって異なります。容器はバイアルとアンプルの2種類。

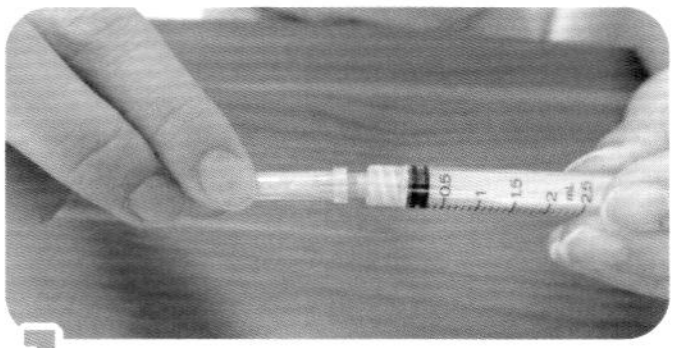

1 溶解液用注射針を接続

太いほうの注射針を注射器に接続します。キャップはつけたまま、時計回りに回してゆるみがないか確認を。

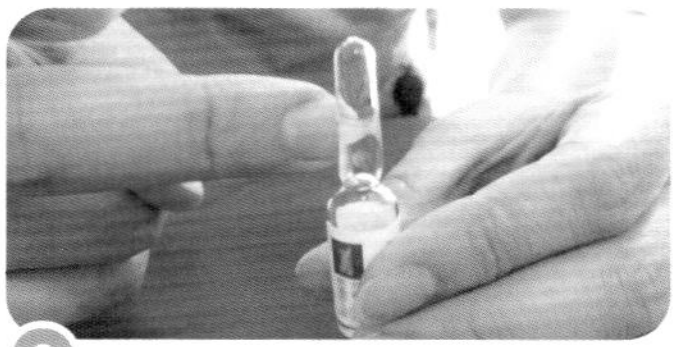

2 アンプル上部の液を落とす

アンプル上部に溶解液が残っている場合は、指先で軽くはじいて液を下に落とします。

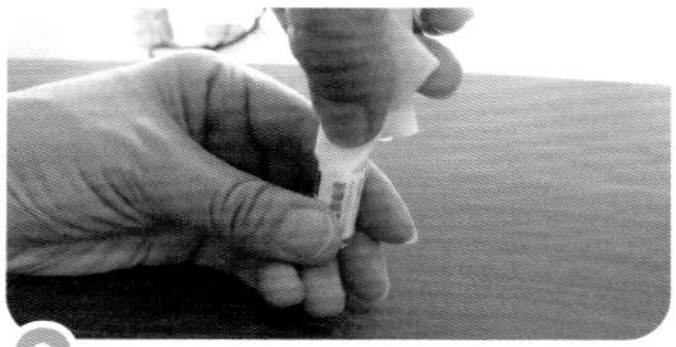

3 アンプル上部を折る

丸印に指先をあてて向こう側に折ります。切り口でケガをしないようにアルコール綿をあてて折ると安心。

【自己注射とは】

自宅で打てるから通院の負担が大幅減

卵巣刺激の負担の1つが注射。刺激法にもよりますが、排卵誘発のために1週間ほど毎日打つことが多いです。仕事や家事の合間を縫って、病院の診療時間内に毎日通院するのは大変なこと。そこで役に立つのが自己注射です。

「自分で注射するの?」と驚かれるかもしれませんが、準備から打ち方まで病院でていねいに教えてくれるので大丈夫。最初は緊張しますが、繰り返すうちに少しずつ慣れてくるでしょう。どうしても自分で打てない人は、家族に打ってもらうことも可能です。

※掲載の画像はリプロダクションクリニックのウェブサイトから、許可を得て転載しています。

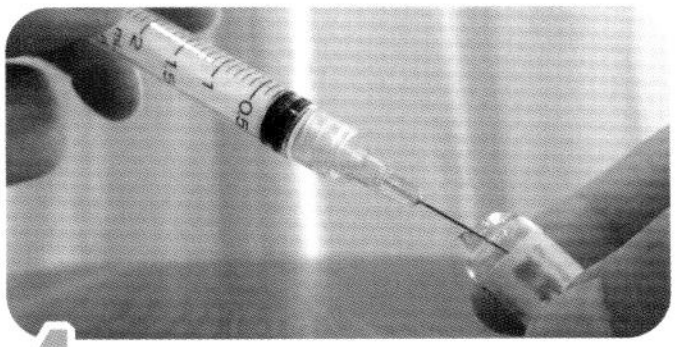

4 注射器に溶解液を入れる

針をアンプルに入れて溶解液を吸い上げます。注射器のメモリを見ながら1mlまで入れましょう。

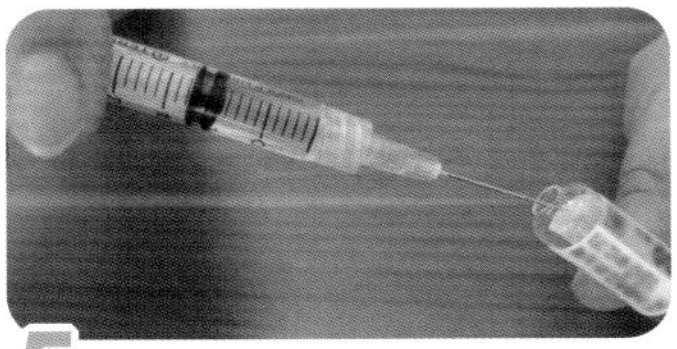

5 薬に溶解液を入れる

2・3と同様に薬のアンプルを開栓し、注射針を入れて溶解液を注入します。薬が溶けているか確認を。

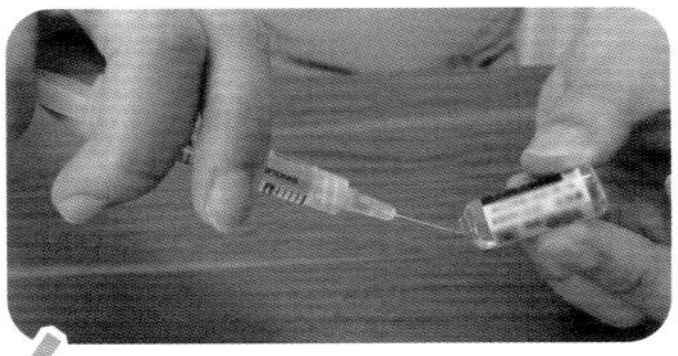

6 注射器に薬を入れる

針を薬の容器に入れて薬液を吸い上げます。アンプルを少し下に傾けると入れやすくなります。

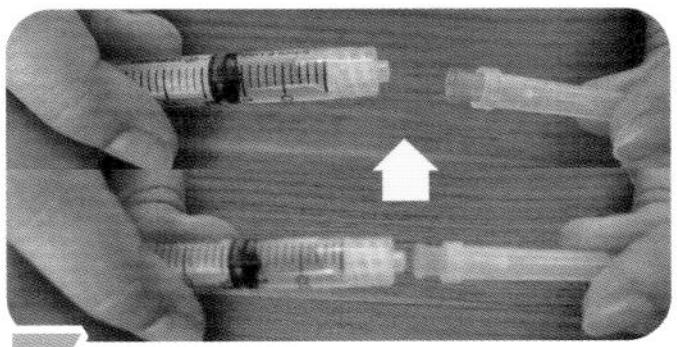

7 注射針を付け替える

薬液が入ったままの状態で、注射器についている針を外し、細いほうの針に付け替えます。

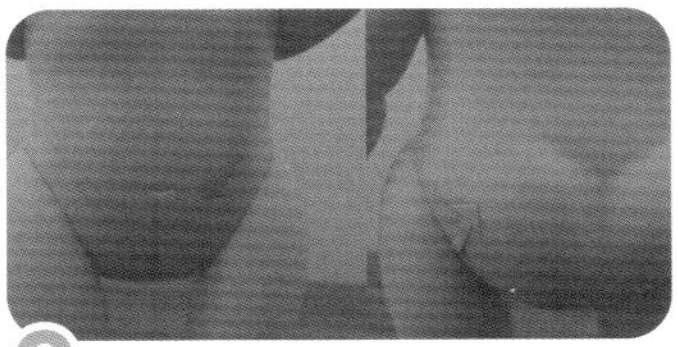

8 注射する場所を確認

腹部か臀部のどちらかに注射します。毎回少し場所を変えたほうが痛みが軽減されます。

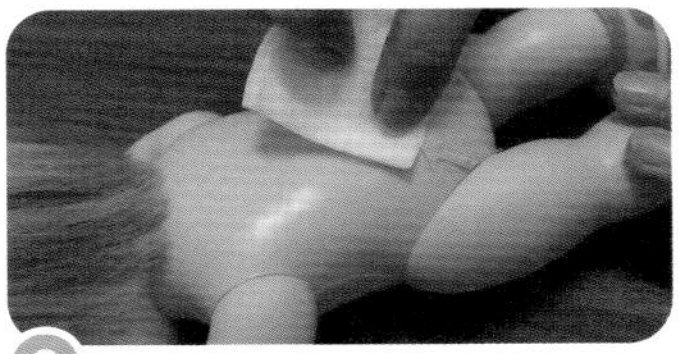

9 注射する場所を消毒

注射する場所をアルコール綿で消毒します。アルコールアレルギーの人は事前に相談を。

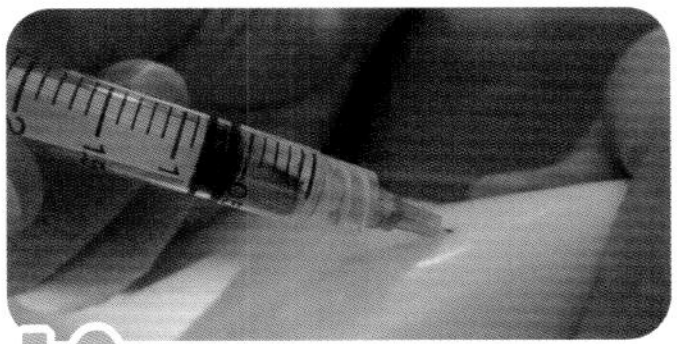

10 注射を打つ

皮膚を指でつまみ、45度の角度で針を刺します。針の根元まで差し込んで、ゆっくりと薬液を注入しましょう。

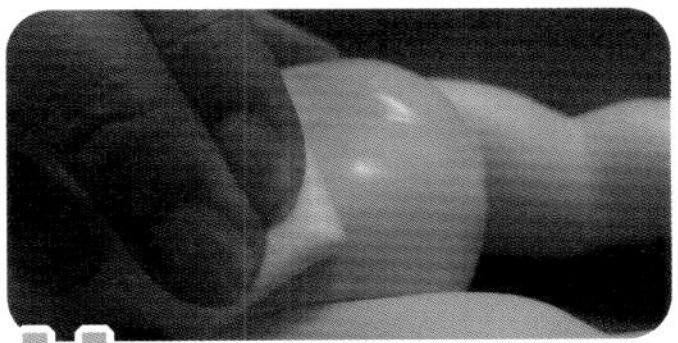

11 針を抜いて消毒

ゆっくりと針を抜き、アルコール綿で消毒します。もまずに軽く押さえるだけでOK。

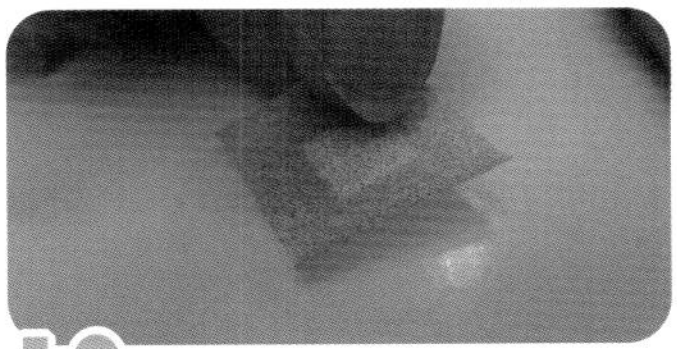

12 絆創膏を貼る

絆創膏を貼って終了。注射器、針、容器は病院で廃棄するのでまとめておきましょう。

事前に確認！自己注射のポイント

注射器には「シリンジ」と「ペン」の2タイプがあります。ペンタイプはもとから薬剤がセットされていて、ボタンを押すだけで打てるので手軽。ただし高額なのでシリンジタイプを選ぶ人が多いようです。

シリンジタイプの場合、基本的には薬液を注射器にセットするところから自分で行いますが、なかには薬液が最初からセットされているものも。薬の種類によって異なるので、希望がある人は医師に相談を。

自己注射はおなかに打つのが一般的。毎日、少しずつ打つ場所を変えると痛みを軽減できます。アンタゴニスト製剤とhCG注射以外は打つ時間に細かい指定がないので、自分の予定にあわせて調整できるのもメリットです。

薬剤のセットや針を刺すことに初めは戸惑いますが、慣れれば負担が大幅に軽減されます。

卵巣刺激の気がかりQ&A

Q 排卵誘発剤を使うと卵子の質や妊娠に悪影響はない？

A 卵子の質が落ちたり、妊娠率が下がることはありません

排卵誘発剤は、卵巣内にある卵胞を発育させるFSH（卵胞刺激ホルモン）と、排卵を促すLH（黄体化ホルモン）の働きをサポートするもの。卵子の質に変化を与えるものではありません。

自然周期では1つの卵子しか採れませんが、排卵誘発剤を使えば複数の卵胞を育てて採卵できるので、質のいい卵子を採れる確率が高まり、妊娠できる可能性はアップします。

Q 卵巣刺激って痛くない？

A 痛みを感じるのは注射を打つときだけ。卵巣は痛くありません

「卵巣刺激」と聞くと何となく痛そうなイメージですが、実際に行うのは薬によるホルモンの働きのサポート。薬を投与するときに注射を打つので、それが苦手な人はいますが、卵巣が痛むような治療ではないので安心を。

卵胞の大きさを調べる際、膣からプローブ（棒状の超音波発信装置）を入れて検査します。膣の乾燥などにより痛みを感じる人がまれにいますが、通常の性行為を行える人であれば痛みはありません。

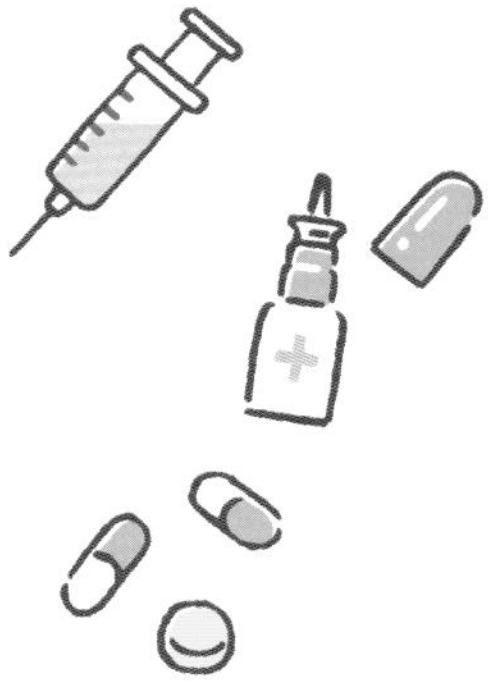

Q 自分にあった卵巣刺激法を見つけるには？

A 年齢とAMH値を指標にしながら刺激の反応を見て複合的に判断します

基本的には、卵巣に残っている卵胞の数を示すAMH値と年齢に基づいて、刺激法や使う薬を選びます。過去に体外受精の治療経験がある場合は、その経緯や結果も参考にします。

ただ、どの刺激法にも絶対的な正解があるわけではありません。実際のところ、卵胞刺激を行ってみないと効果はわからないのです。適切と思われる卵巣刺激を行い、卵巣の反応を見ながら薬の種類や量を調整していくのがよいでしょう。

仕事やそれぞれの事情で、治療に費やせる時間や費用、希望の治療法も変わってきます。不安なことやわからないことはためらわずに医師に質問を。相談しながら最善の方法を見つけましょう。

が

東京都中央区築地
5－3－2

株式会社
朝日新聞出版
生活・文化編集部 行

ご住所 〒 電話 （　　　）	
お名前《ふりがな》	
Eメールアドレス	
ご職業	年齢　　歳 / 性別

このたびは本書をご購読いただきありがとうございます。
今後の企画の参考にさせていただきますので、ご記入のうえ、ご返送下さい。
お送りいただいた方の中から抽選で毎月10名様に図書カードを差し上げます。
当選の発表は、発送をもってかえさせていただきます。

お買い求めになった動機は？

1．タイトルにひかれて　　2．デザインが気に入って
3．内容が良さそうだから　　4．人にすすめられて
5．新聞・雑誌の広告で（掲載紙誌名　　　　　　　　　　　）
6．その他（　　　　　　　　　　　　　　　　　　　　　　）

表紙　1．良い　2．ふつう　3．良くない
定価　1．安い　2．ふつう　3．高い

最近関心を持っていること、お読みになりたい本は？

本書に対するご意見・ご感想をお聞かせください

ご感想を広告等、書籍のPRに使わせていただいてもよろしいですか？

1．実名で可　2．匿名で可　3．不可

ご協力ありがとうございました。
尚、ご提供いただきました情報は、個人情報を含まない統計的な資料の作成等に使用します。その他の利用について詳しくは、当社ホームページ https://publications.asahi.com/company/privacy/ をご覧下さい。

Q 採卵する前に排卵してしまったら？

A 自然周期法なら再チャレンジを。排卵抑制剤を使えば自然排卵の心配はほぼありません

薬を使用しない自然周期法（→P.91）では1〜2割程度の確率で、採卵前に自然排卵が起こります。そのときは、次の周期で再チャレンジしましょう。

排卵抑制剤を使う刺激法では、採卵前に自然排卵してしまうことはほぼありません。また、卵巣刺激により複数の卵胞を育てている場合、そのうちの1〜2個が自然排卵してしまっても、残りの卵胞から採卵することが可能です。

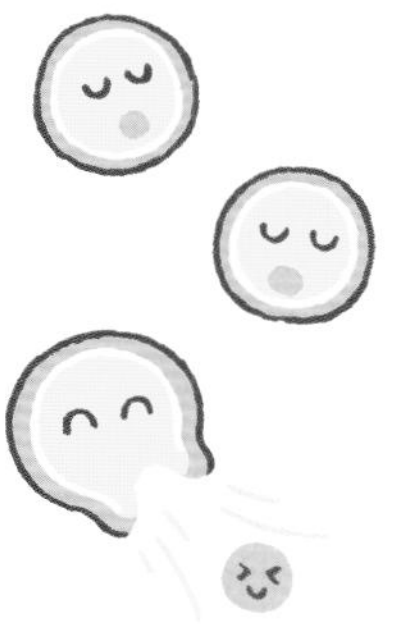

Q 卵巣刺激の薬で副作用は出ない？

A 若い人やAMH値の高い人はOHSS（卵巣過剰刺激症候群）になることがあります

卵巣が大きくなることで腹部膨満感や吐き気をもよおすことがあります。また、AMH値が高い人、若い人、やせ型の人はOHSSになる可能性も。

OHSSとは排卵誘発剤の刺激により多くの卵胞が一斉に発育し、卵巣が腫れる症状。重症化すると腹水がたまったり血栓ができたりしてしまいます。しかし早めに対処することで重症化を予防することは可能。薬の量や投与期間を調整し、トリガーのhCG注射の代わりにGnRHアゴニスト点鼻薬を使うことでリスクを軽減しています。

過度に心配する必要はありませんが、「おなかが張る」「吐き気がする」「急に体重が増加した」など、気になる症状があればすぐに医師に相談しましょう。

Q 自己注射が苦手。どうすればいい？

A どうしても自分で打てない人は家族に相談を

自己注射を行う際には、病院で薬液のつくり方や打ち方をていねいに教えてもらえます。それでも心配な人は、薬液が最初から注射器にセットされているペンタイプを使えば気軽。ただしペンタイプは高額です。

生理的に注射が怖い人は、家族や身近な人にお願いしてもOKです。その場合、打ってもらう人に自己注射の指導を受けてもらってくださいね。

（自己注射の方法→P.92）

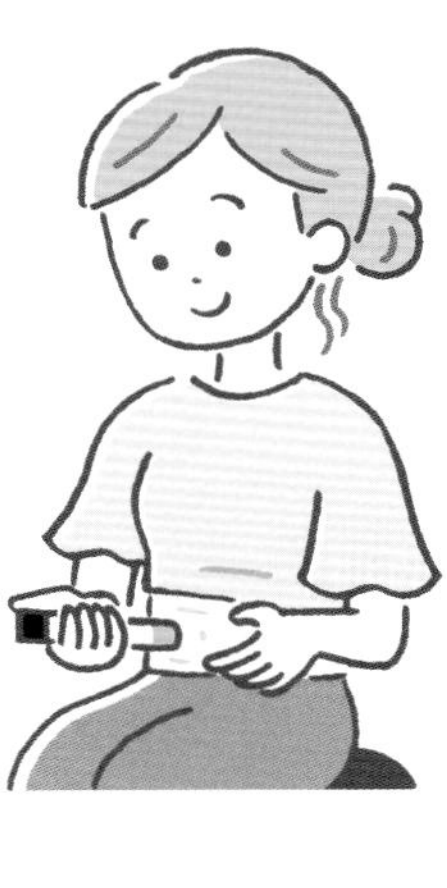

採卵の流れと方法

卵胞が十分に成長した段階で採卵へ。採取できた卵子の数や状態を確認し、体外受精または顕微授精へ進みます。

卵胞の成長を見守り最適な採卵日を決定

採卵で大切なのは、成熟した質のいい卵子を排卵直前に採取すること。そのため、卵巣刺激の過程で超音波検査やホルモン値検査を行い、卵胞の大きさや発育状況を確認し、最適な採卵日を決定します。目安は卵胞が約18〜20㎜になった頃。

採卵時間の約36時間前に、最終的な卵子の成熟を促すhCG注射かGnRHアゴニスト点鼻薬を投与します。たいてい採卵は午前中に行うので、前々日の夜と考えてよいでしょう。

女性が採卵する当日、男性は採精を行い、採卵後に卵子と精子を受精させます。男性が病院に同行できないときは、自宅で採精したものを持参します。排卵後に少し出血することもあるので、ナプキンや替えのショーツをもっておくと安心です。

膣から針を通して卵巣内の卵子を吸引

採卵は、細い針を取り付けた経膣超音波プローブを膣から挿入して行います。医師がモニターを見ながら膣の壁に針を刺し、卵巣内の卵胞まで通して卵胞液ごと卵子を吸引します。卵胞数によりますが、所要時間は5〜15分ほど。

卵胞数が多いときや痛みに弱い場合、静脈麻酔を使うこともあります。眠っているうちに終わるので、ストレスなく採卵できます。ただし、採卵後に頭痛や吐き気などの副作用が出ることもあり、採卵後は1〜2時間の安静が必要です。

痛みに強い人や卵胞が3個以下の場合、局所麻酔または麻酔なしで対応することも。意識が残るので、卵胞や採卵の様子を知ることができます。

痛みの感じ方は人それぞれ。不安な人は事前に確認しておきましょう。

局所麻酔

メリット

- 意識があるので、採卵や卵胞の様子を知ることができる
- 採卵後、早く帰ることができる
- やや費用が安くなる

デメリット

- 痛みを感じることがある
- 体が動いてしまい、採卵しづらいことがある

静脈麻酔

メリット

- 痛みを感じない
- 体が動かないので採卵しやすい

デメリット

- 吐き気、めまい、頭痛などの副作用が起きることもある
- まれにアナフィラキシーショック（急激なアレルギー反応）が起きる
- 前日夜から絶飲食が必要
- 排卵後、1〜2時間の安静が必要
- やや費用が高め

採卵数や採精結果により受精方法を確定

採卵後、吸引した卵胞液の中にいくつの卵子があるかを顕微鏡で確認します（検卵）。卵子の大きさはおよそ0.1㎜。調べてみると「卵胞が育っていても卵子が入っていない」「卵胞の壁にくっついてしまい吸引されなかった」「吸引する際に変形した」「未成熟卵であった」などさまざまな理由で、受精に使える卵子が想定より少ないことも。逆に、超音波検査では陰に隠れていた卵胞があり、想定以上の卵子が採れることもあります。検卵で選別された卵子は、体外受精または顕微授精へ進みます。

採卵手術を終えたあと、静脈麻酔をした場合は1～2時間の安静が必要。休んだあと、医師から採卵数や採精の結果、受精方法などについて説明を受けてから帰宅します。車の運転は避け、午後はゆっくりと過ごしましょう。

翌日、生理痛のような鈍痛を感じることや軽い出血があることも。自然と治まるようであれば問題ありませんが、数日経っても続く場合は受診しましょう。

採卵前後の流れ

卵巣刺激期間
- 卵胞の成長を確認
- 採卵日を決定

←

採卵の36時間前
- トリガーを投与

←

採卵日
- 採卵
- 採精
- 検卵（卵子の確認）
- 精子調整
- 体外受精または顕微授精

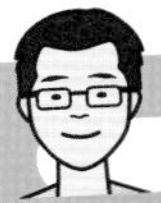

Letter from 松林先生

妊娠までには、採卵→受精→培養→移植という道のりがあり、途中で脱落する卵子も少なくありません。だからこそ、できるだけ多く採卵したいですよね。近年では、成熟卵が少なかった場合、採卵後に再度卵胞刺激を行い、2度目の採卵を行うDuo（デュオ）刺激法が登場しました。不妊治療は日々進化していますよ。

採卵の方法

採卵は、採卵針で卵胞液ごと卵子を吸引して行います。まず経腟超音波機に採卵針を取り付け、腟へ挿入。腟の内壁から卵巣内の卵胞まで針を刺し、卵胞液を吸引します。複数の卵胞がある場合は、そのまま次の卵胞へ。すべて吸引したら、もう片方の卵巣も同様に行います。

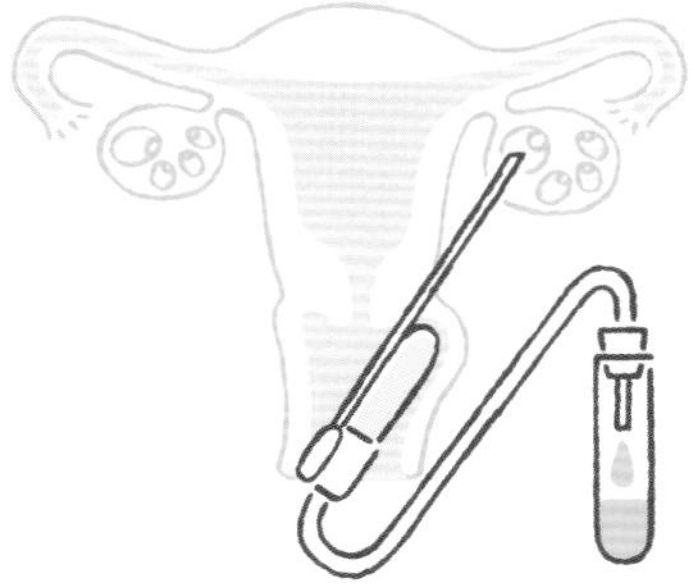

採精と精子の調整

体外受精では、良好な精子を採取することも重要。採精について夫婦で情報を共有しておきましょう。

個々の事情にあわせて当日または事前に採精

精子は時間が経過すると質が低下するため、採精は採卵日に行うのが理想です。病院の採精室でマスターベーションを行い、精液を採取します。

当日来院できない、もしくは心理的に採精室では採取しづらい場合、自宅で採精したものを持参してもOK。ただし、精子は温度が下がると受精能力が落ちるので、寒い日は人肌程度に保温しながら運ぶこと。採精後、2〜3時間以内に提出できるように準備しましょう。

出張や転勤などの事情で当日採精できないときは、あらかじめ採取した精子を凍結保存しておき、採卵日にあわせて融解して受精させることも可能です。精子の数が少ない人や、がんなどの病気で早めに採精しておきたい場合も凍結保存することができます。ただし凍結保存された精子の運動率は半分程度になるといわれています。

無精子症の人は排卵日当日、もしくは事前にTESE《テセ》(精巣内精子採取術)を行って受精に備えます。

採精方法の選択肢

病院で採精
採卵日に病院の採精室で精液を採取。そのまま精子調整して受精に進みます。

自宅で採精して持参
採精後、容器のフタをしっかり閉めて、温度を保ちながら運び、2〜3時間以内に提出します。

事前に採精して凍結保存
採精後、冷却した液体窒素内で凍結保存。半永久的に保存できますが、融解後の精子は運動能力が低下する傾向があります。

TESEで採取
手術で精巣内の精子を見つけて採取。当日すぐに顕微授精、または凍結保存します。

無精子症に可能性を見出す TESE(精巣内精子採取術)

TESEとは、精巣内にある精子を探し出して採取する方法です。陰嚢《のう》の皮膚を切開し、精子がつくられている精細管という組織を採取。その中から精子を見つけ出します。

無精子症には2種類あります。精巣内に精子はあるのに通り道に障害がある「閉塞性無精子症」の場合、simple-TESEで精子の採取が可能。精巣内で精子をつくる機能自体が低下している「非閉塞性無精子症」の場合は、より緻密な手術用顕微鏡を使う手術(micro-TESE)が必要です。数ある精細管の中から精子が含まれていそうな管を見定めて採取し、そこから精子を見つけ出します。必ず精子を採取できるとは限りませんが、可能性は広がります。いずれも日帰り手術が可能です。

不要物を取り除き 良質な精子を選定する

採精後に行うのが精子調整。精液の中から不純物や機能しない精子、奇形精子などを取り除き、質のよい精子だけをより分ける作業です。精子調整にはいくつか方法があり、そこで選定された良質な精子のみが受精に使われます。

精子調整法の種類

密度勾配遠心法

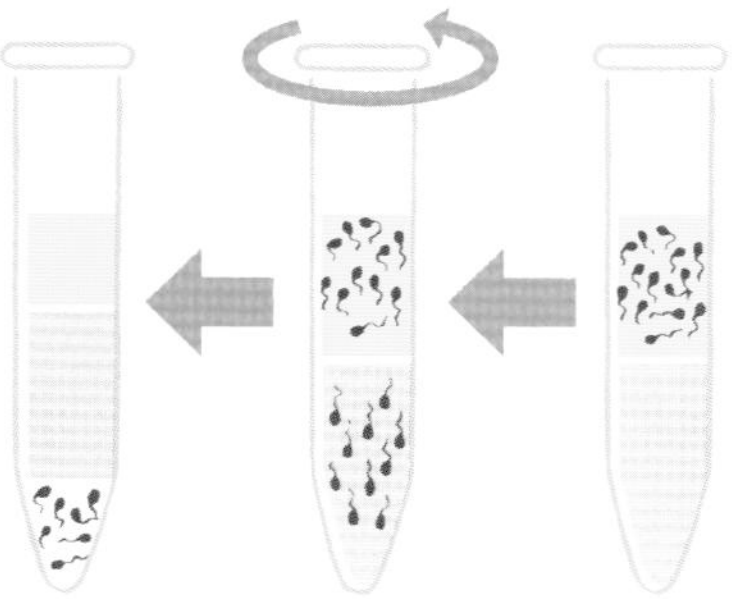

精液を培養液に入れて遠心分離器にかけると、密度の濃い良好な精子は下に沈み、機能しない精子や奇形精子、細菌などの異物は上に浮きます。この原理を利用し、上澄み液を除くことで、元気な精子のみを選別する方法。

スパームセパレーター法

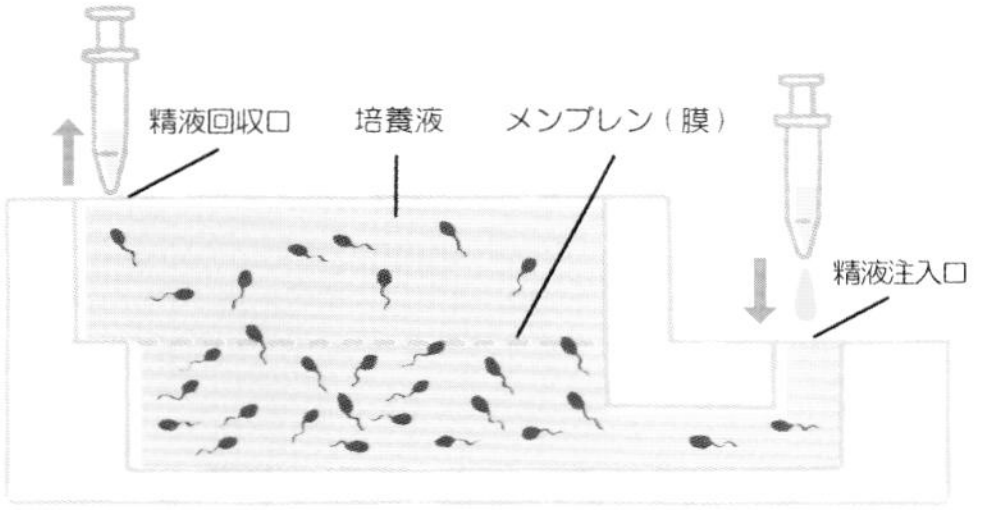

スパームセパレーターという機器に精液と培養液をセットすると、運動能力の高い精子のみが小さな穴の開いた膜を通過して上部までたどり着くしくみ。遠心分離による精子のDNAの損傷を防ぐことが期待できます。追加費用が別途かかります。

スイムアップ法

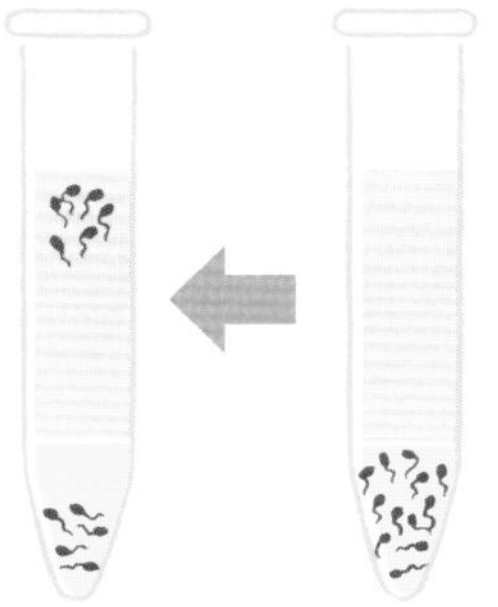

精液に培養液を加えて30分～1時間おくと、運動能力の高い精子のみが泳いで上昇してくるので、その部分のみを回収します。「密度勾配遠心法」で選別した精子に、さらにスイムアップ法を行います。

採精室ってこんなところ

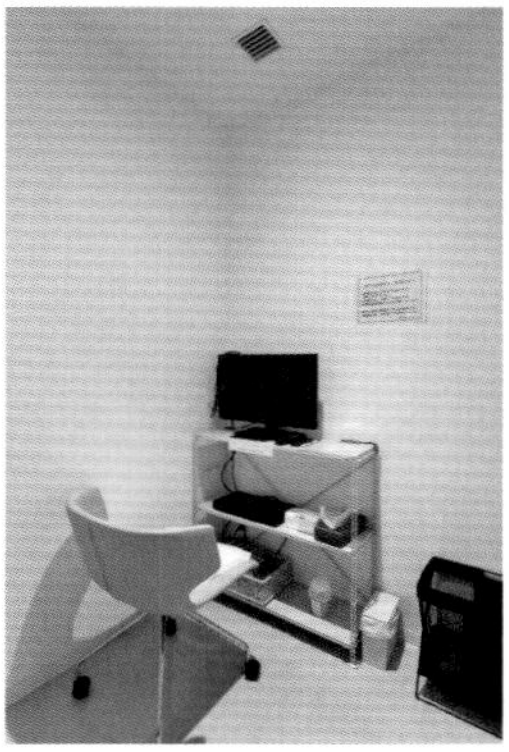

気になるけれど聞きづらい 採精室のこと

「採精室」は、男性がマスターベーションをして精液を採取する部屋。プライベートが守られている空間で、「メンズルーム」とも呼ばれます。

詳細は病院により異なりますが、2～3畳ほどの部屋に洗面台、椅子やソファ、テレビ、DVD、雑誌、ティッシュなどがあり、採取した精液は容器に入れて指定された場所に置いておきます。使用時間はとくに制限がないことが多いです。

採精室に入ることに気おくれしてしまうかもしれませんが、病院にいる人はみな、妊娠に向かう気持ちは同じ。安心して利用してくださいね。

受精の方法

受精の仕方には2種類あります。卵子と精子の状態を確認しながら、ベストな受精方法を模索しましょう。

精子の状態を見て受精方法を決定

卵子と精子を体外で受精させるには2種類の方法があります。1つは、卵子をシャーレに入れて、多数の精子をふりかける「体外受精」。「コンベンショナルIVF❶」または「ふりかけ法」とも呼ばれます。

もう1つは、1つの精子を選び、卵子の中にガラス針で注入する「顕微授精」、別名「ICSI《イクシー》❷」です。自力で卵子のもとにたどり着けない精子を人為的に受精させる技術です。

どちらを選ぶかは、主に採取した精子の状態から判断します。精子に問題がなければ体外受精、精子の運動率が低かったり、数が少なかったりする場合は顕微授精を選択。以前に体外受精で受精できなかった人や、採卵数が少ない場合にも顕微授精を行うことがあります。

画期的な顕微授精ただしリスクもあり

体外受精では、採卵した卵子をシャーレに入れ、調整によって選定された精子をふりかけます。1回の受精に必要な精子の数はおよそ5万～10万個。そのうち1つの精子が卵細胞質に突入すると、卵子を覆っている「透明帯」という膜に変化が起こり、ほかの精子は入れなくなります。こうして数ある精子の中から、最も運動能力の高い精子1つのみが受精する権利を得るのです。

顕微授精では、採精した精子の中から運動性と形が良好なものを1つ選び、卵子の中に注入します。ふりかけ法では、精子が卵子を囲む「卵丘細胞」や膜を自力で突破しなければなりませんが、顕微授精ではそれが不要。採卵した卵子の中から成熟卵のみを選定して行うので、受精率も高まります。良好な精子が1つあれば受精にトライできる画期的な方法です。ただし、精子を注入する際に卵子を傷つけるリスクもあり、費用も高額。必要に応じた選択が求められます。

顕微授精を選択する基準

男性不妊

精子の数や運動量が足りない乏精子症、精子無力症、精子の通り道や射精に問題がある精管欠損症、射精障害など男性不妊の多くに適合。精液中に精子がない無精子症でもTESE（→P.98）で精子を採取できれば顕微授精が可能です。

受精障害

精子の数が十分あるのに受精が起こらないことがあります。原因の特定は難しく、体外受精を試みて初めて発覚します。精子が卵細胞へ入るのを手助けする顕微授精で受精が可能に。

卵子の数や質の低下

女性は高齢になるほど卵子の数が減り、質も低下するので、なるべく早く受精させるために選択します。卵子を覆う膜が硬くなって精子が突入しにくくなっている場合にも有効です。

①体外受精の流れ

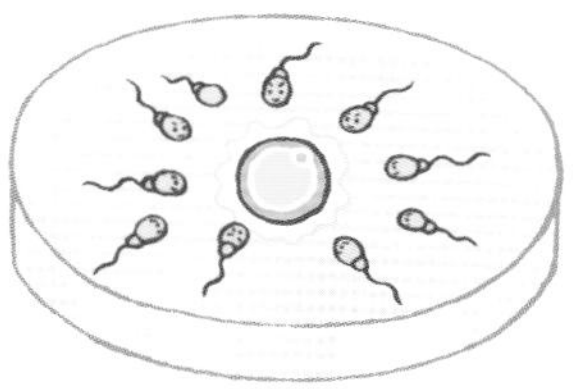

採卵後の卵子に精子をふりかける

培養液が入ったシャーレに卵子を入れ、精子調整によりふるい分けされた精子をふりかけます。卵子は卵丘細胞に覆われています。

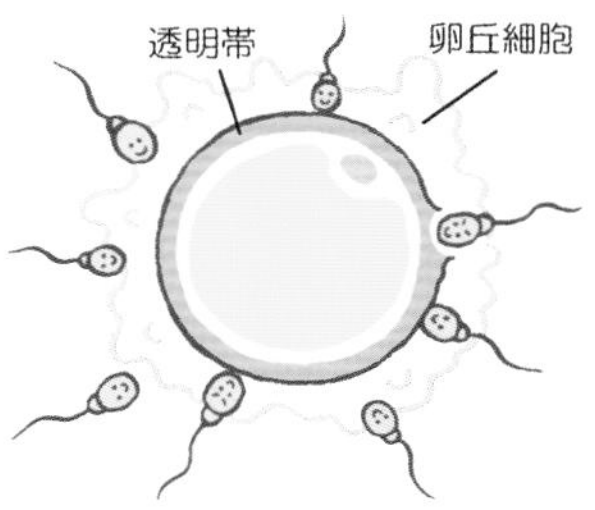

精子は前進して受精能力を獲得

精子は頭部から酵素を出して卵丘細胞を溶かし、さらに透明帯も溶かして前進します。この過程で精子は受精能力を獲得します。

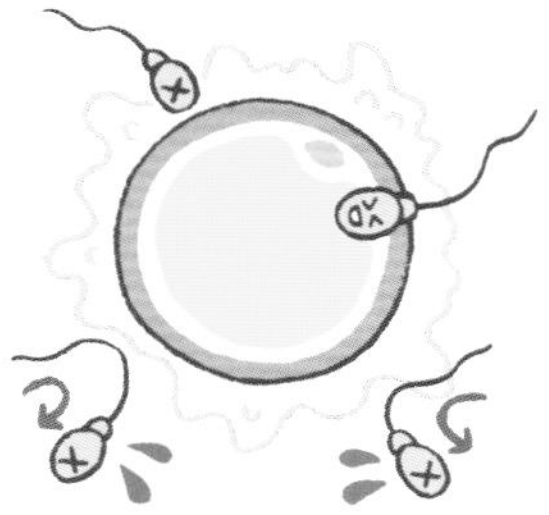

最初の精子が卵細胞質内に突入

1つの精子が卵細胞質内に入ると透明帯の性質が変化し、ほかの精子は入れなくなります。最初に入った精子は受精に進みます。

②顕微授精の流れ

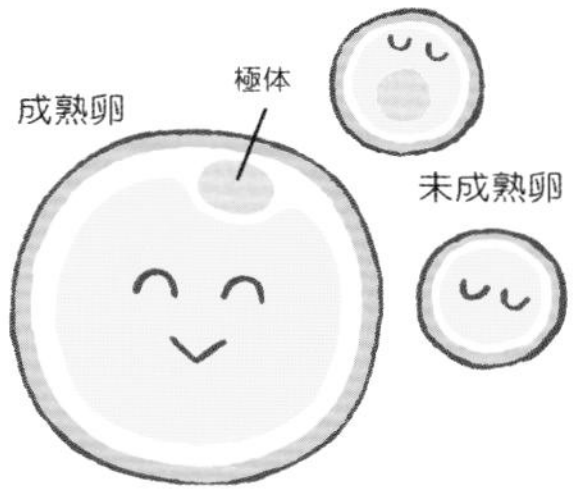

卵子の裸化で成熟卵を選定

卵子の周りの卵丘細胞を取り除く「裸化」を行い、成熟卵と未成熟卵を見分けます。「極体」という小さな細胞ができているのが成熟卵です。

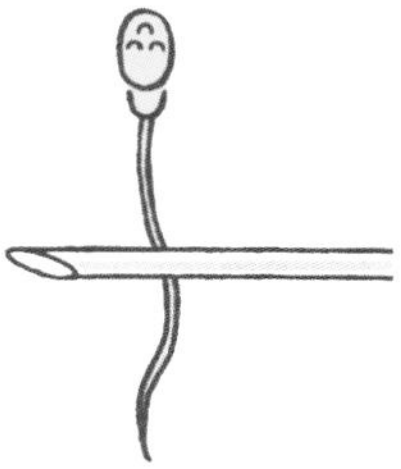

精子の不動化処理で受精能力を獲得

精子のしっぽを針でこすって「不動化処理」を行います。精子は卵丘細胞を通過しない代わりに、この作業で受精能力を獲得します。

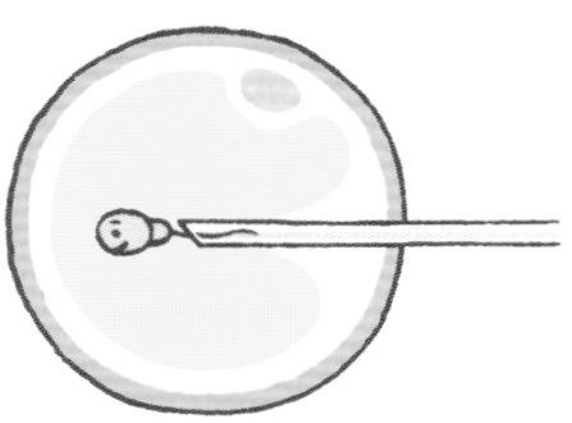

細い管で精子を卵子に注入

髪の毛ほどの細い管で精子を吸い、卵子に刺して注入します。注入された精子は受精に進みます。

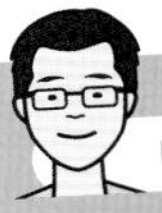

Letter from 松林先生

体外受精を行うと、精子の質も量も良好なのに受精できない「受精障害」が発覚することがあります。その場合、次回は顕微授精を行うことに。受精障害は事前に把握することができません。そのため、複数の卵子を得られた場合、体外受精と顕微授精の両方を行う「スプリット法」という選択肢もあります。ぜひ検討してみてくださいね。

顕微授精「ピエゾ法」

従来の顕微授精では精子を注入する際、細い針で卵子の透明帯や細胞質膜を吸引し、圧をかけながら破る必要がありました。そのため、卵子が変性してしまうことも。近年は、針の先端から細かい振動を出してやさしく穿刺する「ピエゾ法」の導入が進んでいます。卵子にダメージを与えるリスクが減り、受精率を向上させる技術です。

WORD解説

❶コンベンショナルIVF

Conventional In Vitro Fertilizationの略で「体外受精」という意味。

❷ICSI（顕微授精）

Intracytoplasmic Sperm Injectionの略で「卵細胞質内精子注入法」という意味。

採卵〜受精の 気がかりQ&A

Q 自宅採精と院内採精で受精率に差はある？

A 精液所見が良好なら差はありません。精液所見不良の場合は院内採精がベター

精液所見（精液検査結果）で問題がなければ、自宅採精と院内採精で受精率に差は出ません。できるだけリラックスして採精しやすいほうを選択しましょう。自宅採精の場合は人肌程度に保温し、2時間以内に持参することが重要です。

精液所見が不良の場合は、時間の経過や温度の変化による変質を避けるため、院内採精をおすすめします。

Q 採卵後の痛みはどのくらい続く？

A 生理痛に似た鈍痛で1日程度で治ります

採卵後はおなかに生理痛のような鈍痛を感じる人が多いです。たいてい1日程度で治ります。2日以上続いたときは出血や感染、OHSS（卵巣過剰刺激症候群）の可能性があるのですぐに受診を。

Q 採精日の前は禁欲したほうがよい？

A 通常は1〜2日の禁欲をおすすめします

精子は毎日つくられているので、頻繁に射精をして古い精子を出したほうが、質のよい精子を獲得できます。通常は、採精日前に1〜2日は性交やマスターベーションを行わないほうがいいでしょう。ただし、もともと精液量が少ない人はもう少し禁欲期間を長くしたほうがよいでしょう。

Q 採卵時、局所麻酔と静脈麻酔、自分で選択できる？

A 麻酔の考え方は病院により異なるので事前に確認を

麻酔に関する考え方は病院によりさまざま。初めから静脈麻酔を行う、採卵に時間がかかると想定される場合のみ静脈麻酔を行う、局所麻酔しか行わないなど、それぞれ方針が異なります。

2022年4月から体外受精・顕微授精も保険適用されることになりましたが、採卵時の静脈麻酔は保険点数が低いこともあり、保険診療では局所麻酔しか行わない病院が多いようです。排卵時の痛みや麻酔に不安のある人は事前に確認しておきましょう。

Q 精子の量や質を保つコツはある？

A 生活習慣の改善と精巣にやさしい生活を

精子の質は生活習慣によって改善できると考えられています。まずは禁煙、適度な飲酒、肥満予防など、基本的な健康管理から見直しを。

精子は熱に弱いので、熱いお風呂やサウナは控えめに。長時間の車の運転も精巣温度を上げるので、1時間ごとに休憩を入れるとよいでしょう。

精巣の圧迫を避けるため、下着はブリーフよりもトランクスがおすすめ。自転車やバイクに長時間乗り続けることも避けたほうがよさそうです。

精子は精巣にためすぎると質が低下するので、射精を頻繁に行って、質のよい精子を産生しましょう。2日に1回のペースが理想です。

妊活は「夫婦で一緒に」が大切。日頃の小さな心掛けから始めてみましょう。

Q 採卵時や採卵後に出血しても大丈夫？

A 針を刺すので出血は避けられません。たいていは自然に収まるので心配しすぎずに

腟と卵巣に針を刺すので、採卵時の出血は避けられません。採卵後の出血を最小限にするには細い針を用いることと、穿刺回数を最小にする必要がありますが、細すぎる針を用いると卵子の変性をきたす確率が高くなります。また、できるだけ多くの卵子を得るためには、複数回針を刺すことも免れません。

多少の出血は自然に収まるので心配しなくて大丈夫。2000分の1程度の確率で入院や緊急手術が必要になることがありますが、出血しやすい人、しにくい人を事前に識別することはできません。数日経っても出血が止まらないときや腹痛がひどいときは受診するようにしてください。

Q 顕微授精で精子を注入する際卵子にダメージは？

A 卵子のダメージはほとんどありませんがリスクがゼロとはいえません

ピエゾ法(↓P.101)など技術が進歩しており、顕微授精によって卵子がダメージを受けることはほとんどありません。しかし、卵子の細胞膜が弱い人では、針が刺さった瞬間に卵子が壊れてしまうリスクがごくまれにあります。

男性不妊や受精障害の場合は顕微授精が有効ですが、問題がない場合は体外受精を優先するとよいでしょう。

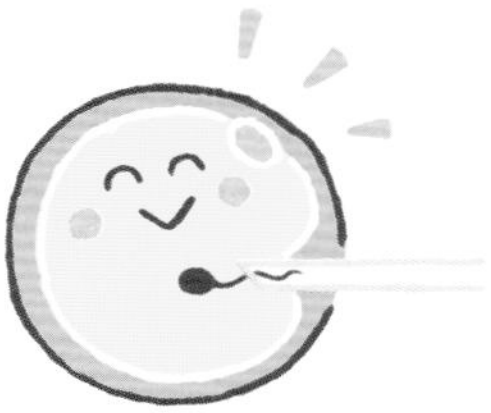

受精確認後の胚の培養

受精卵は、培養器の中で発育し続けます。培養士が絶えず観察し、その成長を見守ります。

細胞分裂を繰り返し初期胚から胚盤胞へ

体外受精または顕微授精を行った17～20時間後、つまり、採卵の翌日に受精確認を行います。卵子の中に2つの前核が確認できれば、正常に受精されたと判断されます。

通常の妊娠では、卵管で受精したあと、受精卵は細胞分裂を繰り返しながら子宮に移動して着床します。体外受精では卵管や子宮の代わりに、体内と同じ環境に整えた培養器（インキュベーター）の中で受精卵を成長させます。

受精後、約20時間が経過すると2つの前核は融合して1つの細胞になり、細胞分裂を始めます。細胞分裂を始めた受精卵は「胚」と呼ばれ、2分割、4分割、8分割と分裂を繰り返します。8分割までの胚を「初期胚」、細胞分裂の最終形を「胚盤胞」といいます。

胚の成長過程

初期胚

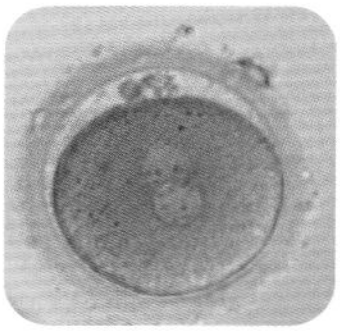

受精卵
（1日目）

卵子と精子、それぞれの遺伝情報を含む2つの前核が見られます。

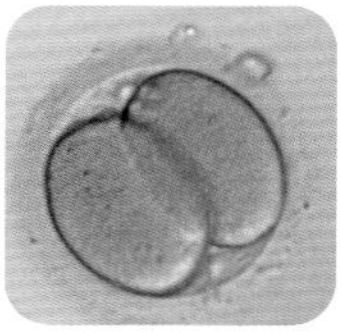

2分割
（1日目）

前核が１つの細胞になり、分割を始めます。ここからは「胚」と呼びます。

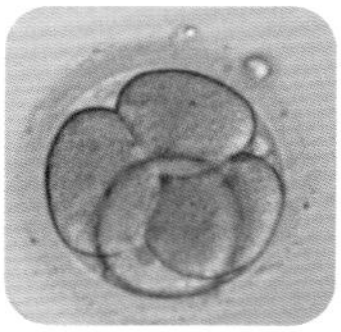

4分割
（2日目）

さらに分割が進みます。分裂した各細胞のことを「割球」と呼びます。

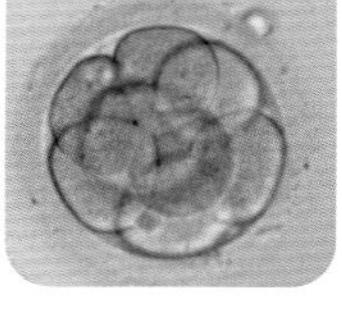

8分割
（3日目）

さらに分割して８分割に。２分割から８分割までの状態を「初期胚」と呼びます。

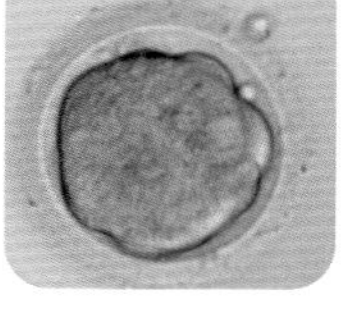

桑《そう》実《しつ》胚
（4日目）

割球同士が融合して境目があいまいになり、桑の実に似た形になります。

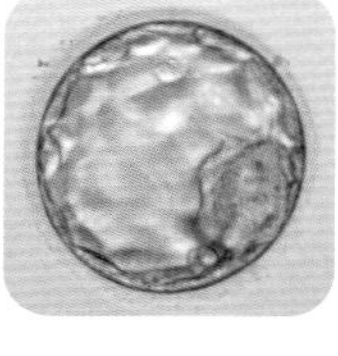

胚盤胞
（5日目）

空洞（胞胚腔）ができます。胚盤胞はさらに成長を続けます（→P.107）。

タイムラプスインキュベーターで24時間体制の観察

受精卵はインキュベーターの中で、子宮に移植できる状態まで育てます。インキュベーター内は温度や酸素濃度が卵管内や子宮内と同じ状態に保たれています。

従来のインキュベーターでは、胚を外に取り出して顕微鏡で観察する必要がありました。そのたびに光にさらされ、温度や酸素濃度が変化するため、胚には負担がかかります。

しかし最近は、タイムラプスインキュベーターの使用が主流に。顕微鏡とカメラの機能を備えている培養器です。胚は個別の部屋で管理され、数分おきに自動撮影されます。画像は外部モニターやパソコンで確認できるので、受精卵をインキュベーターから出し入れせずに24時間体制で観察することが可能。環境の変化によるストレスを与えることなく培養でき、随時細かい情報を得ることができるようになりました。

培養室には非常用バックアップ電源も完備されており、災害時にもしっかり胚は保護されるので安心です。

培養室ってこんなところ

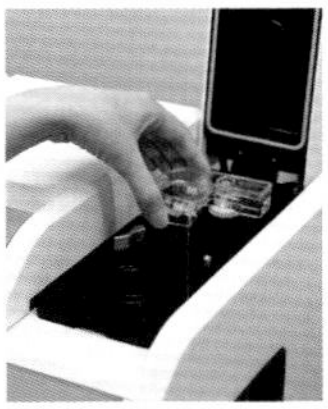

タイムラプスインキュベーター

胚は個別に管理され、モニターで絶えず観察。２名以上の培養士が立ち会うダブルチェックやICタグで、取り違えにも細心の注意を払います。

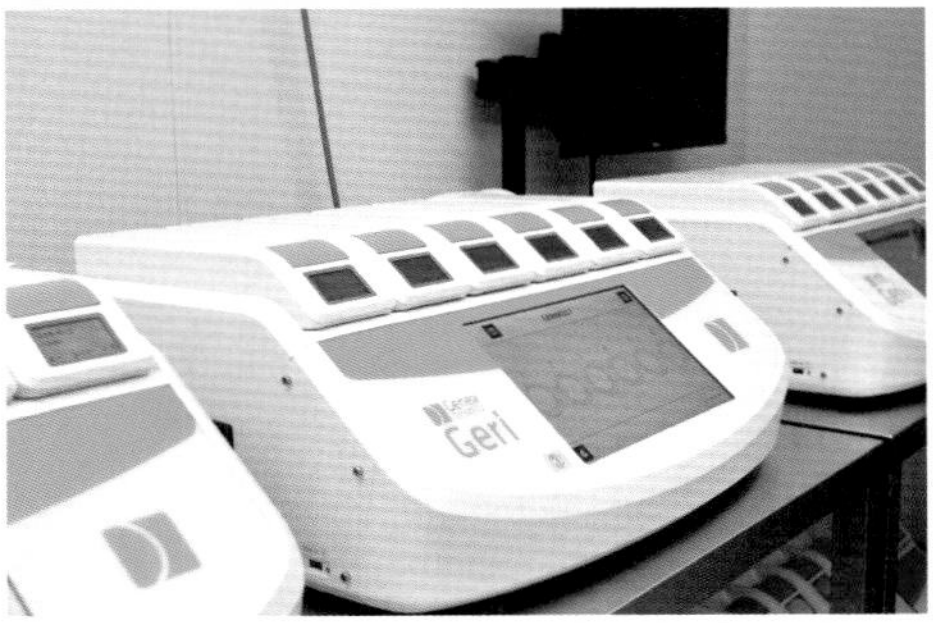

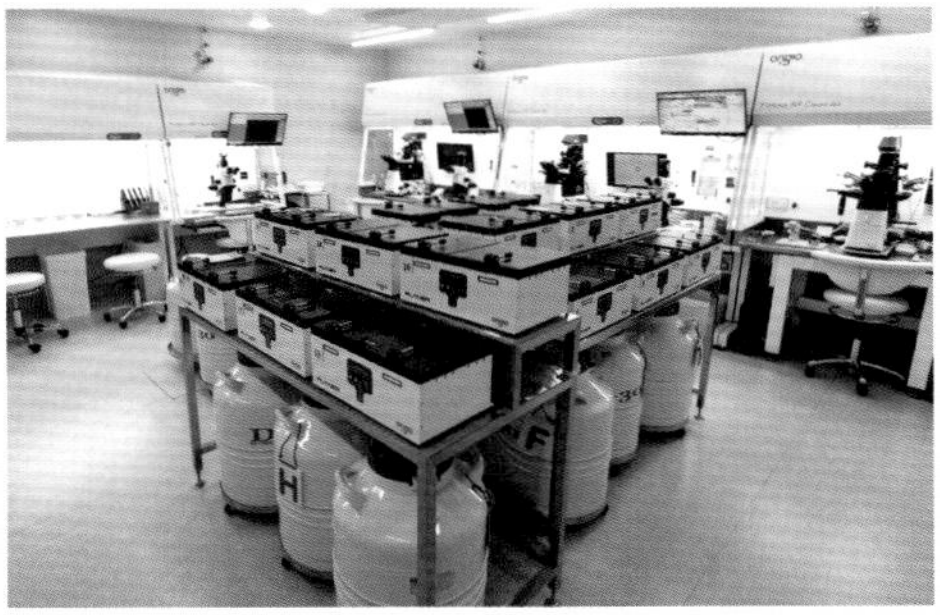

培養室　機器が並ぶ培養室。卵子や精子の選別、体外受精や顕微授精、胚の培養、移植まで幅広く担う重要な空間です。

医師と培養士が
一丸となって
治療をサポート
します！

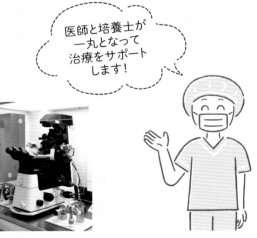

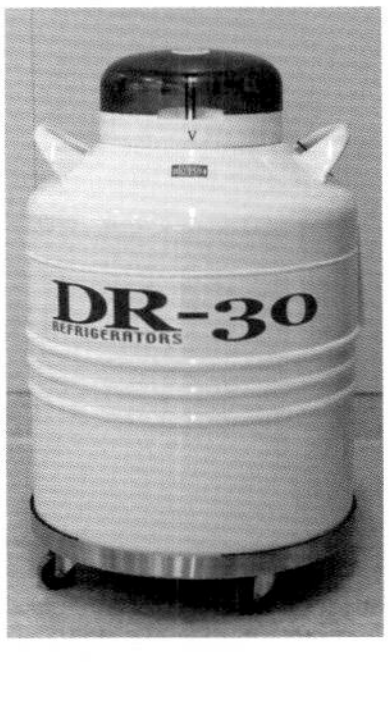

凍結タンク

卵子、精子、胚を凍結するタンクの中はマイナス196℃の液体窒素。

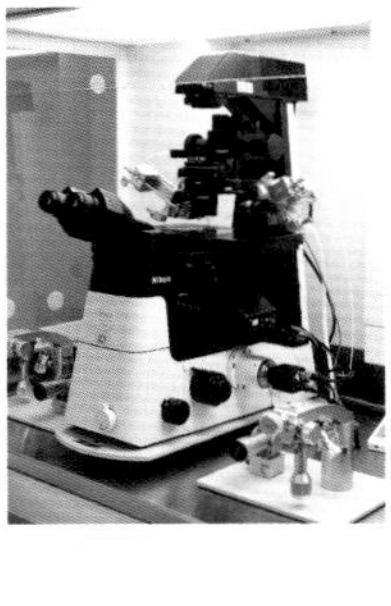

倒立顕微鏡

高性能な顕微鏡は体外受精や顕微授精に欠かせないアイテム。

良好な胚の評価基準

妊娠率を高めるには、良好な胚を選別することが重要。胚の成長速度や発育状況を観察して評価します。

妊娠率を高めるために胚の質を見極める

体外受精（および顕微授精）では複数の卵子を採取して受精させ、培養します。子宮に移植するため、その中から質のよい胚（良好胚）を選別します。子宮に胚を移植してもなかなか着床できない場合、原因の多くは胚の質に由来していると考えられるためです。

良好な胚を見極める際に重視するのは、細胞の数や大きさと成長速度。細胞が8分割するまでの「初期胚」は「ヴィーク分類」という評価基準により5段階で評価。細胞内部に空洞ができる「胚盤胞」になってからは「ガードナー分類」という評価基準により9つのグレードに分類されます。タイムラプスインキュベーター（→P.105）の開発により、正確に胚の発育状況が把握できるようになり、評価の精度はより高まっているといえます。

初期胚の評価基準（ヴィーク分類）

胚の成長速度は受精後2日目に4分割、3日目に8分割するくらいが適当。初期胚は細胞の数、大きさの均等性、フラグメントの量によって5段階で評価します。フラグメントとは分裂するときにできる細胞の断片のことで、フラグメントの占める割合が少ないほど良好で、染色体異常も少ないといわれています。

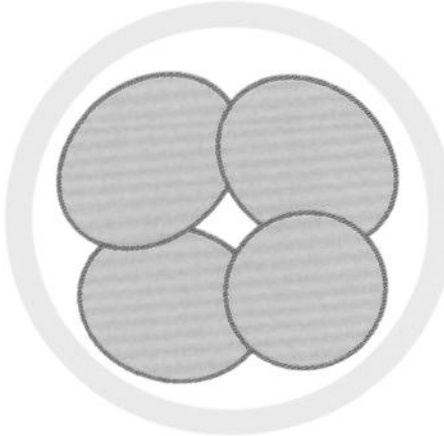

グレード1

割球の大きさが均一でフラグメントがない。

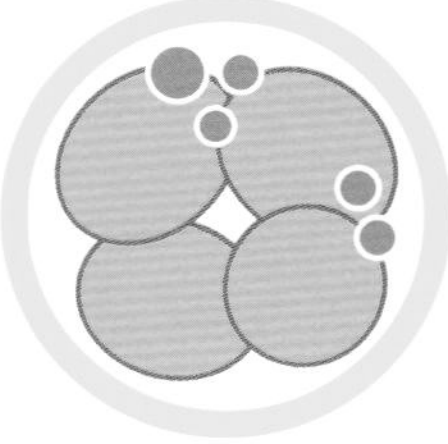

グレード2

割球の大きさは均一で、フラグメントがわずかにある。

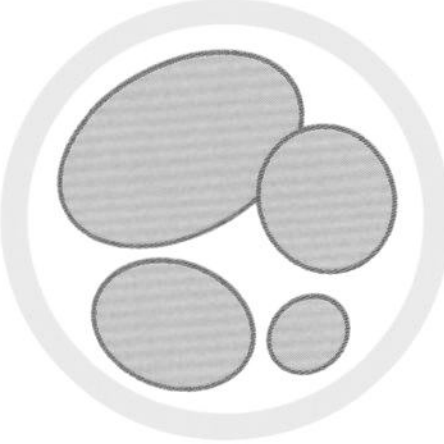

グレード3

割球の大きさは不均一だが、フラグメントがない。

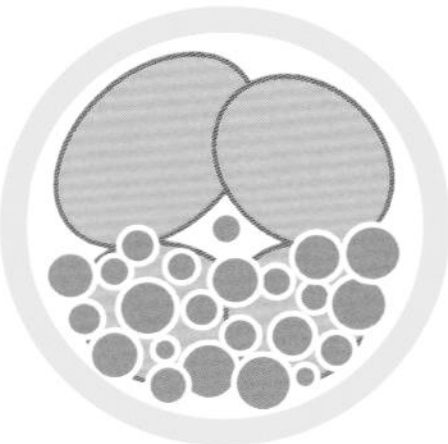

グレード4

割球の大きさは均一または不均一で、フラグメントが多い。

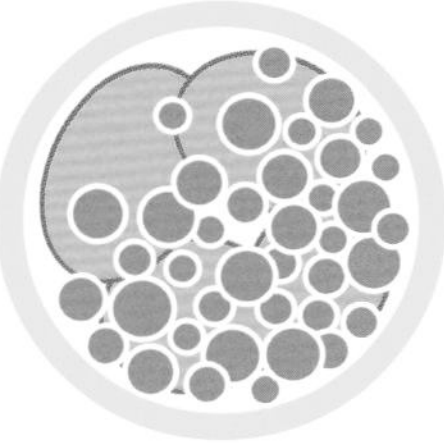

グレード5

割球がわかりづらく、フラグメントがかなり多い。

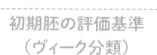

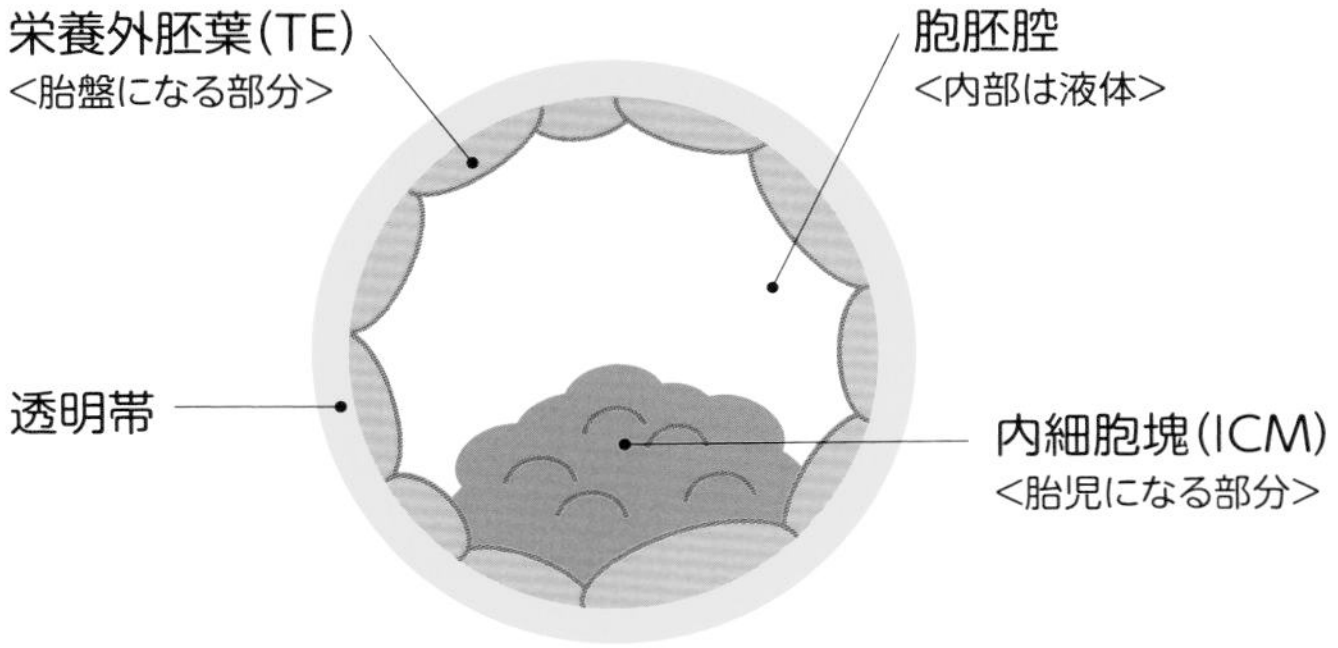

4 A A

胚盤胞の発育段階　ICMのグレード　TEのグレード

胚盤胞の評価基準（ガードナー分類）

受精後胚盤胞になると、将来胎児になる「内細胞塊」と、胎盤になる「栄養外胚葉」で構成されます。胚盤胞のグレードは「4AA」というように、数字1個と英字2個の組みあわせで表します。数字は胚盤胞の発育段階（大きさ）を表し、真ん中の英字は内細胞塊、右の英字は栄養外胚葉の状態を表しています。

胚盤胞の発育段階

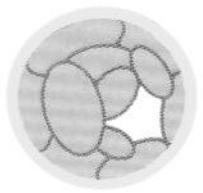

クラス1
初期胚盤胞
胞胚腔が胚の半分未満。

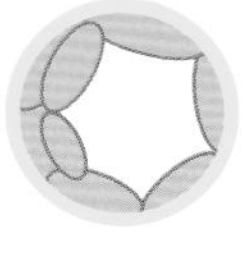

クラス2
胚盤胞
胞胚腔が胚の半分以上。

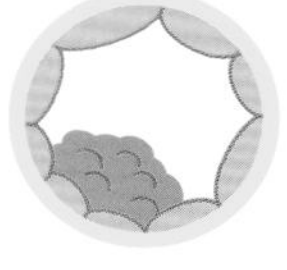

クラス3
完全胚盤胞
胞胚腔が胚全体に広がっている。

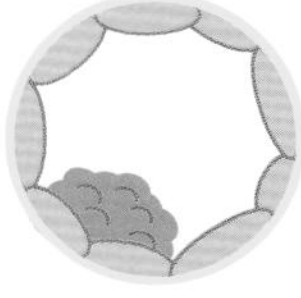

クラス4
拡張胚盤胞
胞胚腔が拡大し、透明帯が薄くなっている。

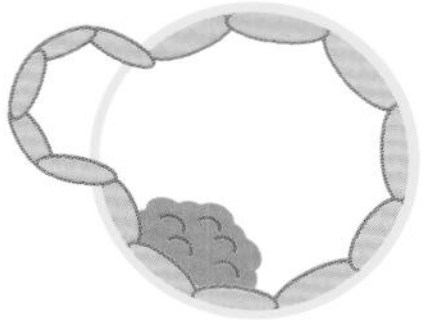

クラス5
孵化胚盤胞
胚の一部が外に飛び出し始めている（孵化）。

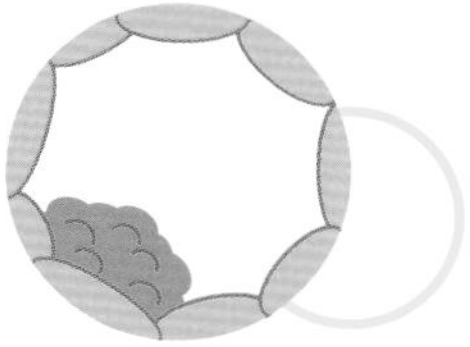

クラス6
孵化後胚盤胞
胚が透明帯から完全に脱出している。

内細胞塊と栄養外肺葉のグレード

細胞数は多くて密であるほど高評価。内細胞塊と栄養外胚葉がそれぞれABCの３段階で評価され、Aが良好、Cが不良であることを示しています。

内細胞塊(ICM) ＼ 栄養外胚葉(TE)	A（細胞数が多く密）	B（細胞数が少なく疎）	C（細胞数が非常に少ない）
A（細胞数が多く密）	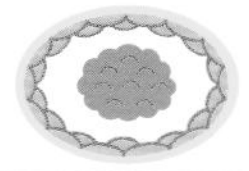	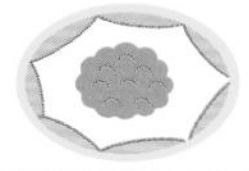	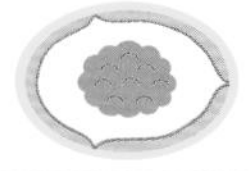
B（細胞数が少なく疎）	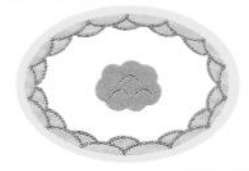	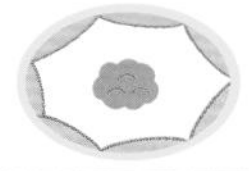	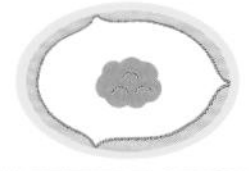
C（細胞数が非常に少ない）	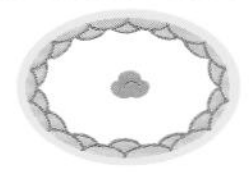	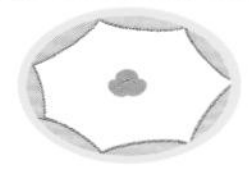	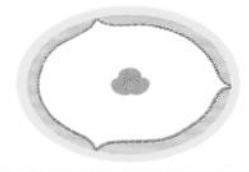

胚移植の方法と選択肢

体外受精の最後のステップ。大切に育てた胚を子宮に戻します。移植の時期や方法を検討しましょう。

時期や方法が異なる 胚移植の選択肢

胚の成長が順調に進んだら、いよいよ胚を子宮に戻します。これを「胚移植」といい、移植するタイミングは、培養2～3日目に行うⒶ「初期胚移植」と、培養5日目に行うⒷ「胚盤胞移植」があります。また、培養した胚をそのまま使う「新鮮胚移植」にするか、凍結保存したものを融解して使う「凍結胚移植」にするかも選択します。さらに「凍結胚移植」の場合には、自然の排卵にあわせて移植する「自然周期」と、ホルモン剤を用いて移植日をコントロールする「ホルモン補充周期」の2パターンがあります。

一般的には、初期胚移植よりも胚盤胞移植のほうが妊娠率が高いといわれています。また、近年は凍結の技術が進歩し、凍結により胚がダメージを受けることがほぼなくなり、凍結胚移植が多くなっています。ただし、それぞれにメリットとデメリットがあり、選択すべき方法は胚や子宮の状態、過去の治療履歴、年齢などにより異なります。より妊娠率が高まるよう、自分に合った方法を医師とよく相談して決めましょう。

胚移植の選択肢

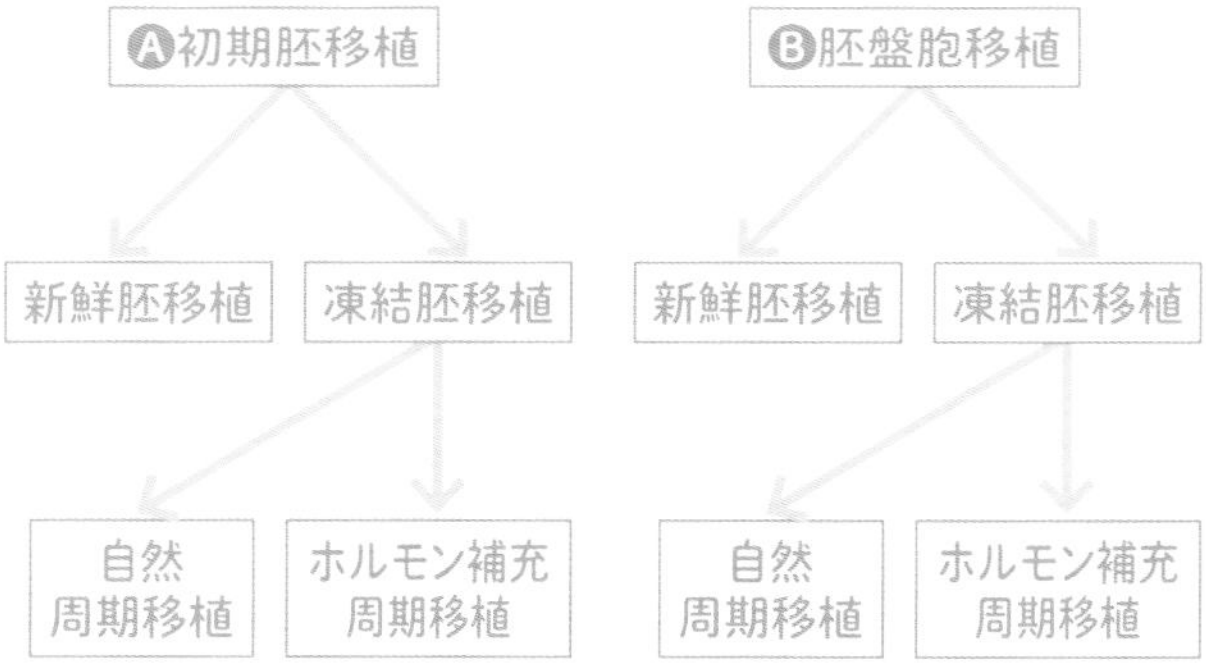

胚移植の方法

やわらかいカテーテルで胚を子宮にそっと置く

胚移植ではまず、細くてやわらかいカテーテルで胚と培養液を吸引。超音波で確認しながら、腟から子宮へカテーテルを挿入します。最も着床しやすいといわれている子宮中央にそっと胚を置いて終了です。所要時間はおよそ5分。痛みはほとんどなく、麻酔も不要なので、すぐに帰宅できます。当日は通常通り生活してかまいません。ただし妊娠が確定するまで、過度な運動は控えたほうがよいでしょう。

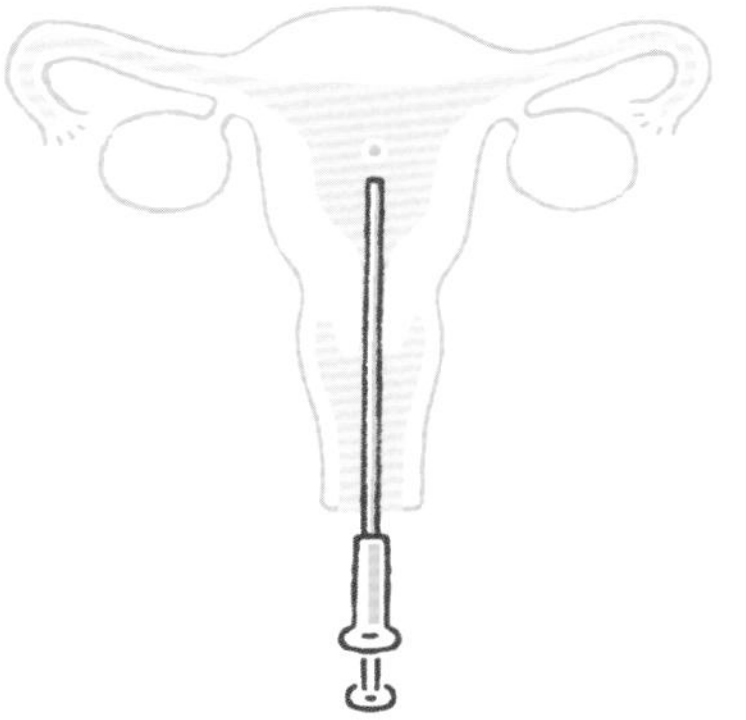

初期胚移植と胚盤胞移植

胚移植で最初に選択するのが「初期胚で移植」もしくは「胚盤胞まで培養してから移植」のどちらかです。判断基準の1つとなるのが着床率です。初期胚のなかには培養の間に成長が止まってしまい、胚盤胞まで育つことができないものもあるので、胚盤胞移植のほうが着床率は高い傾向にあります。胚盤胞移植であれば、淘汰を乗り越えて胚盤胞まで成長できた胚を移植するため、子宮内でも順調に成長し、着床する可能性が高いと考えられます。

しかし、必ずしも胚盤胞移植のほうがよいともいえないのが難しいところ。胚にとっては、培養するよりも子宮内のほうが自然な状態にあるからです。年齢が高く卵子の質が低下していたり、過去に胚盤胞移植でうまくいかなかった場合は、初期胚移植を選択することで妊娠率が高まることもあります。

年齢が高く、良好胚を複数回移植しても妊娠にいたらない場合、初期胚と胚盤胞の両方を移植する「二段階胚移植法」（→P.110）も選択肢の1つです。

新鮮胚移植と凍結胚移植

初期胚移植でも胚盤胞移植でも、移植する周期には2つの選択肢があります。採卵から受精、移植までを1回の月経周期の間に行うのが「新鮮胚移植」、胚を凍結保存し、別の周期に融解して行うのが「凍結胚移植」です。

妊娠率が高いのは凍結胚移植のほうです。凍結保存すれば、子宮の着床環境が整ってから移植できるので、妊娠率が高まります。複数の胚を凍結しておけば、一度の移植でうまくいかなくても再チャレンジすることが可能。2人目以降の妊娠を望む際にも使うことができます。現在、凍結保存する技術は飛躍的に進歩していて、凍結や融解により胚がダメージを受けることもほとんどありません。

さらに凍結胚移植は、ＯＨＳＳ（卵巣過剰刺激症候群）のリスクも軽減します。妊娠するとｈＣＧ（絨毛性性腺刺激ホルモン）が分泌されるため、卵巣刺激でｈＣＧ注射を使用した周期に移植すると刺激が過剰になる恐れがありますが、凍結胚移植なら、卵巣刺激と胚移植は別の周期なので、その心配がありません。

これらの理由により、今は凍結胚移植を選ぶことが主流です。ただし、凍結や融解が胚にダメージを与える可能性はゼロではなく、費用もかかります。迷いや不安があれば必ず医師に相談を。

新鮮胚移植のメリット

- 金銭的負担が軽い
- 凍結や融解で胚がダメージを受ける心配が少ない

凍結胚移植のメリット

- 子宮の着床環境が整ってから移植するので妊娠率が高まる
- OHSSになる可能性が低い
- 複数の胚を凍結保存することで、採卵からやり直すことなく再チャレンジできる

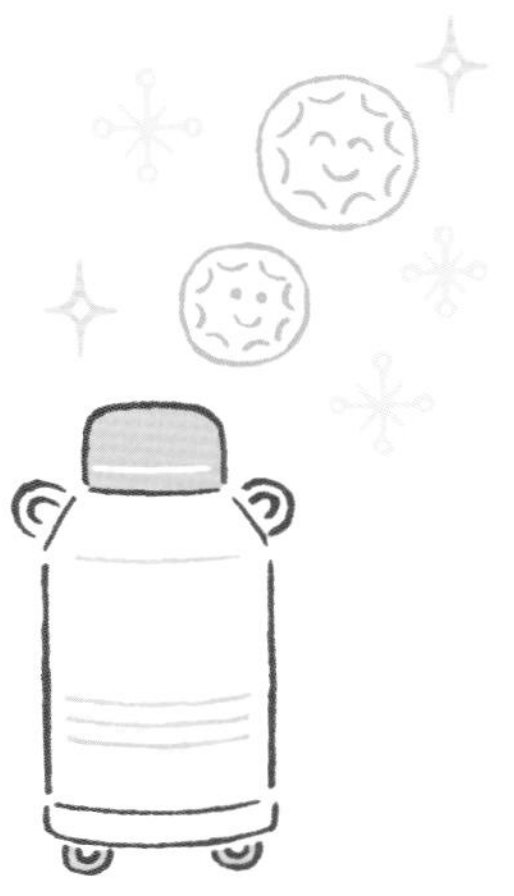

自然周期とホルモン補充周期

凍結した胚を融解して移植するには、子宮の状態が整っている時期を選ぶことが大切。初期胚であれば排卵の2～3日後、胚盤胞なら5日後が適切です。

自然の排卵にあわせて移植日を決めるのが「自然周期」、ホルモン剤を用いて移植日をコントロールするのが「ホルモン補充周期」です。

どちらの方法でも妊娠率に大きな差はありません。卵巣や子宮の状態、年齢、スケジュールなど、状況にあわせて選択しましょう。

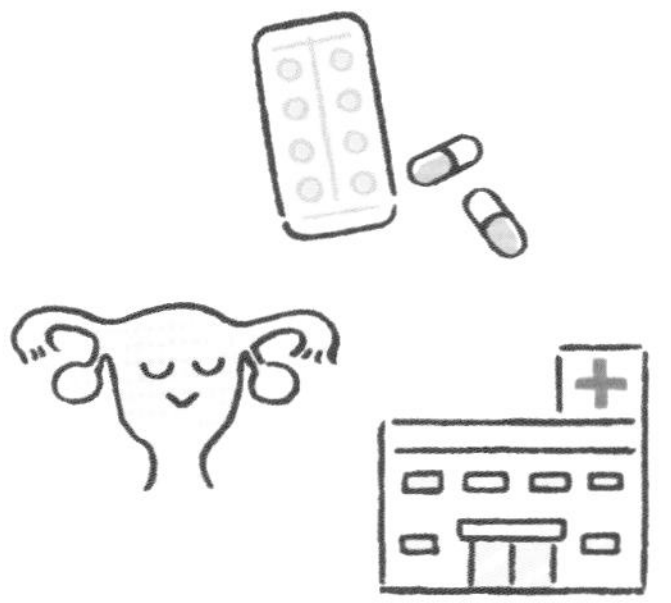

自然周期移植

超音波検査や血液検査などで排卵日を特定し、そこから算出して移植日を決定します。正確な排卵日を調べるために通院回数は多めになります。必要に応じて排卵を手助けする飲み薬を服用。移植後には黄体ホルモンを補充することがありますが、薬は少なめ。月経周期が安定している人に向いている方法です。

メリット

- 金銭的負担が軽い
- あまり薬を使わない

デメリット

- 通院回数が多め
- 移植日を自分の都合にあわせて決められない
- 排卵しない、卵胞が育たない、などの理由で移植できないことがある

ホルモン補充周期

卵胞ホルモン剤と黄体ホルモン剤を投与して、子宮内膜を受精卵が着床しやすい状態に整えてから移植します。移植日を自分の都合にあわせて決めることができ、年齢が高い人や閉経した人でも移植できるのがメリット。

自力では黄体ができないので、妊娠確定後も黄体ホルモン剤を服用します。

メリット

- 通院回数が少なめ
- 移植日を自分の都合にあわせて決められる
- 排卵障害のある人や年齢が高い人でも移植可能

デメリット

- 金銭的負担がやや重い
- 薬の量が多く投与期間も長くなる

妊娠率を上げるオプション治療

アシステッドハッチング（AHA）

高齢や凍結保存により硬くなった卵子の透明帯をレーザーで切開し、胚の孵化（ハッチング）を手助けする方法。

SEET《シート》法（子宮内膜刺激移植法）

培養液を子宮に注入し、その後胚盤胞を移植する方法。培養液により子宮内膜が刺激され、着床環境が整います。

二段階胚移植法

最初に初期胚を移植し、2～3日後に胚盤胞を移植する方法。先に移植した初期胚により子宮の着床環境が整い、後から移植した胚盤胞が着床しやすくなります。ただし、胚移植をできるのは原則1個なので、この方法を行えるのは「35歳以上、または良好胚を反復移植しても妊娠にいたらなかった人」のみです。

※2022年4月より体外受精は保険適用になりましたが、オプション治療には適用外のものもあります。上記のうち、AHAは適用内、SEET法と二段階胚移植法は適用外ですが、先進医療として保険診療との併用が可能です。

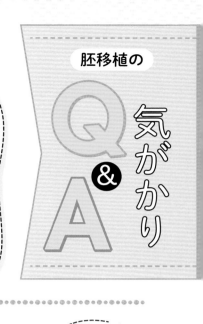

胚移植の気がかりQ&A

Q 長期保存すると胚の質に悪影響を与えるのでは？

A 凍結保存期間と胚のダメージに関連性はありません

胚はマイナス196℃の液体窒素の中で凍結保存され、半永久的に同じ状態をキープします。凍結操作と融解操作によりダメージが生じる可能性はありますが、現在の凍結技術ではほぼ心配ありません。また、凍結保存期間の長さとダメージの有無にも関連はありません。日本産科婦人科学会では、凍結保存期限を「夫婦として継続しており、女性の生殖年齢を超えない期限まで」としています。

Q 胚移植後、妊娠が確定するまで気を付けることは？

A 移植後1週間はできる限り安静に

胚移植後1週間は、マッサージチェアや砂利道での自転車走行など細かい振動が続くものや、セックス、運動、温泉なども控えたほうが安心です。

Q 一度に複数の胚を移植できる？

A 原則1個ですが2個までは許容範囲

リスクのある多胎妊娠を避けるため、胚移植は原則1個とされています。ただし年齢が高い場合や治療回数を考慮し、2個まで許容されることもあります。

Q 胚移植後に痛みはない？

A 子宮内に胚をそっと置くイメージ。痛みはありません

胚移植は、細くてやわらかいカテーテルを使って受精卵を子宮内にそっと置くイメージ。麻酔は行わず、術後に痛みを感じることもありません。

Q 自然周期移植で自然排卵した卵子はどうなる？

A 通常の排卵と同じく受精も可能です

タイミング法や人工授精を行えば妊娠するチャンスもあります。受精しなければ、体内で吸収されてなくなります。

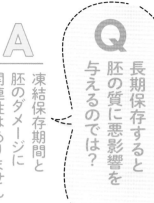

妊娠の判定

妊娠の判定は血液検査で行います。胎嚢や心拍を確認できたら妊娠確定。次のステップに進みましょう。

胚移植の約2週間後に血液検査で妊娠を判定

妊娠の判定は、胚移植の約2週間後に行います。胚は胚盤胞となって孵化した後、絨毛という細かい根のようなものを生やし、子宮内膜の奥に潜り込みます。母体から酸素や栄養を受け取れるようになると「着床」の完了です。

着床後、絨毛からhCG（絨毛性性腺刺激ホルモン）が分泌されて卵巣を刺激。エストロゲン（卵胞ホルモン）やプロゲステロン（黄体ホルモン）が多く分泌されて、妊娠を継続できる環境が整います。

妊娠判定で行うのは、尿や血液中に含まれるhCG濃度の測定。hCGは胎盤になる細胞から分泌されるホルモンなので、数値が高いほど妊娠の可能性は高いといえますが、ここではまだ未確定。さらに1週間後、超音波検査で胎嚢《のう》を確認できると妊娠が確定します。

hCG値測定後も検査を継続することが大切

最初の診断で妊娠を確定できないのは、hCG値が陽性でも、1週間後の超音波検査で胎嚢が見られないことがあるからです。この時期の流産を「化学流産」といい、原因は解明されていませんが、胚の染色体異常が主な原因だと考えられています。胎嚢の確認からさらに1～2週間後、胎児の心拍を確認できれば、流産の可能性はぐんと下がります。

hCG値が高いのに胎嚢が見られない場合、「異所性妊娠」の可能性もあります。「子宮外妊娠」とも呼ばれ、子宮内膜以外の場所、主に卵管内で着床してしまうことです。体外受精の場合、胚を子宮に移植したあと、何らかの原因で胚が卵管に移動してしまったと考えられます。胎児は子宮以外の場所では成長できないので、残念ながら妊娠を継続することはできません。卵管内で大きくなると卵管が破裂して大出血を起こす危険性もあり、母体の命に関わるので、早めの処置が必要です。

初期のhCG値だけにとらわれず、正常妊娠が確定するまで、しっかり検査を受け続けるようにしましょう。

妊娠検査薬の判定は正しい？

市販の妊娠検査薬は尿中のhCG濃度をもとに判定します。気を付けたいのは、検査薬の結果で自己判断しないこと。検査をするのが早すぎたり、尿の量が少なかったりすると、着床していても陰性になることがあります。逆に、妊娠していないのにhCG値が高くなることも。胚移植後に黄体ホルモンを補充した場合、hCG注射の影響で数値が高く出ることがあるのです。検査薬の結果はあくまでも参考程度に受け止めて。

妊娠の判定から次のステップへ前進

赤ちゃんを包んでいる胎嚢を確認した後、妊娠6～7週目で胎児の心拍が確認できます。体外受精でも、妊娠した後の経過は自然妊娠と同じ。微量の出血や腹痛、倦怠感などの初期症状を感じることがあります。ホルモンバランスの変化で精神的に不安定になったり、吐き気や胸やけなどつわりの症状があらわれることも。この時期は早期流産の可能性もあるので、体調の急激な変化や不安があれば、迷わず医師に相談しましょう。なるべくストレスのない生活を心がけ、バランスのよい食生活や睡眠も大切です。

妊娠9～10週目を迎えると、クリニックを卒業。出産する病院へ転院します。

妊娠できなかったときは、気持ちが落ち込むこともあるでしょう。しかし、妊娠の判定はゴールではなく、次のステップに進むためのスタートです。疑問や不安は1人で抱え込まずに相談を。今後も治療を続けるかどうかも含め、家族や医師と前向きに相談していきましょう。

妊娠判定の流れ

- 移植の約2週間後：血液検査でhCG値測定
- 妊娠5週目：超音波検査で胎嚢を確認 → 妊娠確定
- 妊娠6～7週目：超音波検査で心拍を確認
- 妊娠9～10週目：出産する病院へ転院

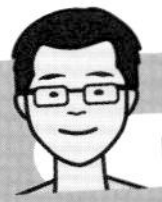

Letter from 松林先生

妊娠率を高めるには「平穏な気持ち」が大切です。治療中には焦りや不安、いらだちを感じることも多いでしょう。一方、治療をやめて平穏な気持ちを取り戻したとき、ふと妊娠するケースも多くあります。妊娠には心理的要因が関係しているのです。治療中も趣味やリラックスする時間を大切にして、心穏やかに過ごしてくださいね。

ステップダウン&ステップミックス

高度な治療に疲れたときは思い切って少しお休みも

不妊治療は、排卵日にあわせてセックスする「タイミング法」から始め、採取した精子を子宮に注入する「人工授精」を経て「体外受精」へ進んでいくイメージです。しかし、高度な治療をする体外受精は体にも金銭的にも負担大。成果が出ないと、先が見えない不安から精神的に落ち込むことも多いです。

そんなときは、一度治療をお休みするのも手。体外受精から人工授精に「ステップダウン」、体外受精を行いながらタイミング法や人工授精を取り入れる「ステップミックス」も検討してみましょう。実際、気持ちを切り替えたタイミングで妊娠した、という例も少なくありません。「最後の手段」とは限らないのです。

体外受精
⇅
人工授精
⇅
タイミング法

不妊治療で使う薬について

注射や飲み薬を用いることが多い不妊治療。あらかじめ薬を使う目的や効能を知っておくと安心です。

卵巣刺激で使う薬

卵巣刺激では、卵胞を育てる「排卵誘発剤」、卵胞を成熟させる「排卵促進剤」、排卵を抑える「排卵抑制剤」の3つを主に使います。

排卵誘発剤（卵胞を育てる薬）

通常排卵する際には、脳の視床下部からＧｎＲＨ（ゴナドトロピン放出ホルモン）が分泌され、それを受けて下垂体からゴナドトロピン（性腺刺激ホルモン）と呼ばれるＦＳＨ（卵胞刺激ホルモン）とＬＨ（黄体化ホルモン）が分泌されます。排卵誘発剤はこれらのホルモンの働きを補い、排卵をサポートする薬。複数の卵胞を育てることで妊娠率を高めます。

　排卵誘発剤には、飲み薬と注射の2種類があります。飲み薬は比較的効果が緩やかな分、副作用も少なめ。注射は効果が高く、より多くの卵胞が育つ可能性がありますが、ＯＨＳＳ（卵巣過剰刺激症候群→P.87）を起こすことがあるので注意が必要です。

飲み薬

飲み薬は、脳の下垂体に働きかけることでFSHの分泌を促し、卵胞を発育させます。体への負担が少ない分、効果は緩やか。タイミング法や人工授精でも用いられ、体外受精では主に低刺激法（→P.91）で使用します。飲み薬の中にも数種類あり、頭痛やめまいなどの副作用が起きることも。事前に確認しておきましょう。

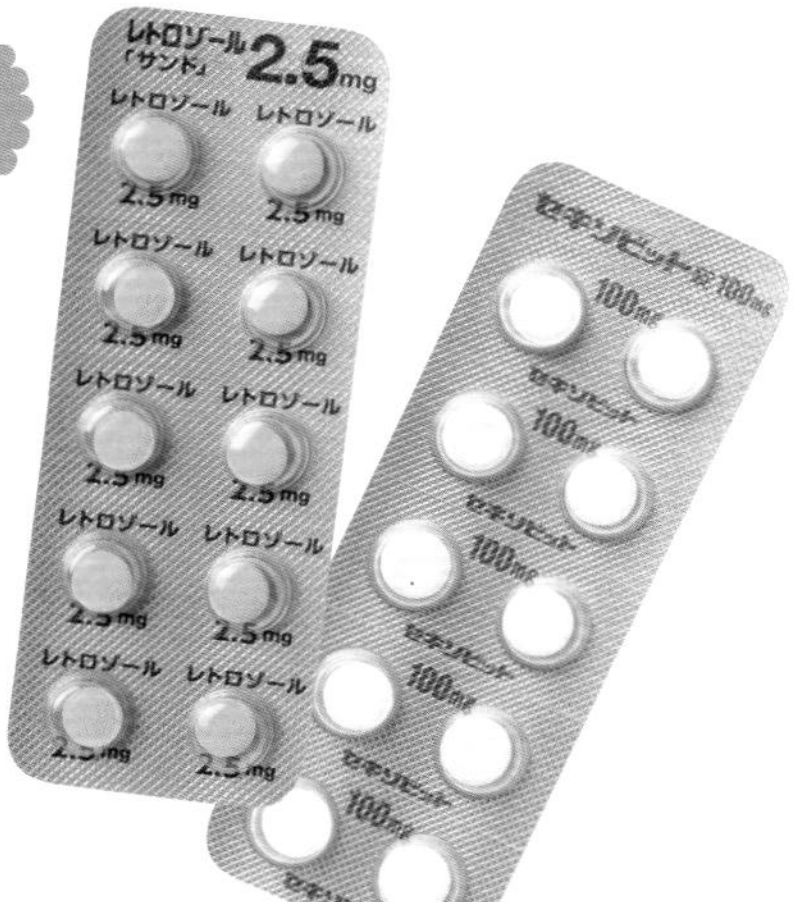

▼ペンタイプ

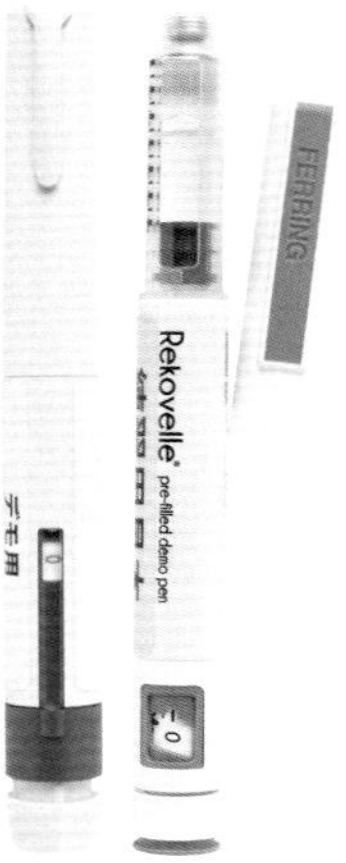

注射

▼バイアルタイプ

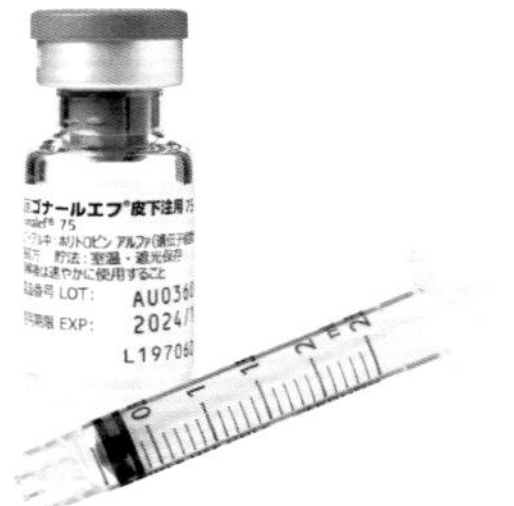

注射は、卵胞を育てる作用のあるホルモンを直接卵巣に届けます。投与する薬剤には「FSH製剤」のほか、FSHとLHの両方を含む「hMG製剤」があり、いずれも女性の尿から精製されます。また、遺伝子組み換えにより製造された「リコンビナントFSH製剤」という薬剤もあります。リコンビナントFSH製剤には自己注射しやすいペンタイプもありますが、費用は高めです。

※薬の名前は主に一般名で表記しているため、製品名とは異なります。

hCG製剤にはいくつか種類があり、いずれもシリンジで自己注射します。自分で薬液をセットするものと、最初から注射器に薬液が充填されているものがあります。

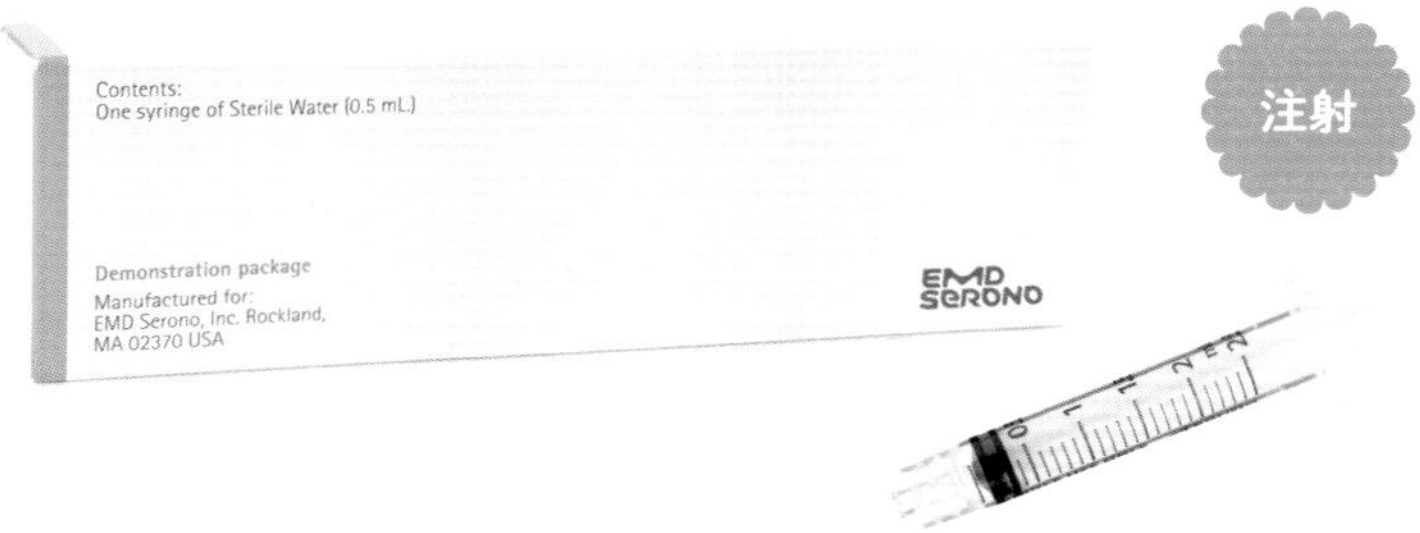

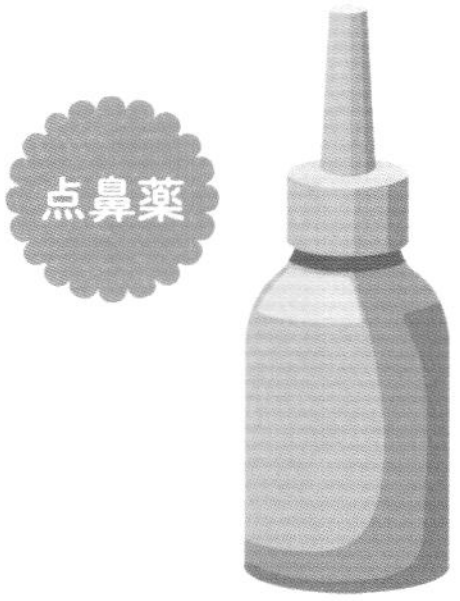

鼻の中にスプレーをする点鼻薬は、注射よりも手軽に投与できますが、鼻から吸引できる量に個人差があるため、効果にややムラがあります。

排卵促進剤（卵胞を成熟させる薬）

自然の排卵では、卵胞が成長するとエストロゲン（卵胞ホルモン）を分泌し、それがピークに達するとLHを大量に分泌する「LHサージ」が起こり、約36時間後に排卵します。このLHサージと似た作用をもつのが排卵促進剤。卵胞を受精できる状態にまで成熟させることで排卵を促します。

排卵促進剤には「hCG注射」と「GnRHアゴニスト点鼻薬」の2種類あり、いずれも投与すると約36時間後に排卵します。注射は効果が確実ですが、OHSSを起こす可能性がある人には点鼻薬を使用します。また、アゴニスト製剤は一時的にFSHとLHを分泌させますが、長時間使用すると逆に分泌を抑制するので、排卵抑制剤としても使われます。

排卵抑制剤（排卵を抑える薬）

体外受精や顕微授精を行う際、排卵誘発剤で育てた卵胞が採卵する前に自然排卵してしまうのを防ぐ必要があります。そのため、LHサージを抑える役割を果たすのが排卵抑制剤。

注射を用いる「GnRHアンタゴニスト製剤」と、点鼻薬の「GnRHアゴニスト製剤」があり、卵巣刺激法により使用する薬が異なります。アンタゴニスト法（→P.87）ではアンタゴニスト注射、ロング法（→P.88）やショート法（→P.89）ではアゴニスト点鼻薬を使用します。

アンタゴニスト製剤には、注射以外に飲み薬もありますが、効果が強すぎて卵胞の発育を抑制してしまう可能性があるため、使用に注意が必要です。

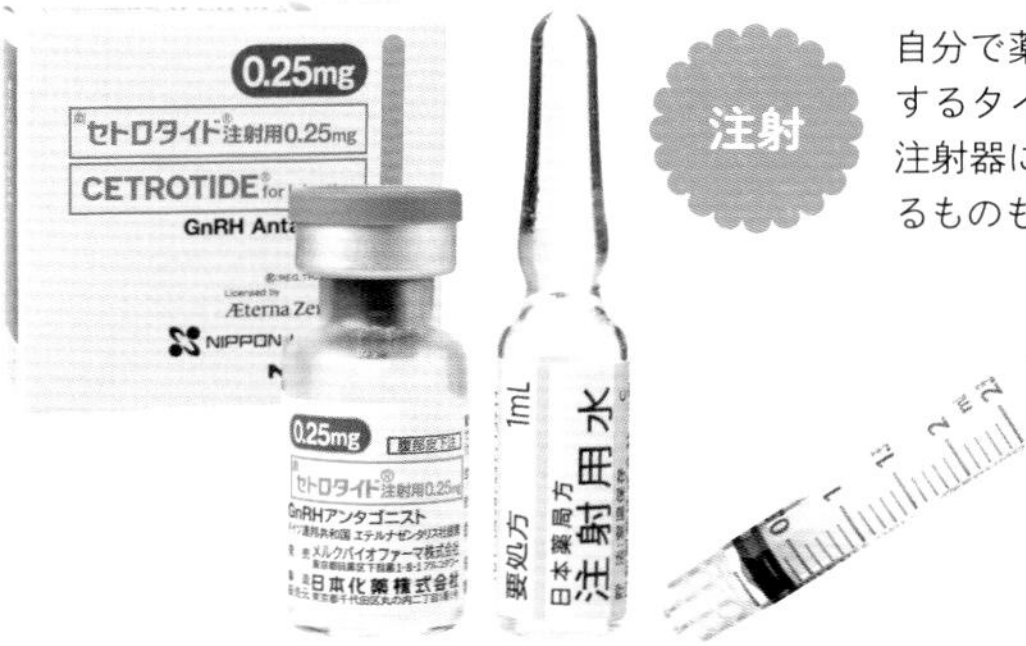

自分で薬液をつくってセットするタイプのほか、最初から注射器に薬液が充填されているものもあります。

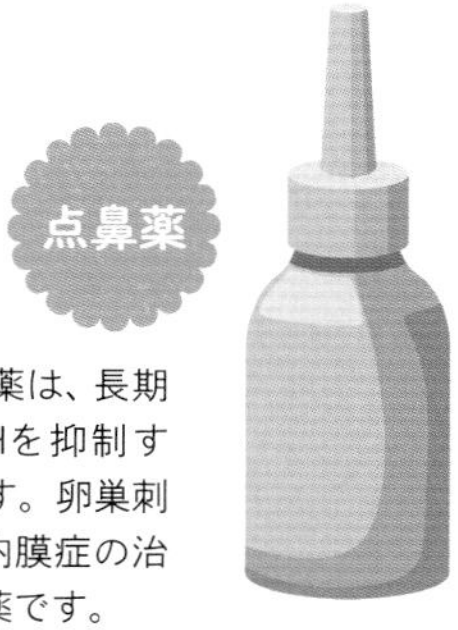

アゴニスト点鼻薬は、長期で使用するとLHを抑制する作用が働きます。卵巣刺激のほか、子宮内膜症の治療にも使われる薬です。

着床環境をサポートする薬

受精卵（胚）が子宮に着床するには、子宮内膜が厚くなり、フカフカに整っていることが大切。ホルモン剤でその働きを助けます。

卵胞ホルモン製剤

体外受精では、採卵とは別の周期に凍結胚移植をすることが多いです。その際、人工的に排卵周期と同じ状態に子宮内膜を整える必要があるため、卵胞ホルモン剤を使用します。卵胞ホルモン剤は、子宮内膜を厚くして、受精卵が着床しやすい環境を整えます。飲み薬のほか、貼り薬や塗り薬もあります。

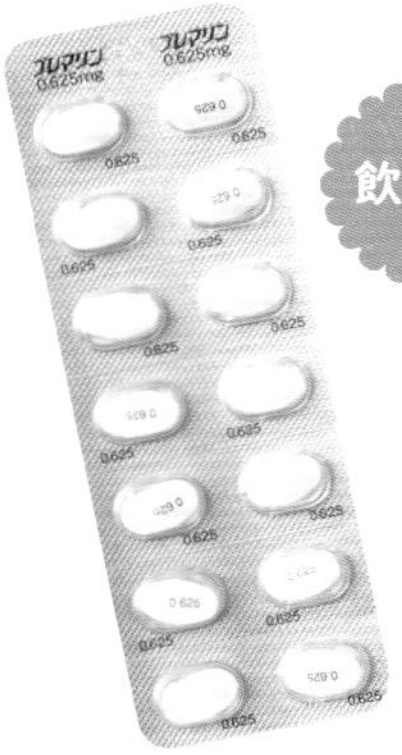

飲み薬

子宮内膜を厚くする作用のあるエストロゲンを補給する薬。

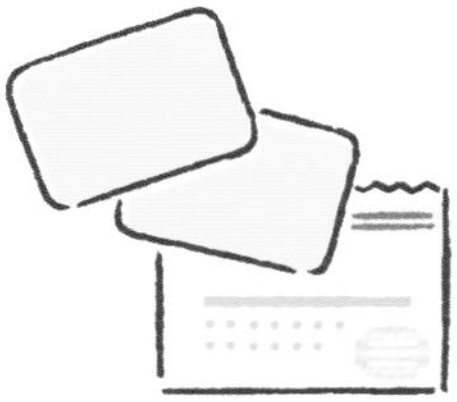

貼り薬

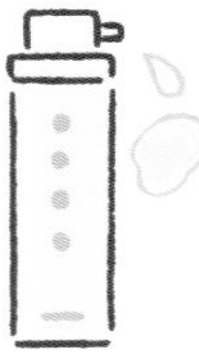

塗り薬

テープ剤は下腹部に貼り、ジェル剤は腕などに塗って使用。皮膚から卵胞ホルモン成分が直接吸収されます。

黄体ホルモン製剤

黄体ホルモンは、排卵後に卵胞が変化してできる黄体から分泌されるホルモン。子宮内膜の構造を変化させ、受精卵が着床しやすい環境を整えます。体外受精では、採卵後や胚移植の前後に使われます。排卵を抑える働きもあるため、PPOS法（→P.90）では排卵抑制剤として使われます。

飲み薬

体外受精の採卵後や移植前後に使うほか、タイミング法や人工授精の排卵後にも使います。

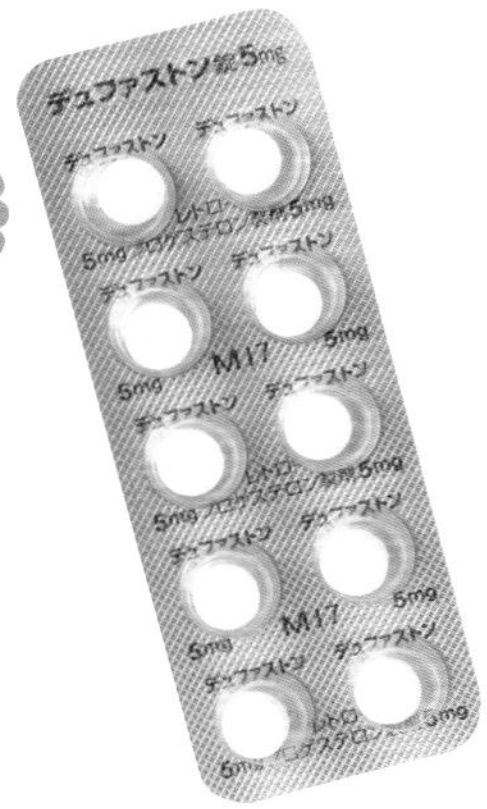

腟剤

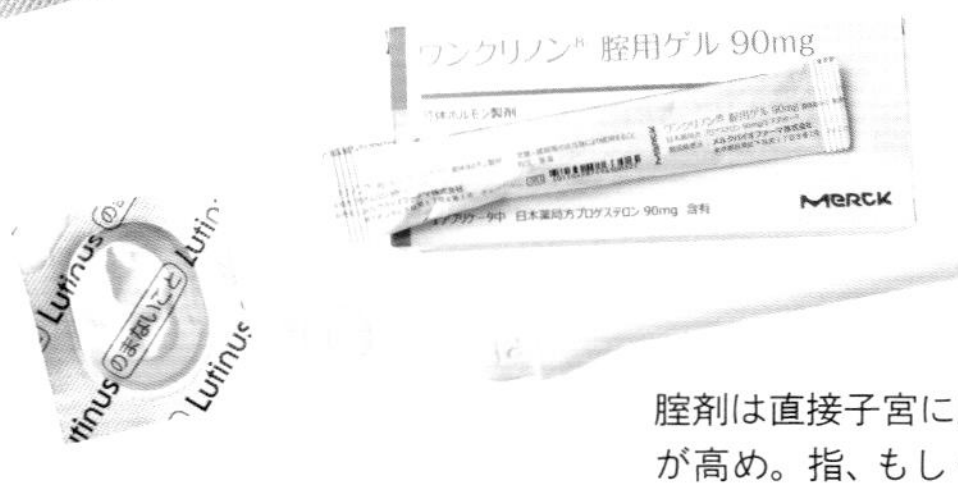

腟剤は直接子宮に届くので効果が高め。指、もしくは添付のアプリケーターで挿入します。

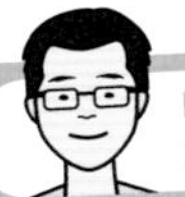

Letter from 松林先生

薬を使うことに抵抗がある人もいるかと思いますが、正しく使えば薬が体に悪影響を及ぼすことはありません。それぞれの薬を使う目的や効果を知っていれば安心できるはず。量や回数を守って使用してくださいね。

その他よく使用される薬

年齢や卵巣機能の低下のほかにも妊娠を妨げる要素はいくつかあります。
それらの症状を改善し、妊娠できる可能性を広げてくれる薬です。

月経周期の調整

卵胞ホルモンと黄体ホルモンの配合薬。排卵後の高温期に似たホルモン状態に導き、服用をやめると3〜5日で月経が始まります。月経不順や体外受精でホルモンバランスを整えたいときに使います。

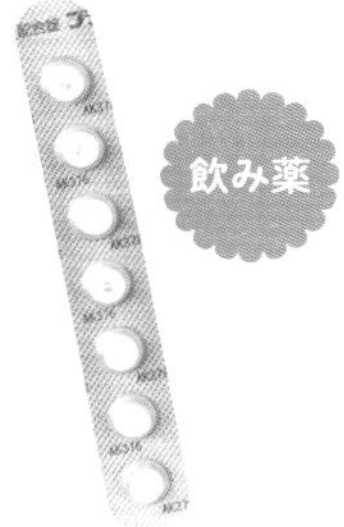

血栓を予防／血流を改善

血液凝固異常や抗リン脂質抗体陽性になると、胎盤に血栓ができ、妊娠しても流産することに。血液をサラサラにして血栓を予防する薬が処方されます。出血すると止まりにくくなるので要注意。

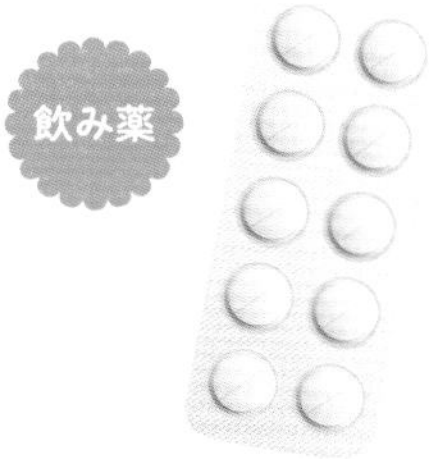

プロラクチンを下げる

プロラクチンは出産後に分泌されるホルモン。「高プロラクチン血症」になると無月経や排卵障害を引き起こすので、薬でプロラクチンの過剰分泌を抑えます。妊娠するまで服用します。

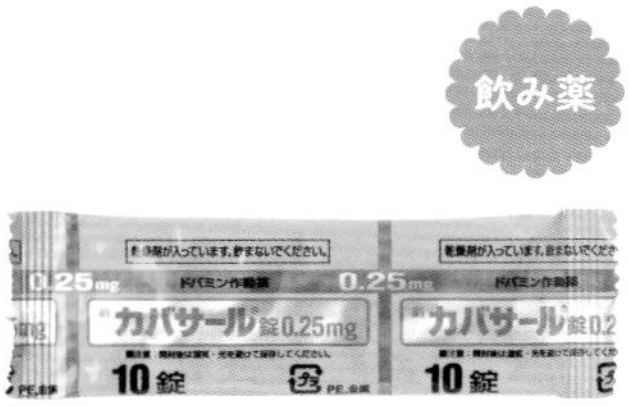

サプリメント

近年、子宮内の細菌叢《そう》（フローラ）が注目されており、子宮内に善玉菌のラクトバチルス菌が少ないと妊娠率が低いといわれています。子宮内細菌叢を整えるサプリメントを摂取することも。

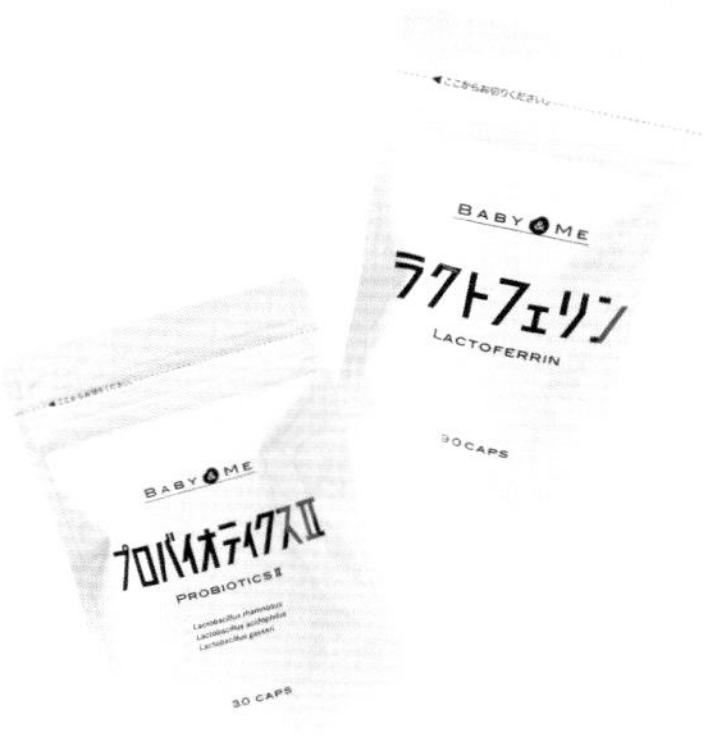

慢性子宮内膜炎治療薬

腟内にいる細菌が子宮内膜に侵入して炎症を起こす「慢性子宮内膜炎」は、不妊症の人に多い病気。殺菌作用のある抗生物質の飲み薬を服用して治療します。

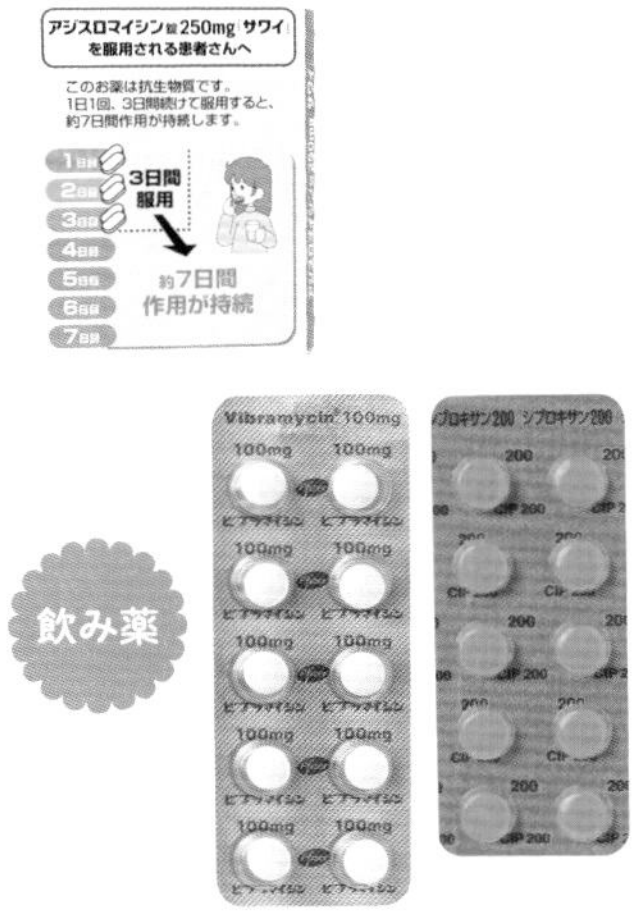

子宮内膜症治療薬

子宮内膜に似た組織が子宮内膜以外の場所に増殖してしまう「子宮内膜症」は不妊を招く原因の１つ。女性ホルモンの分泌を抑える薬で治療します。薬剤により点鼻薬、飲み薬、注射があります。

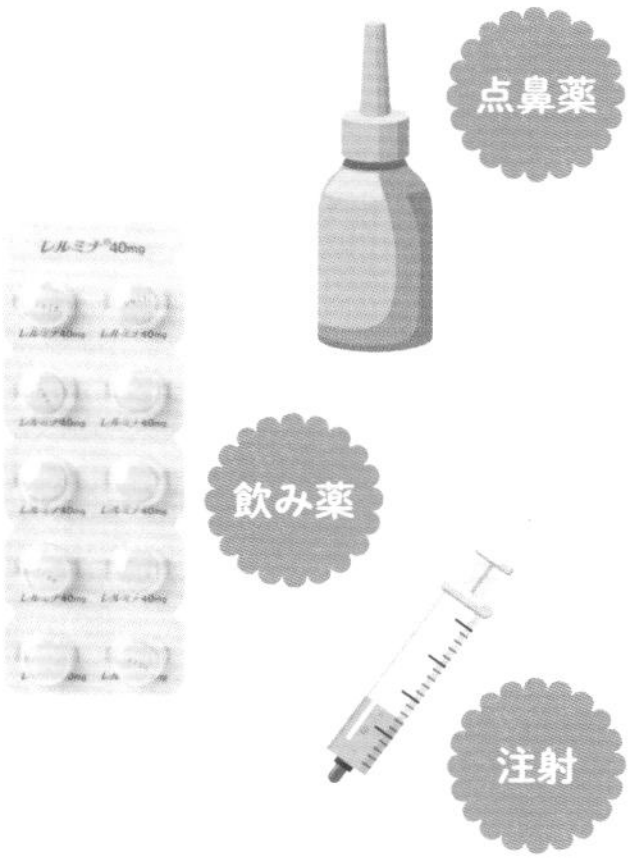

薬の気がかりQ&A

Q ジェネリック医薬品は使っても大丈夫？

A 安全性や効果は同等なので問題ありません

ジェネリック医薬品は「後発医薬品」といい、新薬（先発医薬品）の特許期間が過ぎたあとで製造・販売される薬。開発費が少ないため、低価格で提供できるのがメリットです。

新薬と同じ有効成分を使っていて、効果や安全性も同等なので、使用しても大丈夫。飲みやすさを考慮して形や大きさ、味、添加剤などを変えているものもあり、薬の効き方が多少異なることはありますが、安全性に問題はありません。

Q 薬を飲む時間がずれてしまっても大丈夫？

A 2～3時間なら問題ありません

2～3時間程度ならずれてしまっても大丈夫。まる1日飲み忘れてしまうと効果に影響がでることもあるので、タイマーをセットするなどして対策を。

Q 薬を長期で飲み続けても体に影響はない？

A 不妊治療薬は健康には影響ありません

不妊治療薬が健康に害を与えることはありません。用量を守ってしっかり使い、最短で妊娠をめざすのが得策です。

Q ほかの薬と飲みあわせても大丈夫？

A 念のため医師に相談を

多くの場合は併用しても問題ありませんが、医師に相談したほうが安心です。

Q 薬の副作用が起きる人はどのくらい？

A 確率は低いですが誰にでも起こり得ます

副作用が起きる確率はとても低いですが、誰にでも起こる可能性があり、事前に予測することはできません。体調に異変を感じたらすぐに使用を中止し、受診することが大切です。

COLUMN

体外受精中の過ごし方

治療している間、普段の生活で気を付けたいことを
チェックしておきましょう。

心も体も健やかに。採卵前後と胚移植後は要注意！

体外受精中も基本的にはタイミング法や人工授精と同じ。栄養バランスのよい食事と適度な運動、良質な睡眠を心がけましょう(↓Part1参照)。

体外受精中でとくに気を付けたいのは、採卵前後と胚移植後の1週間。この期間は卵巣や子宮の環境を整えたいので、セックスは控えたほうがよいでしょう。採卵日に採精する場合、男性も1〜2日前は射精しないほうが無難です。

カフェインやアルコールは飲み過ぎない程度ならOK。ただし喫煙は厳禁です。体外受精にかかわらず、妊娠中も出産後も夫婦ともに禁煙を。

そのほかの日常生活は、過剰に心配する必要はありません。なるべくリラックスして、ストレスのない毎日を過ごしてくださいね。

セックス

卵巣や子宮を清潔かつ安静に保つためにも、採卵前後1週間と胚移植後1週間はセックスを控えたほうが無難です。

運動

胚移植後、妊娠が確定するまでは激しい運動や自転車は控えましょう。ストレッチやウォーキングなど軽い運動はOKです。

喫煙

喫煙は妊娠率を低下させ、流産や子宮外妊娠のリスクを高めます。受動喫煙もNG。妊娠後も含め、夫婦ともに禁煙を。

アルコール

たしなむ程度ならOK。1日にビールや酎ハイなら500ml、ワインなら1/4本くらいが適量です。週に2日は休肝日を。

カフェイン

カフェイン摂取は1日100〜200mgが目安。コーヒーなら1〜2杯、緑茶なら3〜6杯。ホッとひと息つく時間も大切に。

入浴

胚移植をした当日は湯船につからないほうがよいでしょう。もちろん温泉もNG。シャワーを浴びるのは問題ありません。

「イラストレーター・HYPかなこさんの場合」

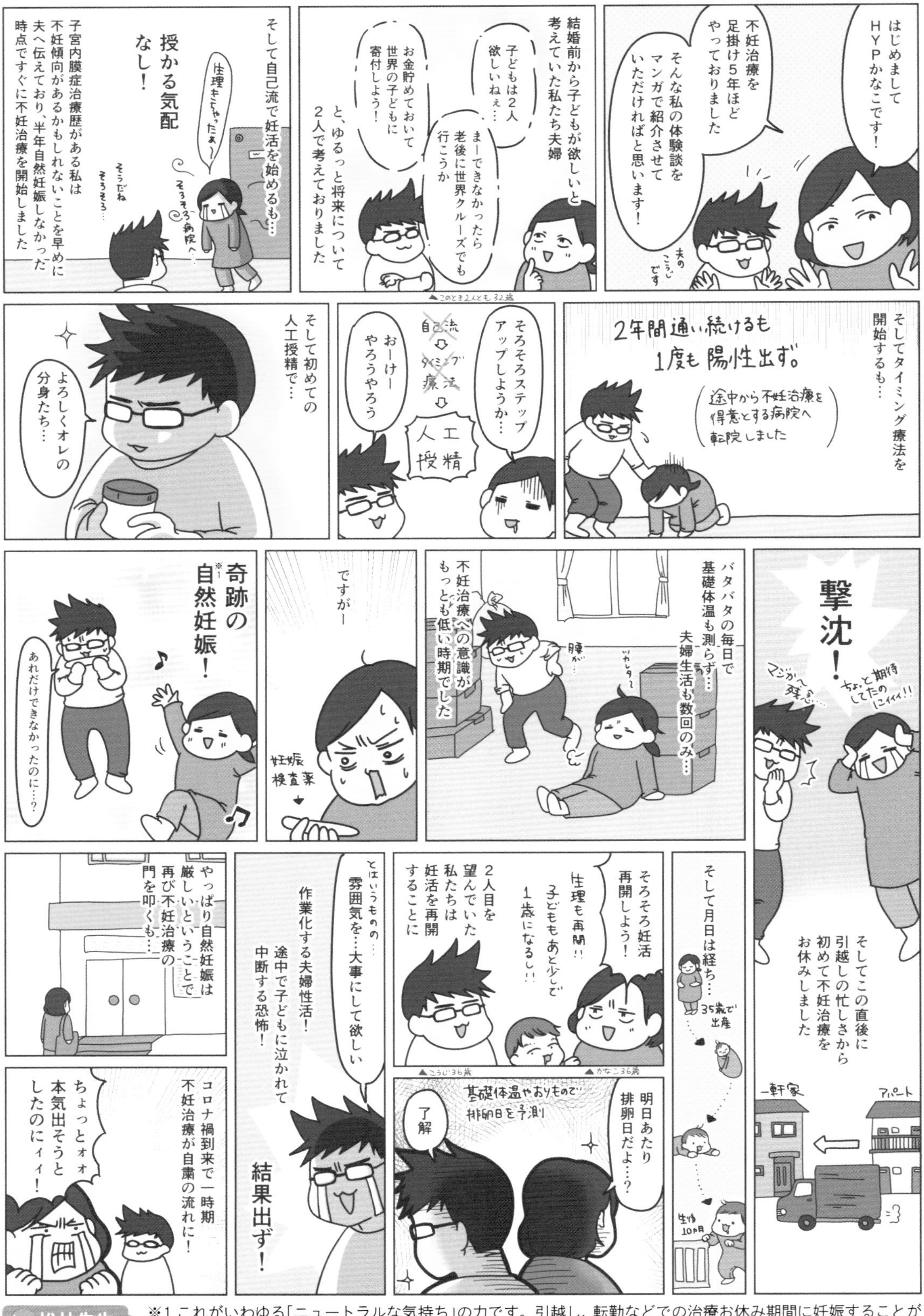
はじめまして HYPかなこです！
不妊治療を足掛け5年ほどやっておりました
そんな私の体験談をマンガで紹介させていただければと思います！
夫のこうじです
結婚前から子どもが欲しいと考えていた私たち夫婦
子どもは2人欲しいねぇ…
まーできなかったら老後に世界クルーズでも行こうか
お金貯めておいて世界の子どもに寄付しよう！
と、ゆるっと将来について2人で考えておりました
▲このとき2人とも32歳
そして自己流で妊活を始めるも…
生理きちゃったぁ～
授かる気配なし！
そろそろ病院へ…
そうだね そろそろ…
子宮内膜症治療歴がある私は不妊傾向があるかもしれないことを早めに夫へ伝えており、半年自然妊娠しなかった時点ですぐに不妊治療を開始しました
そしてタイミング療法を開始するも…
2年間通い続けるも1度も陽性出ず。
途中から不妊治療を得意とする病院へ転院しました
そろそろステップアップしようか…
自己流
タイミング療法
人工授精
おーけーやろうやろう
そして初めての人工授精で…
よろしくオレの分身たち…
撃沈！
マジか～残念…
ちょっと期待してたのにィイイ!!
バタバタの毎日で基礎体温も測らず…夫婦生活も数回のみ…
腰が…
ツカレタ～
不妊治療への意識がもっとも低い時期でした
ですがー
妊娠検査薬
奇跡の自然妊娠！※1
あれだけできなかったのに…？
そしてこの直後に引越しの忙しさから初めて不妊治療をお休みしました
一軒家
アパート
そして月日は経ち…
35歳で出産
生後10カ月
そろそろ妊活再開しよう！
生理も再開!! 子どももあと少しで1歳になるし!!
2人目を望んでいた私たちは妊活を再開することに
▲こうじ36歳
▲かなこ36歳
明日あたり排卵日だよ…？
了解
基礎体温やおりもので排卵日を予測
とはいうものの…
雰囲気を…大事にして欲しい
作業化する夫婦性活！
途中で子どもに泣かれて中断する恐怖！
結果出ず！
やっぱり自然妊娠は厳しいということで再び不妊治療の門を叩くも…
コロナ禍到来で一時期不妊治療が自粛の流れに！
ちょっとォォ本気出そうとしたのにィィ！

by.松林先生 ※1 これがいわゆる「ニュートラルな気持ち」の力です。引越し、転勤などでの治療お休み期間に妊娠することがしばしばあります。

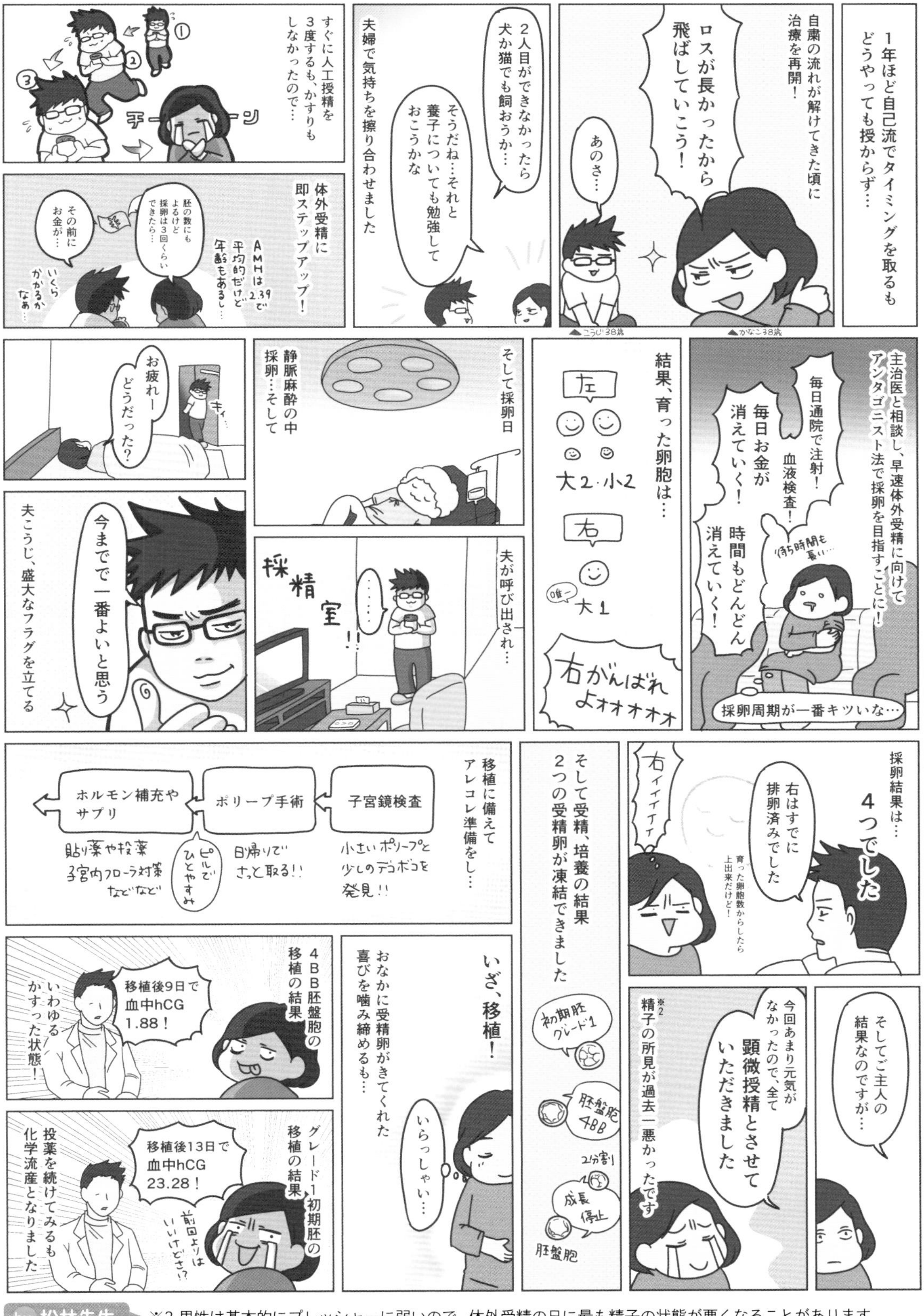
1年ほど自己流でタイミングを取るもどうやっても授からず…
自粛の流れが解けてきた頃に治療を再開！
ロスが長かったから飛ばしていこう！
あのさ…
▲かなこ38歳
▲こうじ38歳
2人目ができなかったら犬か猫でも飼おうか…
そうだね…それと養子についても勉強しておこうかな
夫婦で気持ちを擦り合わせました
すぐに人工授精を3度するも、かすりもしなかったので…
①
②
③
チーーン
体外受精に即ステップアップ！
AMHは2.39で平均的だけど年齢もあるし…
胚の数にもよるけど採卵は3回くらいできたら…
その前にお金が…
いくらかかるかなぁ…
主治医と相談し、早速体外受精に向けてアンタゴニスト法で採卵を目指すことに！
毎日通院で注射！
血液検査！
毎日お金が消えていく！
時間もどんどん消えていく！
待ち時間も長い…
採卵周期が一番キツいな…
結果、育った卵胞は…
左
大2・小2
右
唯一
大1
右がんばれよォォォォォ
そして採卵日
静脈麻酔の中採卵…そして
お疲れー どうだった？
キィ…
夫が呼び出され…
採精室
……
!!
今までで一番よいと思う
夫こうじ、盛大なフラグを立てる
採卵結果は…
4つでした
右はすでに排卵済みでした
育った卵胞数からしたら上出来だけど！
右ィィィィ
そして受精、培養の結果2つの受精卵が凍結できました
移植に備えてアレコレ準備をし…
子宮鏡検査
ポリープ手術
ホルモン補充やサプリ
小さいポリープと少しのデコボコを発見!!
日帰りでさっと取る!!
ピルでひとやすみ
貼り薬や投薬 子宮内フローラ対策などなど
そしてご主人の結果なのですが…
今回あまり元気がなかったので、全て顕微授精とさせていただきました
※2 精子の所見が過去一悪かったです
初期胚グレード1
胚盤胞4BB
2分割
成長停止
胚盤胞
いざ、移植！
おなかに受精卵がきてくれた喜びを噛み締めるも…
いらっしゃい…
4BB胚盤胞の移植の結果
移植後9日で血中hCG 1.88！
いわゆるかすった状態！
グレード1初期胚の移植の結果
移植後13日で血中hCG 23.28！
前回よりはいいけどさ!?
投薬を続けてみるも化学流産となりました

先輩たちの妊活体験記④

by. 松林先生 ※2 男性は基本的にプレッシャーに弱いので、体外受精の日に最も精子の状態が悪くなることがあります。

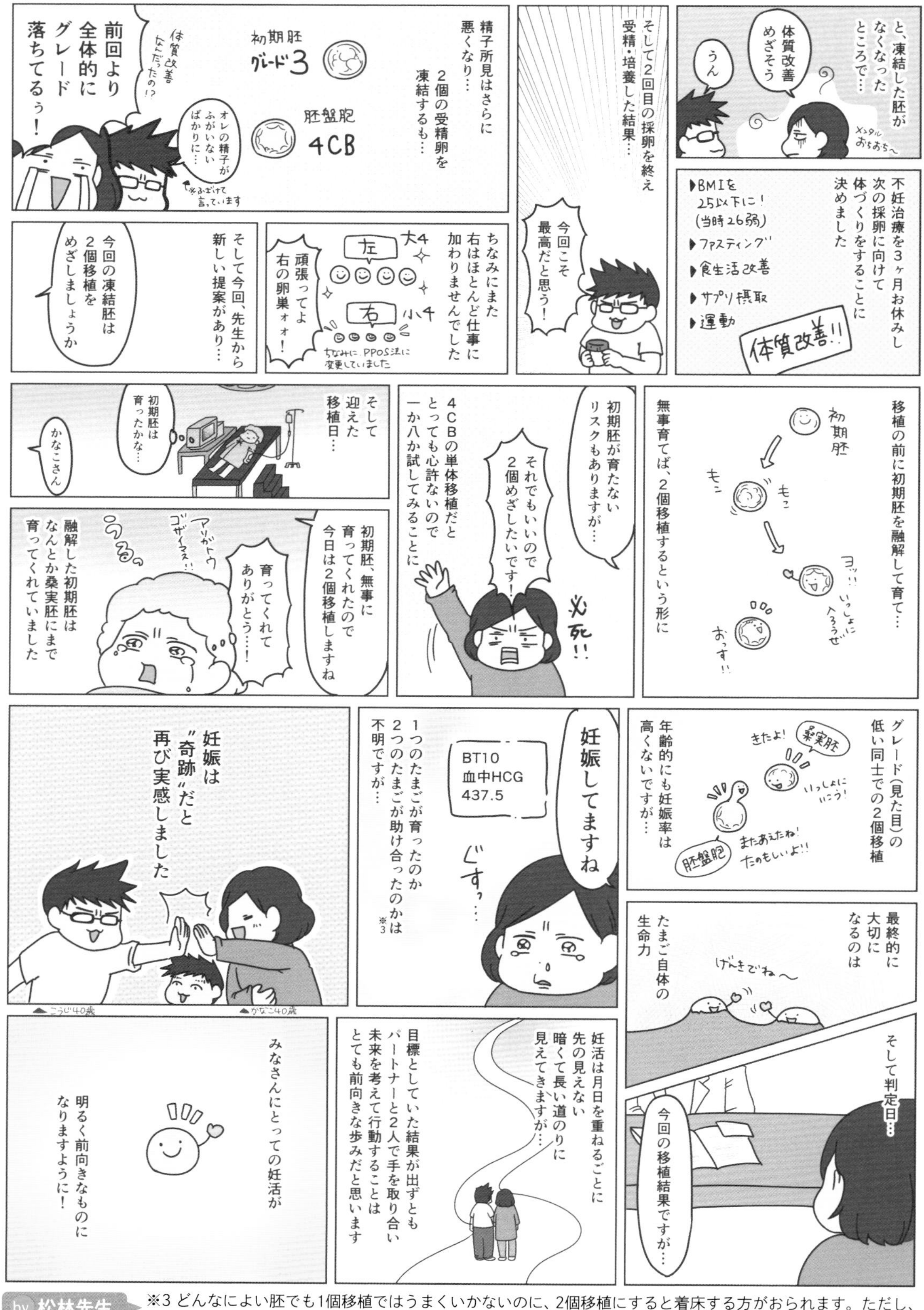
と、凍結した胚がなくなったところで…
体質改善めざそう
うん
メンタルおちおち〜
不妊治療を3ヶ月お休みし次の採卵に向けて体づくりをすることに決めました
BMIを25以下に！（当時26弱）
ファスティング
食生活改善
サプリ摂取
運動
体質改善!!
そして2回目の採卵を終え受精・培養した結果…
今回こそ最高だと思う！
精子所見はさらに悪くなり…
2個の受精卵を凍結するも…
初期胚 グレード3
胚盤胞 4CB
前回より全体的にグレード落ちてるぅ！
体質改善なんだったの!?
オレの精子がふがいないばかりに…
※ふざけて言っています
ちなみにまた右はほとんど仕事に加わりませんでした
大4
左
右
小4
頑張ってよ右の卵巣ォォ！
ちなみにPPOS法に変更していました
そして今回、先生から新しい提案があり…
今回の凍結胚は2個移植をめざしましょうか
移植の前に初期胚を融解して育て…
初期胚
もこ
もこ
ヨッ!!
いっしょに入ろうぜ
おっす!!
無事育てば、2個移植するという形に
初期胚が育たないリスクもありますが…
それでもいいので2個めざしたいです！
4CBの単体移植だととっても心許ないので一か八か試してみることに
必死!!
そして迎えた移植日…
初期胚は育ったかな…
かなこさん
初期胚、無事に育ってくれたので今日は2個移植しますね
育ってくれてありがとう…！
アリガトウゴザイマス!!
うるる
融解した初期胚はなんとか桑実胚にまで育ってくれていました
グレード（見た目）の低い同士での2個移植
きたよ！
桑実胚
いっしょにいこう！
胚盤胞
またあえたね！たのもしいよ!!
年齢的にも妊娠率は高くないですが…
妊娠してますね
BT10 血中HCG 437.5
ぐすっ…
1つのたまごが育ったのか2つのたまごが助け合ったのかは不明ですが…※3
妊娠は"奇跡"だと再び実感しました
こうじ40歳
かなこ40歳
最終的に大切になるのはたまご自体の生命力
げんきでね〜
そして判定日…
今回の移植結果ですが…
妊活は月日を重ねるごとに先の見えない暗くて長い道のりに見えてきますが…
目標としていた結果が出ずともパートナーと2人で手を取り合い未来を考えて行動することはとても前向きな歩みだと思います
みなさんにとっての妊活が明るく前向きなものになりますように！

by. 松林先生 ※3 どんなによい胚でも1個移植ではうまくいかないのに、2個移植にすると着床する方がおられます。ただし、複数胚移植では双子の可能性が高まります。

Part 5

着床不全／不育症／先進検査について

何度、胚移植をしても着床しない……。そのようなときは
出口の見えないトンネルにいるようで不安になることもあります。
このパートでは最新の検査と治療法を紹介します。

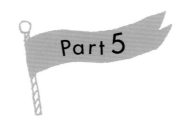

着床不全の原因

着床不全を引き起こす原因はわからないことばかり。どんな原因が挙げられるか確認してみましょう。

妊娠のブラックボックス？未知の部分が多い着床

1983年に日本で初めて体外受精で赤ちゃんが誕生して以来、生殖補助医療は目覚ましい発展を遂げてきました。2021年のデータでは、日本の赤ちゃんの11・6人に1人が体外受精によって生まれています。

しかし、着床という現象は「妊娠のブラックボックス」と呼ばれることもあるくらい、現代の科学でもまだわからないことが多いのです。

良好な胚を繰り返し移植しても妊娠に至らない反復着床不全（RIF）は、体外受精をしている5～20％に認められます。なかなか着床しないと悩む女性は少なくありません。

着床しない原因で最も多いのは、胚の染色体異常です。近年、移植する前の胚に染色体異常がないかを調べる着床前診断（PGT-A）が、欧米を中心に広く行われるようになりました。その中で、染色体異常のない胚を移植した場合、継続妊娠率は60～70％程度であるということがわかってきました。

着床不全や流産には、胚自体の問題のほかに、子宮の環境や免疫機能など、さまざまな問題が3割程度あると考えられます。たとえば、129ページで解説している子宮筋腫などのトラブルや、子宮内膜のトラブル、子宮内細菌叢《そう》の乱れなどが挙げられます。

まだわからないことも多い着床不全ですが、遺伝子解析や再生医療など新しい検査や治療が行われ始めています。原因や治療について以降のページで紹介していきますので、過度に不安にならず、解決策を探っていきましょう。

▶胚移植回数あたりの継続妊娠率

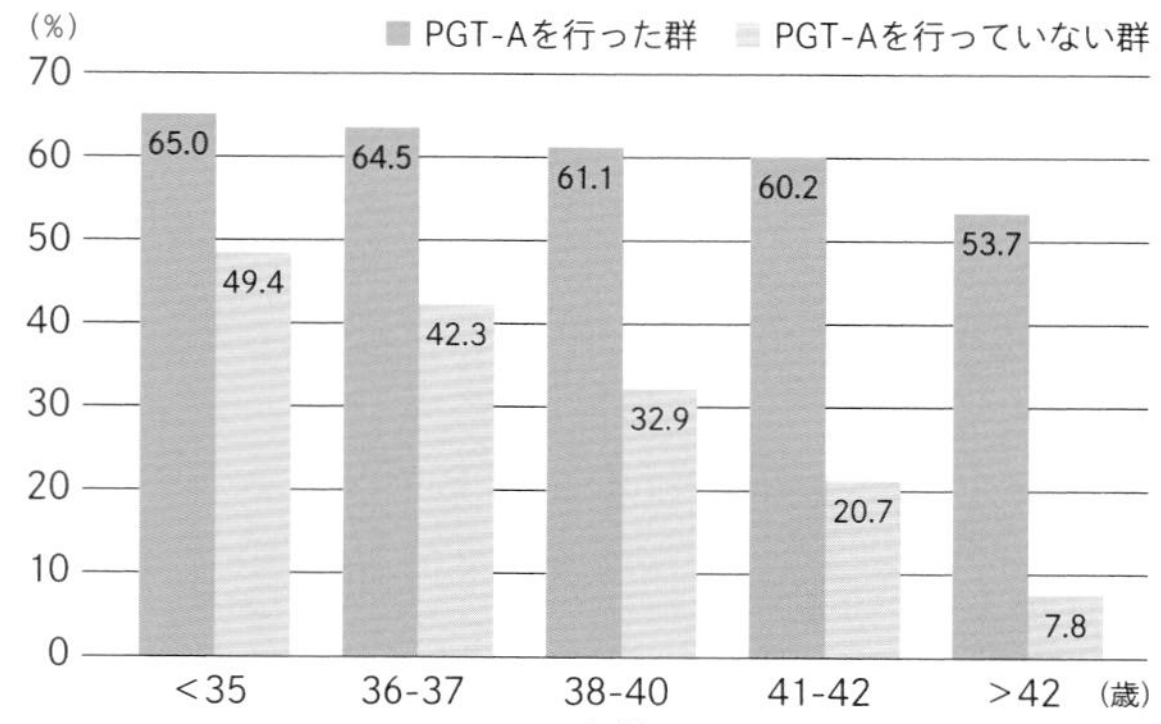

出典：SARTデータ(2015)と結果に基づくアイジェノミクス社内データ

着床しにくい原因と考えられる子宮のトラブル

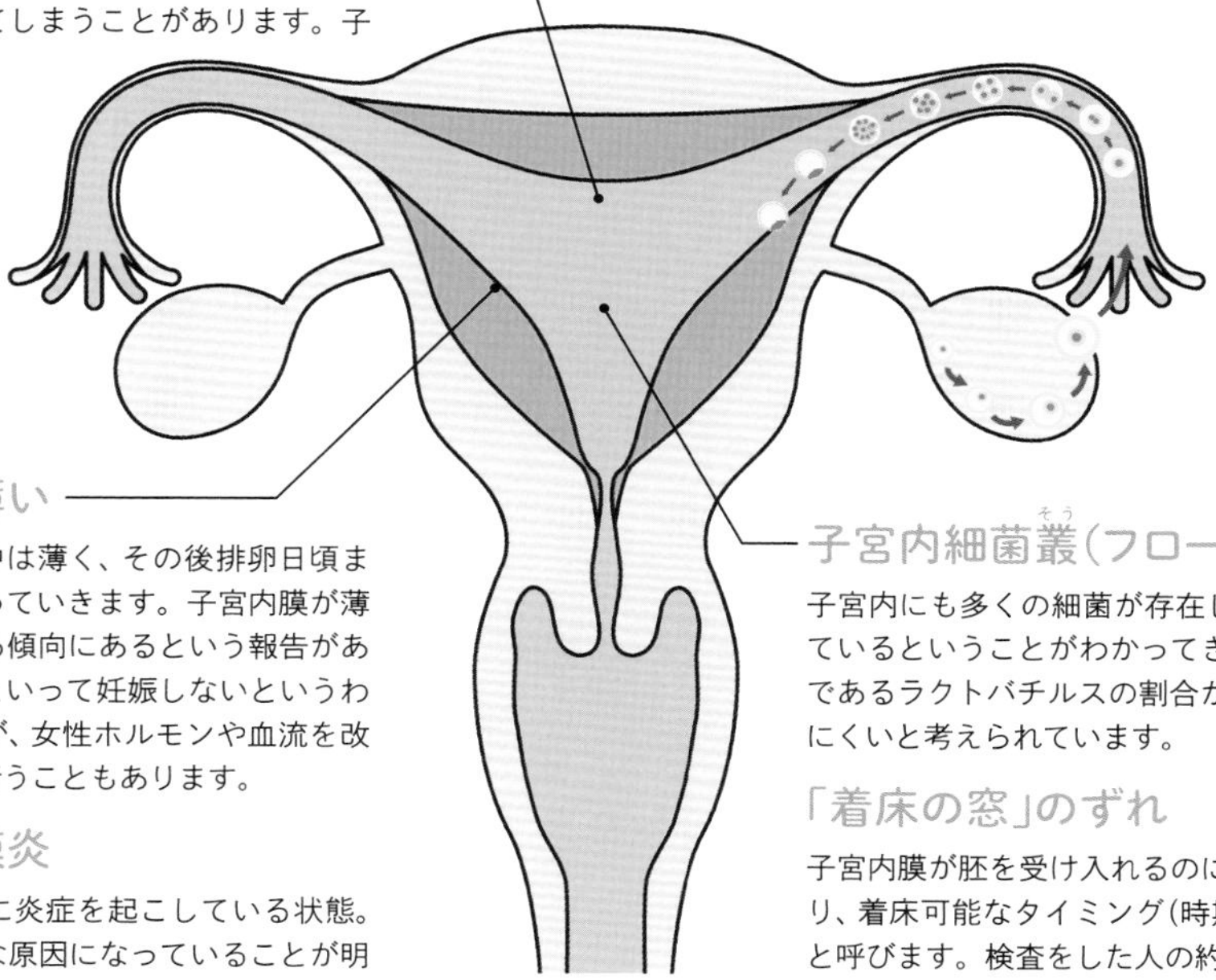

子宮筋腫などのトラブル

胚の着床の場である子宮。そこに子宮筋腫などのトラブルがあると、場所や大きさによっては、着床しにくくなってしまうことがあります。子宮筋腫のほかにも、子宮内膜ポリープ、子宮内膜症、子宮形態異常、子宮腺筋症などが着床に影響する可能性があります。

子宮内膜が薄い

子宮内膜は、月経中は薄く、その後排卵日頃までに徐々に厚くなっていきます。子宮内膜が薄いと妊娠率が下がる傾向にあるという報告があります。薄いからといって妊娠しないというわけではありませんが、女性ホルモンや血流を改善する薬で治療を行うこともあります。

慢性子宮内膜炎

持続的に子宮内膜に炎症を起こしている状態。反復着床不全の主な原因になっていることが明らかになっています。

子宮内細菌叢《そう》(フローラ)の乱れ

子宮内にも多くの細菌が存在し、妊娠に関係しているということがわかってきました。善玉菌であるラクトバチルスの割合が少ないと着床しにくいと考えられています。

「着床の窓」のずれ

子宮内膜が胚を受け入れるのに適した状態になり、着床可能なタイミング(時期)を「着床の窓」と呼びます。検査をした人の約30%は着床の窓がずれていたという報告もあります。

子宮内膜を厚くする新たな治療法 PRP療法、PFC-FD療法

血小板がもっている組織を修復する働きを利用した再生医療です。血液から血小板が多く含まれる部分だけを抽出したものがPRP(多血小板血漿《けっしょう》)、PRPから成長因子だけを抽出し、フリーズドライにしたものがPFC-FD(自己血小板由来成分濃縮物)です。子宮内に注入することで、子宮内膜を厚くしたり、卵巣に注入することで、卵巣機能を改善させたりする可能性があります。どちらも、自分の血液を利用するため、免疫的な副作用の心配が少ないと考えられています。

まだ新しい技術なので、長期的な影響は不明ですが、注目を集めている治療法です。

着床関連の検査項目リスト

着床に関係があると考えられている検査項目です。どれも採血で簡単に調べられるので、一度検査してみるのもいいでしょう。

- □ **ビタミンD**…不足すると着床・妊娠率が低下し、流産のリスクを高める
- □ **甲状腺機能**…女性ホルモンの分泌に影響し、不妊・不育症を引き起こすことも
- □ **銅・亜鉛**…亜鉛に比べて銅の血中濃度が高いと着床しづらくなる
- □ **耐糖能異常(HOMA-R)**…卵子の発育、着床、不育症と関連する
- □ **NK細胞活性**…高すぎると胚や胎児を攻撃し、着床不全や流産を引き起こす可能性がある

など

着床不全の検査と治療

胚の問題や子宮の環境など着床不全の原因はさまざま。最新の検査や治療について紹介します。

原因1 胚の染色体異常

加齢とともに染色体異常の割合が増加

着床しない原因として、最も多いものは、胚の染色体異常です。

本来私たちがもっている染色体は46本です。受精卵が、分裂を繰り返す過程で、45本になったり、47本になったりするのが染色体異常です。このような受精卵は、着床できないか、着床しても多くは流産してしまいます。

胚盤胞の染色体異常率は、女性の年齢とともに上昇し、33歳で約30%、40歳で約60%、44歳で約90%というデータもあります。こうした胚の染色体異常を移植前に調べることのできる検査として着床前診断(PGT-A)があります(↓P.137)。2020年から日本でも一般診療として受けられるようになりました。

原因2 「着床の窓」のずれ

着床できる時期には個人差がある

子宮内膜が着床に最も適したタイミングである「着床の窓」。それを検査によって特定し、最適な時期に移植することで凍結胚移植の際の妊娠率が向上するといわれています。実施できる医療機関が増え、検査が受けやすくなってきています。

原因3 慢性子宮内膜炎

着床不全の原因になる子宮内膜の持続的な炎症

慢性子宮内膜炎は、子宮内膜に持続的に炎症を起こしている状態です。

近年、良好胚を繰り返し移植しても着床しない反復着床不全(RIF)の原因の1つとして注目されています(↓P.124)。慢性子宮内膜炎は、子宮内膜にCD138陽性細胞が出現することが特徴で、自覚症状がないことが多く、なかなか発見されません。

慢性子宮内膜炎の検査としては、CD138検査や子宮鏡検査、ALICE検査があります。検査をして、陽性だった場合には、抗生剤を服用する治療が行われます。

治療により慢性子宮内膜炎が治癒した場合、治癒しなかった人と比べて妊娠率が向上し、妊娠を維持できる可能性が高まるという報告があります。治さないまま移植してもよい結果は期待できません。治療後は、再度検査をし、治ったことを確認してから胚移植に進むことが大事です。

着床の窓、慢性子宮内膜炎を調べる検査

▼「着床の窓」を調べる検査

WORD解説

❶次世代シーケンサー

遺伝子の塩基配列を高速かつ大量に解読できる装置のこと。従来型に比べて圧倒的に短い時間で解析が可能。

❷RT-qPCR

遺伝子発現に必要なRNAを検出し、その量を調べる方法。逆転写反応によりDNAに変換した後、特定のターゲットを増幅して検出。

ERA《エラ》検査

次世代シーケンサー❶を用いて、遺伝子を解析。世界で初めて開発された着床の窓の時期を調べる検査です。 ¥ 13万円前後

ERPeak《イーアールピーク》検査

RT-qPCR❷で、子宮内膜の遺伝子発現を調べ、着床の窓を推測。日本では2020年に認可されました。少量の検体で検査可能という特徴があります。 ¥ 13万円前後

<ERA、ERPeak検査の流れ>

1 子宮内膜の状態を確認する
胚移植を行う場合と同じ時期の子宮内膜を採取

2 遺伝子発現の解析
検査施設に送付し解析。結果が出るまでは約2～3週間かかります

3 判定
「受容期前」「受容期」「受容期後」が判定されます

4 胚移植の時期を決定
医師から結果の説明とともに、次回の移植スケジュールについて検討

受容期…子宮内膜が胚を受け入れることができる時期

<検査結果>

受容期後	受容期	受容期前
↑ 移植が遅すぎる	↑ 妊娠する時期	↑ 移植が早すぎる

▼「慢性子宮内膜炎」を調べる検査

Q 陽性と診断されたときの治療は？

抗生剤の内服により治療します。抗生剤を2週間服用し、再検査をすると、約9割が改善します。改善しなかった場合は、抗生剤を変更し再度服用します。場合によっては、治療と検査を繰り返す必要があるため数周期かかってしまうこともありますが、その間に採卵しておくことは可能です。

CD138《シーディー》検査

子宮内膜の組織を一部採取し、慢性子宮内膜炎に特徴的に見られるCD138陽性細胞を顕微鏡で確認します。
¥ 1～4万円

ALICE《アリス》検査

慢性子宮内膜炎の原因菌を遺伝子レベルで検出し、治療のための適切な抗生物質などを選択できるのが特徴です。 ¥ 4～7万円

子宮鏡検査

子宮口から内視鏡を入れ、マイクロポリープ、発赤、むくみなどの症状を観察します。着床不全の原因となるような子宮内膜ポリープや子宮粘膜下筋腫の診断にも有用です。 ¥ 2万円前後

原因4 子宮内細菌叢の乱れ

ラクトバチルスが少ないと体外受精の結果が悪くなる

近年、子宮内細菌叢《そう》の環境が、妊娠・出産に影響するということがわかってきました（→P.66）。

特に、深く関係しているのが、乳酸菌の一種である善玉菌のラクトバチルスです。ラクトバチルスの割合が90％未満の場合、体外受精の結果が悪くなるという報告があります。ラクトバチルスが減り、ほかの菌が増えた子宮内では、炎症が起きている可能性があります。炎症が起きていると、子宮内膜では免疫が活性化し、胚を異物として攻撃してしまうのではないかと考えられています。子宮内細菌叢の状態をラクトバチルスの割合が90％以上のよい状態に整えてから、移植することで、着床率の向上が見込めると期待されています。

セルフ検査キットで自宅で検査も可能

着床に影響している可能性があるとして、注目されている子宮内細菌叢検査。

しかし、まだまだ検査できる医療機関は限られています。

そんな中、セルフ検査キットも登場しています。自宅で検体を採取し、送付すると専門の検査機関で解析が行われます。子宮内の状態を自分で調べることができると期待されています。

子宮内ラクトバチルスの妊娠・出産への影響報告データ

スペインのIVI Valenciaクリニックにて、体外受精を実施している35人の不妊治療患者を対象に子宮内フローラを調べ、ラクトバチルス率が90％以上と未満の2群で、妊娠や出産に影響を与えるかどうかを調べた結果。

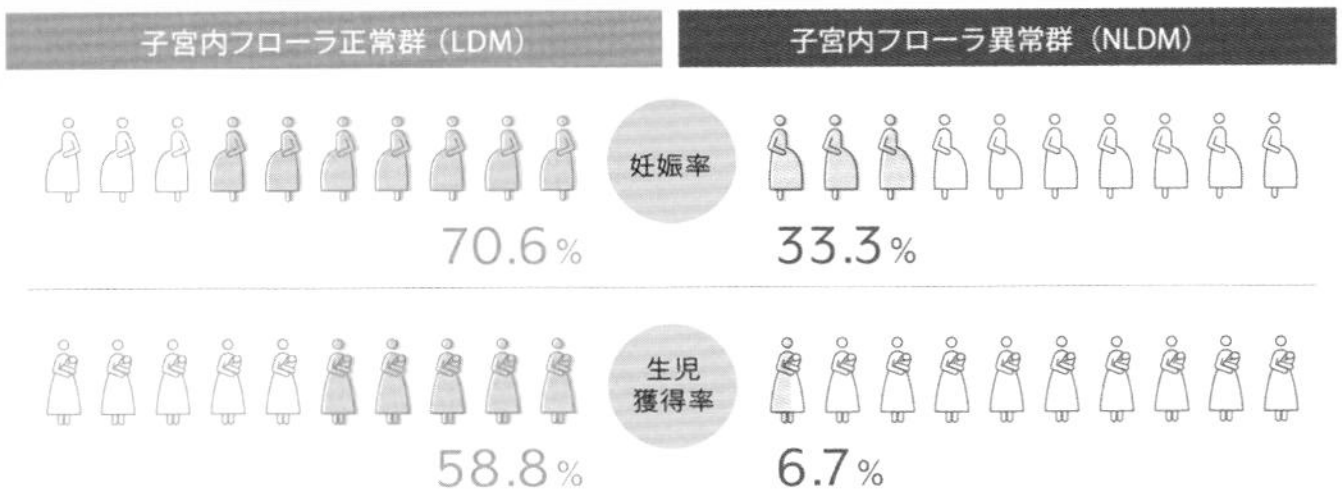

Moreno et al, AJOG, 2016より改変

出典：Varinos社ホームページ

子宮内細菌叢検査

子宮内膜の細胞を採取し、遺伝子解析により、子宮内に存在する菌の種類や割合を調べる検査です。このような子宮内細菌叢を調べる検査には以下のようなものがあります。

●子宮内フローラ検査

¥ 4万円前後

●EMMA《エマ》検査

着床の窓を診断するERA、慢性子宮内膜炎の原因菌を検出するALICEと3つ同時に検査することも可能です。

¥ 6〜7万円

●ERBiome《イーアールバイオーム》検査

着床の窓を診断するERPeakと同時に検査することも可能です。

¥ 4万円前後

Q ヨーグルトなどの食品を食べて改善するの？

腸まで届くサプリメントが効果的です。ラクトバチルスは、ヨーグルトやぬか漬けなど多くの食品に含まれています。しかし、多くは胃酸で死んでしまうので、腸まで届くように加工されたサプリメントで補うのがいいでしょう。

Q 検査の結果ラクトバチルスが少なかったらどうするの？

サプリメントなどで整えていきます。悪玉菌がいる場合には、まず適切な抗生剤で治療します。その後サプリメントや乳酸菌腟剤などでラクトバチルスを補い、子宮内フローラを健全な状態にしていきます。

原因5 子宮筋腫などのトラブル

位置や大きさによっては着床を妨げることも

子宮筋腫などの器質的なトラブルがあると胚の着床が阻害されてしまうことがあります。しかし、原因となる疾患が存在しても、着床できないというわけではありません。

これらの疾患は、主に手術で治療することから、年齢や不妊期間などを考慮して治療方針を決定する必要があります。

子宮筋腫

子宮筋腫とは、子宮の内外にできるコブのような腫瘍のこと。できる場所によって大きく3つの種類に分けられます。子宮の外側にできる「漿膜《しょうまく》下《か》筋腫」、子宮の筋肉の中にできる「筋層内《きんそうない》筋腫」、子宮の内側にできる「粘膜下《ねんまくか》筋腫」です。国際産科婦人科連合（FIGO）の分類によると、着床不全に強く影響するのは、粘膜下筋腫で、子宮内腔と呼ばれる子宮の内側を変形させるものとされています。

子宮内膜ポリープ

子宮内膜ポリープは、子宮内腔の粘膜に突出してできるイボのような良性の腫瘍です。不妊症である場合、ポリープを除去することで着床率が向上すると考えられています。子宮鏡下手術で、安全にポリープのみを摘出することが可能。取り残しによる再発を防ぎ、着床を促進するスクラッチ効果も期待できます。

▶子宮筋腫の頻度は50歳までは年齢とともに増加

年齢別子宮筋腫の頻度

35歳以下	21.3%
36〜40歳	41.0%
41〜45歳	55.6%
46〜50歳	62.8%
51〜55歳	56.1%
55歳以上	29.4%

出典：Arch Gynecol Obstet 2016; 293: 1243（ドイツ）

子宮内膜症

子宮内膜症は、子宮内膜に似た組織が子宮の外に発育し、月経のたびに出血や炎症を起こして進行します。年齢が高い場合、手術適応の状態でなければ、生殖補助医療を優先させます。35歳以下の場合も、年齢やAMHなどを考慮し、体外受精などに進む時期を逃さないことが大切です。

子宮形態異常

子宮形態異常とは、子宮の形が正常とは異なる状態のことで、重複子宮、中隔子宮、双角子宮などがあります（→P.135）。着床不全だけでなく、流産の原因となることもあるため、手術が検討されます。

子宮腺筋症

子宮腺筋症は、子宮内膜に似た組織が子宮の筋肉の中に発生する病気で、月経痛や不正出血などの症状が出ます。

GnRHアゴニスト製剤による治療で着床率や流産率が改善されたという報告があります。

子宮収縮検査（経腟超音波検査、cineMRI《シネエムアールアイ》）

子宮では、周期的に収縮が起こっています。月経中は月経血を排出しようと上から下に、排卵期は精子を受け入れようと、下から上に動きます。そして、着床期には受精卵の着床を妨げないよう動きを止めます。子宮筋腫などの疾患があると、異物を押し出そうと、収縮が活発に起こる可能性があります。
検査で異常な収縮が見られた場合は、子宮の動きを抑える薬を使用することもあります。

流産と不育症について

流産という悲しい出来事は、実は珍しいことではないのです。流産や不育症について知っておきましょう。

流産とは

妊娠した人の約15％が流産に。原因の多くは赤ちゃんの染色体異常

妊娠したにもかかわらず、何らかの原因で妊娠を維持できなくなってしまうことを流産と言います。妊娠の約15％に起こり、妊娠した女性の約40％が経験しているというデータもあり、実は珍しいことではないのです。流産率は、女性の年齢とともに上昇し、35～39歳で約25％、40歳代では約40～50％にもなります。

流産の約80％は、妊娠12週未満の早期流産で、大部分が赤ちゃんの染色体異常によるものです。女性の加齢は、流産のリスクを高める要因ともいえるでしょう。

▶ART（生殖補助医療）流産率

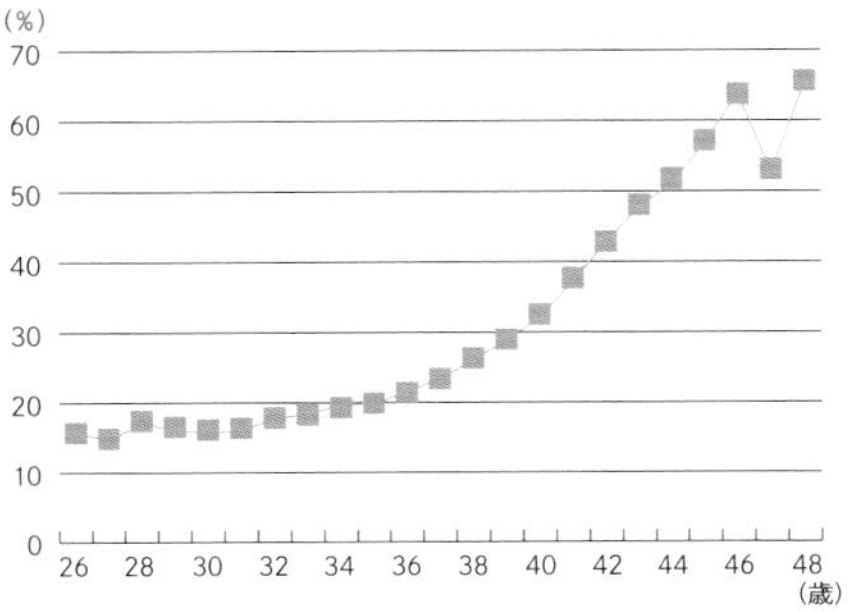

出典：日本産科婦人科学会『ARTデータブック』（2021年）

不育症とは

不育症は妊娠を望むカップルの約5％、約20組に1組に見られる

流産を連続して2回繰り返す場合を「反復流産」、3回以上を「習慣流産」と言います。不育症は連続していなくても2回以上流産している場合や、死産も含めるなどより広い意味で使われます。妊娠を望むカップルの約5％、約20組に1組が不育症とされます。不育症に悩むカップルは、決して少なくありません。

▶時期別に見た流産等の種類と不妊症・不育症の区分

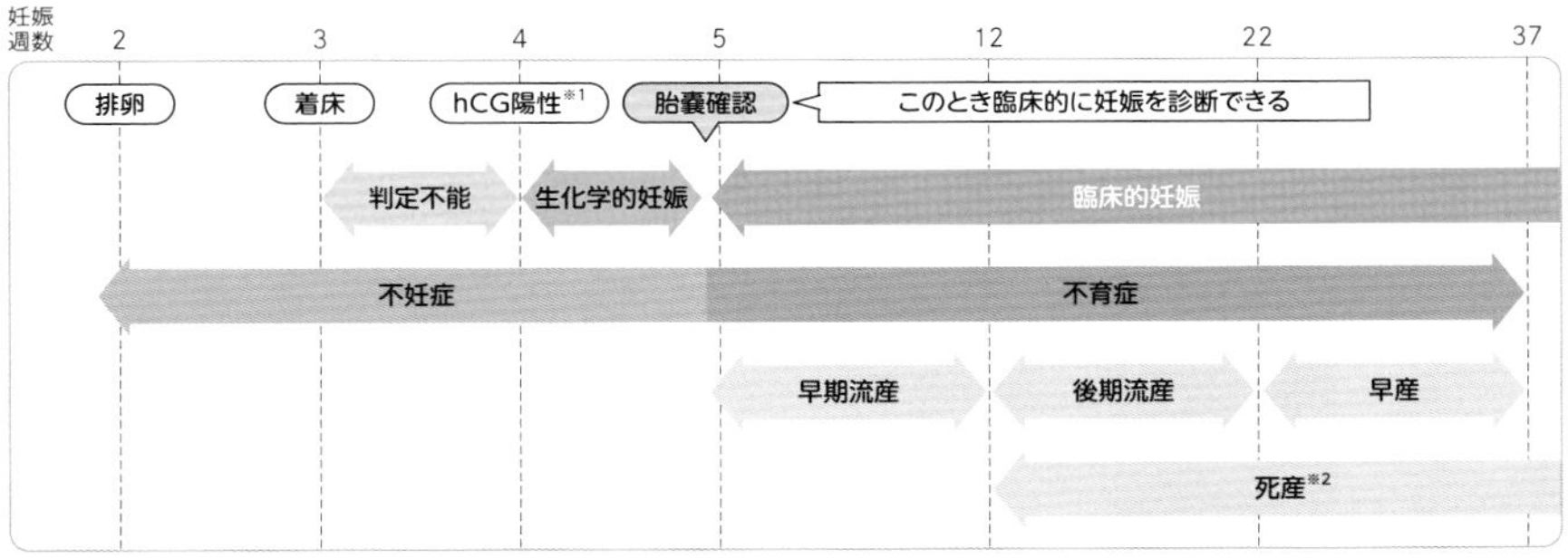

※1 hCGは、着床した受精卵の絨毛組織から分泌されるホルモン。血液中や尿中のhCGを測定することで、妊娠の早期診断ができます。

※2 法令上、死産は妊娠12週以降の死児の出産のこと。後期流産は死産に含まれ、死産届が必要です。

2回以上の流産、または10週以降の流産の場合は不育症の検査を

流産の原因の多くは、赤ちゃんの染色体異常という偶発的なものです。そのため、1回の流産で詳しく検査する必要はありません。しかし、2、3回以上経験した場合は、何らかのリスク因子があることが考えられるため、検査をしたほうがよいでしょう。この流産回数に、異所性妊娠（子宮外妊娠）や胞状奇胎などは含めません。ただし、1回であっても妊娠10週以降の流産の場合は、抗リン脂質抗体症候群（↓P.133）という不育症のリスク因子である疾患をもっている可能性があるので検査をおすすめします。

もしも流産してしまったら

出血、腹痛などの症状や流産の進行具合によって、流産手術をするか、自然排出を待つか、どちらかを選択します。現在は、いつ排出されるか予測できないことや、大量出血、緊急搬送のリスクを考え、手術が主流になっています。手術自体は、10分程度と短時間で、日帰りできる場合がほとんどです。

すでに子どもがいる場合も続発性不育症はある

すでに子どもがいる場合も、出産をはさんで2回以上の流産または死産の経験があれば、それが連続していなくても不育症に含めるとされています。1人目の妊娠の際は、リスク因子がありながらも、無事に出産できた可能性もあります。あるいは、出産後に子宮内の環境が変化し、不育症のリスク因子が発生するということも考えられるので検査を検討してみましょう。

2人目不育については、コラム（↓P.144）でも紹介しています。

最新の研究結果をもとに検査・治療指針の周知が進んでいる

これまで、反復・習慣流産や不育症は、検査や治療に定まったものがなく、医療機関ごとに対応が異なることもありました。これに対応するため、国の事業として、検査方針や治療方針の整理が進められ、「不育症管理に関する提言」として取りまとめられました。このようなガイドラインが周知されたことで、以前のような混乱は少なくなってきています。

Q 化学流産は流産回数に含まれるの？

流産回数に含まれません。化学流産（生化学的妊娠）とは、妊娠反応が陽性となった後、超音波検査で胎嚢（赤ちゃんの入っている袋）が確認される前に流産となることです。ヨーロッパ生殖医学会（ESHRE）では、2017年に生化学的妊娠を流産回数に含めるとしています。近年、日本でも、3回以上繰り返す場合は不育症に準じた検査を行うことが提案されています。

Q 流産を防ぐために普段の暮らしでできることは？

肥満は流産のリスクになるといわれています。食事や運動で適正な体重管理に努めましょう。あわせて、喫煙や過度のアルコール、カフェインの摂取も控えたほうがベターでしょう。
また、流産をしたというストレスが、次の流産のリスクになることもあります。悩みや疑問について、主治医の先生によく相談しておくことが大事です。

不育症のリスク因子と検査

まずは検査でリスク因子を特定

不育症を引き起こすと考えられるものは多岐にわたっており、以下のような疾患、状態がリスク因子❶になるといわれています。抗リン脂質抗体症候群、血液凝固異常（血栓性素因）、子宮形態異常、甲状腺機能異常、夫婦染色体異常などです。

そのため、不育症への対策は、検査により、これらのリスク因子を特定することから始まります。

検査は、子宮形態異常は超音波検査など画像診断を用いて調べます。そのほかのリスク因子は、血液検査で明らかにしていきます。

検査と治療によって80％以上が出産に至る

検査でリスク因子が見つかったら、それぞれの病態に応じた治療を行います。甲状腺機能異常などの内科的疾患では、妊娠する前からの治療が必要となることがありますが、多くの場合、妊娠してから、または胚移植をしてから治療が行われます。

治療した症例、経過観察の症例を含めて不育症外来を受診した人は、最終的に80％以上が出産に至るという報告もあります。

リスク因子が見つからなかった場合は治療不要なケースも

不育症の検査を一通り行っても、その大半は、リスク因子が特定できない場合、赤ちゃんの染色体異常を偶然繰り返した可能性があります。その場合、何も治療をしなくても、次回の妊娠で成功する可能性は高いのです。もちろん現在の検査法で検出されない未知のリスクをもっている場合もあります。しかし、一般に、流産の約80％は、赤ちゃんの偶発的な染色体異常で起こります。計算上、2回流産した場合は64％、3回流産した場合は51％、4回流産した場合は41％という確率で偶発的に染色体異常を繰り返したケースとなります。しっかりと説明を受け、不安を解消して次の妊娠に臨むことが大事です。

WORD解説

❶ リスク因子

リスク因子とは、「これらの因子があると流産しやすい」という意味です。リスク因子がある場合でも、100％流産するわけではないので「原因」ではなく、「リスク因子」と表現されます。

不育症カップルへの精神的なサポート

精神的なサポートで赤ちゃんを授かる率が改善

テンダーラビングケア（TLC…やさしさに包まれるような精神的ケア）は不育症治療の1つです。リスク因子不明の不育症の場合、カウンセリングで、赤ちゃんを授かる率が56・9％から79・4％に改善されたという報告があります。

十分な検査や説明を受けることが安心につながる

カウンセリングだけがTLCではありません。十分な検査をすることや、治療方針や妊娠継続率について説明を受けることは、安心につながります。

全国に不育症の相談窓口が設置されている

流産を経験した人は、次に妊娠したときに「また同じことが起きるのでは」と心配になるかもしれません。そんなときに相談できる不育症の相談窓口が全国に設置されています。

不育症のリスク因子の頻度と検査

(「不育症管理に関する提言2021」)

推奨検査 ……… 十分な臨床的エビデンスあり
選択的検査 …… リスク因子である可能性あり
研究的検査 …… 関連が示唆されているもの

抗リン脂質抗体症候群

8.7%

抗リン脂質抗体という自己抗体により、血栓症や流産・死産を引き起こす病気です。
①3回以上の初期流産、②妊娠10週以降の原因不明流産・死産、③重症妊娠高血圧腎症などによる早産があり、かつ国際的な診断基準で定められた抗リン脂質抗体のうち1項目以上が12週間以上の間隔をあけて2回以上陽性であるとき、抗リン脂質抗体症候群と診断されます。再検査をして陰性の場合、偶発的抗リン脂質抗体症候群陽性と診断されます。

検査項目

推奨検査 抗β_2GPI抗体、β_2GPI依存性抗カルジオリピン抗体、抗カルジオリピンIgG抗体、抗カルジオリピンIgM抗体、ループスアンチコアグラント

選択的検査 抗PE抗体IgG、抗PE抗体IgM、抗PS/PT抗体

研究的検査 ネオ・セルフ抗体

偶発的流産・リスク因子不明

65.2%

このうちの多くは胎児染色体異常が原因です。特に、近年、妊娠年齢が高齢化し、染色体異常による流産数は増加していると推測されています。

検査項目

推奨検査 流死産胎児絨毛染色体検査(G分染法)

子宮形態異常

7.9%

子宮形態異常には、先天性と後天性の形態異常があります。このうち、不育症との因果関係がはっきりしているのは先天的な子宮形態異常です。特に、子宮の内部が壁によって左右に分かれている中隔子宮は、流産率が高いといわれ、手術が検討されることもあります。

検査項目

推奨検査 3D超音波検査、ソノヒステログラフィー(2D超音波検査)、子宮卵管造影検査(HSG)

選択的検査 MRI、子宮鏡検査

血液凝固異常

11.9%

(第XII因子欠乏症7.6%、プロテインS欠乏症4.3%)

妊娠すると血液は固まりやすい状態になります。そこに、もともと血液が固まりやすい素因(血栓性素因)をもっていると、流産や死産をはじめとする妊娠合併症の原因になるといわれています。

検査項目

選択的検査 プロテインS、第XII因子凝固活性、プロテインC、アンチトロンビン

甲状腺機能異常

9.5%

甲状腺機能亢進・低下、糖尿病などでは流産・早産、妊娠合併症のリスクが高くなるため、これらの内分泌代謝疾患の有無を調べる検査を行います。

検査項目

推奨検査 TSH、f T4

選択的検査 抗TPO抗体

夫婦染色体異常

3.7%

夫婦のどちらかに染色体の一部が入れ替わっていたり、ほかの染色体が結合していたりする転座などの染色体構造異常があると流産を繰り返すことがあります。

検査項目

推奨検査 染色体G分染法

Check!

不育症検査助成事業

不育症のリスク因子を特定するこれらの検査の費用を助成している自治体もあるので確認してみましょう。

〈リスク因子別〉不育症の治療

リスク因子ごとに適切な治療を行うことで、高い確率で無事に出産できることがわかっています。

抗リン脂質抗体症候群、血液凝固異常

普段は無症状でも妊娠時は血栓症のリスク増

　妊娠すると、分娩時の出血に備えて、血液が固まりやすくなり、血栓症のリスクが6倍高くなるといわれています。特に胎盤には血栓ができやすく、赤ちゃんに酸素や栄養が運ばれなくなり、流産や死産をまねく恐れがあります。また、最近の研究では、抗リン脂質抗体は、胎盤に炎症を発生させ、流産を引き起こすこともわかってきました。

低用量アスピリン・ヘパリン併用療法で血栓を防ぐ

　抗リン脂質抗体症候群は代表的な血液凝固異常の疾患で、治療は、低用量アスピリン・ヘパリン併用療法が行われます。

どちらも血液をサラサラにして、血栓を予防する薬です。この治療法は、有効性が確認されていて、治療することによって、約80％が無事出産できるといわれています。

　アスピリンの量は少量（81〜100㎎）であることがポイントで、大量に服用すると、かえって血液をサラサラにする効果が薄れてしまいます。胚移植日あるいは妊娠判定日から服用を開始して、1日1回服用し、妊娠27週まで続けます（必要と判断される場合には妊娠36週前後まで）。

　ヘパリン療法は、皮下注射で行う治療で、1日2回の注射が必要。妊娠確定後すぐに開始し、妊娠36週または分娩前まで投与します。血栓リスクによっては産後まで投与します。

その他の血液凝固異常は主治医と相談して治療を

　検査で一度だけ抗リン脂質抗体が陽性だった場合や、第Ⅻ因子欠乏症、プロテインS欠乏症など、その他の血液凝固異常に対しては、低用量アスピリン療法を単独で行う場合、ヘパリン療法が必要となる場合などさまざまです。主治医と相談して個別に治療を行います。

▶血栓症のリスク

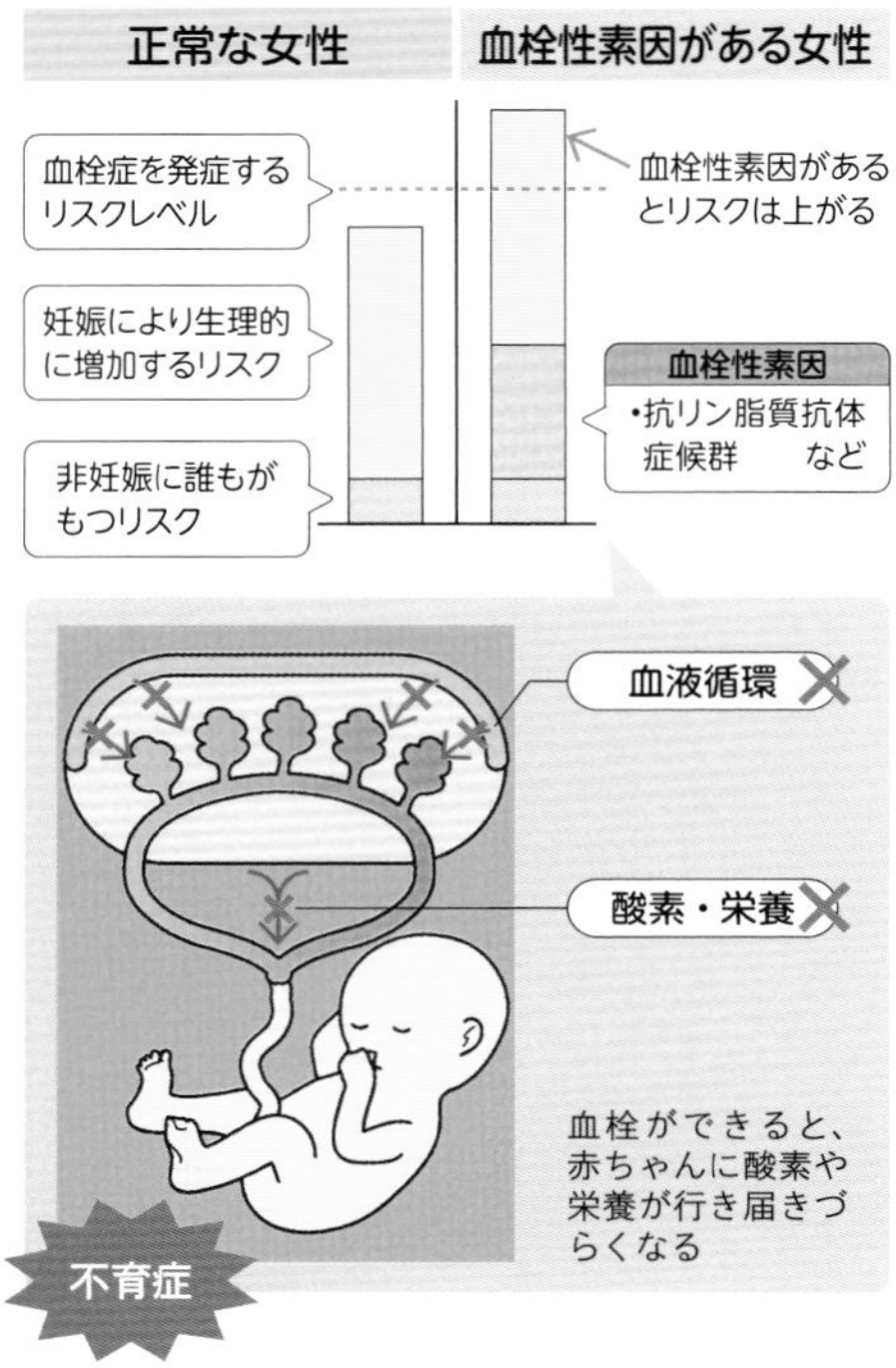

ヘパリン自己注射は保険適用されています

ヘパリン在宅自己注射療法は、2012年1月から保険適用になりました。それまで朝夕2回の通院に加え、出産まで月5万円ほどの費用がかかり、大きな負担となっていました。過去に血栓症の既往がある場合、抗リン脂質抗体症候群の人が妊娠した場合に対象になります。

子宮形態異常

中隔子宮の場合は手術を検討することも

子宮形態異常があっても、それが直接健康に影響を及ぼすことはないので、必ずしも治療の必要はありません。しかし、子宮は胎児が発育する場であるため、妊娠経過に影響する可能性があります。子宮形態異常にはいろいろなタイプがあり、重複子宮は流産率が低いとされ、双角子宮と中隔子宮は不育症と関連があるとされています。そのうち中隔子宮に対しては、子宮鏡による手術で中隔部分を切除すると妊娠率が高まる傾向があるとして、治療の選択肢の一つとして提示されています。一方で、手術後に、妊娠率が低下したケースも報告されています。

▶主な子宮形態異常の種類

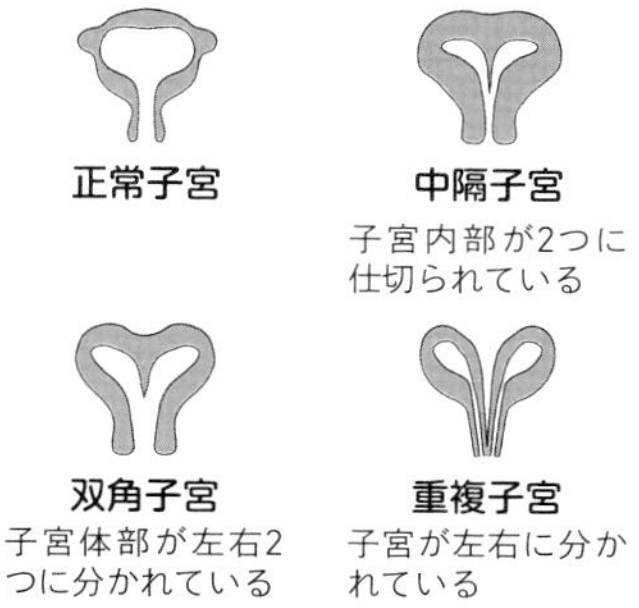

経過観察でも最終的には78%が出産

中隔子宮、双角子宮でも手術を行わない経過観察で、診断後の最初の妊娠で59%が、最終的には78%が出産できるという報告があります。このように、手術を行わなくても無事に出産できる確率は高いのです。

手術をするかは個々の状況を考慮して判断

子宮形態異常と診断されると手術を希望する人が少なくありません。しかし、手術の実施については慎重に判断する必要があります。メリット、デメリットを知ったうえで、本当に手術が必要か、ほかに優先させるべき治療はないかなど、方針を決めましょう。また、中隔子宮以外の子宮形態異常に対する手術は、推奨されていません。

甲状腺機能異常、糖尿病

甲状腺機能が正常になってから妊娠に臨むことが勧められる

甲状腺機能異常は、20〜40代の女性に多く見られ、約20人に1人は甲状腺の病気があるともいわれています。

バセドウ病などの甲状腺機能亢進症は、不育症のみならず、赤ちゃんの先天異常、早産、妊娠高血圧症候群のリスク因子になることが知られています。また、橋本病などの甲状腺機能低下症では、流産、早産のリスクが高くなります。そのため、甲状腺機能の異常が見つかった場合は、専門医で内科的な治療を行い、機能が正常になってから妊娠することが重要です。また、妊娠中や産後も、甲状腺機能の変動が見られるため、定期的なフォローが必要です。

糖尿病も妊娠前からのコントロールが重要

糖尿病も流産だけでなく、妊娠後の胎児発育や発達と関係するため、妊娠前から血糖コントロールを良好にしておく必要があります。

赤ちゃんの体がつくられる妊娠初期に血糖値が高いと、流産や先天奇形が発生しやすくなります。また、妊娠後期に血糖値が高い場合は、赤ちゃんが4000g以上の巨大児となり、経腟分娩の際、難産になることがあります。そのほか、尿路感染症、妊娠高血圧症候群、羊水過多症、早産などのリスクが高くなります。適切に治療することで赤ちゃんが大きくなりすぎることや、妊娠高血圧症候群の合併を予防することができます。また、これにより帝王切開になるケースを減らすこともできます。

血糖値が高い場合には、血糖値を下げる薬による治療、また食事や運動、体重の減量など生活指導で改善していきます。

妊娠前から妊娠中、産後にわたって、血糖の管理・治療が必要です。

夫婦染色体異常

流産のリスクを高める染色体の構造異常

私たちがもっている染色体は通常23対、計46本です。ところが、染色体の一部が入れ替わっていたり、ほかの染色体と結合していたりする場合があります。これが染色体転座です。転座があっても全体の量には過不足がないので、本人の健康状態に影響はありません。しかし、妊娠するときに問題が生じます。卵子や精子をつくるときに、遺伝情報が不均衡な卵子や精子ができる可能性があります。

習慣流産の2～6％に染色体異常が見られる

妊娠初期の流産の原因の大部分は、胎児に偶発的に発生した染色体異常です。しかし、流産を繰り返す場合は、夫婦のどちらかに染色体異常がある可能性が高くなります。習慣流産のうち2～6％に染色体の総量には過不足のない均衡型転座が見られます。

夫婦の染色体異常の有無を調べる検査の実施にあたっては、個人情報である遺伝情報の保護、検査の意義、起こりうる問題点など事前に説明を受けることが大事です。また、治療法がなく、夫婦の不和を招いてしまう可能性もあるため、どちらに原因があるかを特定せずに結果を聞くという選択肢もあります。事前によく話し合っておきましょう。染色体異常が発見された場合は、遺伝カウンセリングを受け、出産の確率や、赤ちゃんへの遺伝の可能性などを理解したうえで今後の方針を決めましょう。流産率は高いものの、最終的に子どもをもてる確率は、決して低くはありません。

流産を回避する方法として着床前診断も

流産・不育症の原因と考えられる染色体異常が見つかった場合、着床前診断（PGT－SR→P.137）という選択肢があります。これにより、流産率が低下することがわかっています。しかし、現在のところ赤ちゃんが生まれる確率が高くなるという根拠はなく、メリット、デメリットについて理解したうえで決断しましょう。

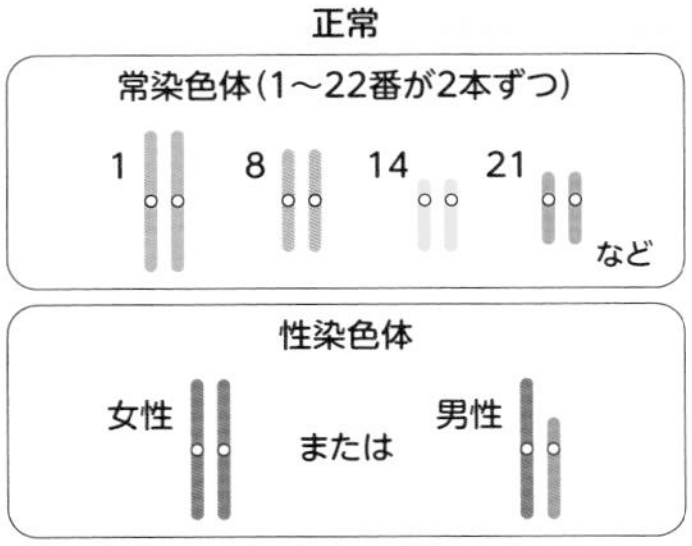

22本の常染色体がそれぞれ2本ずつと、性染色体2本（女性XX、男性XY）の計46本の染色体をもつ

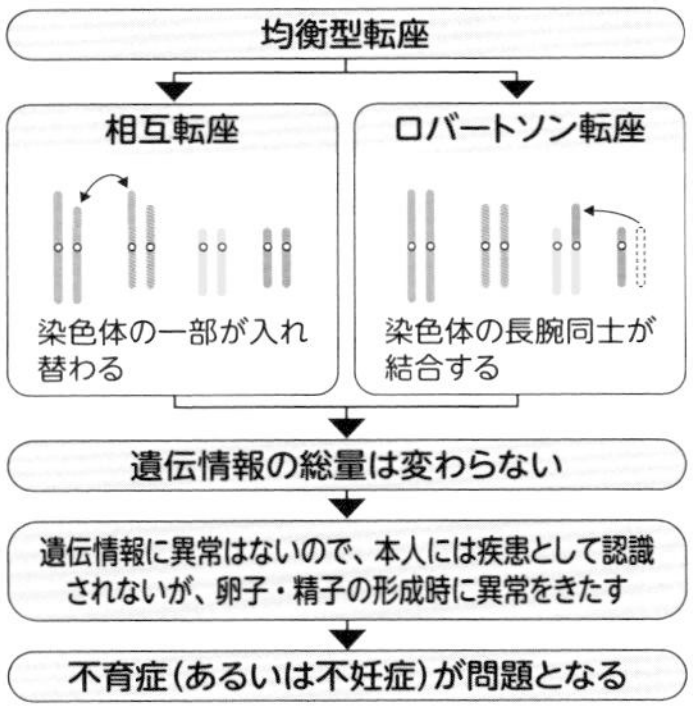

流産絨毛染色体検査（POC）

2022年4月より流産絨毛染色体検査（POC）が保険適用になりました。この検査は、流産したときに、手術で絨毛（胎盤の組織の一部）を取り出して、流産の原因を調べる検査です。次の妊娠に向けて治療方針を決めるうえでとても重要な検査です。

POC検査結果からわかること

●胎児の染色体に数的異常がある場合
→今回の治療が無効だったために流産したわけではないので、そのまま次回の治療に進んで問題ない。

●胎児の染色体に数的異常がない場合
→流産の原因が母体側にある可能性があり、原因の精査が必要。治療方針の変更を検討する。

●胎児の染色体に構造的な異常がある
→夫婦染色体検査を検討。両親のいずれかに染色体転座など構造異常があった場合には、PGT-SR（→P.137）の適用となる。

ココに注意！

保険適用されている流死産胎児絨毛染色体検査（G分染法。→P.133）による検査は、手術で清潔に採取した絨毛でなければ検査できません。自然排出された場合も検査可能な次世代シーケンサーを用いた検査法もありますが、保険適用の対象外です。

着床前診断（PGT-A・PGT-SR）とは？

近年よく耳にする着床前診断。妊娠率の向上や流産リスクの減少などが期待されています。

着床前診断とは

移植前に胚の染色体に異常がないか調べることが可能に

着床前診断（PGT-A・PGT-SR）とは、体外受精によって得られた胚の細胞の一部を採取して、染色体の数や構造を調べる検査です。

生殖補助医療が発展し、体外受精で生まれる赤ちゃんは年々増加しています。一方で、体外受精や胚移植をしてもなかなか妊娠できない、妊娠しても流産してしまうと悩む夫婦もいます。

こうした胚移植の不成功や流産の主な原因は胚の染色体の異常であると考えられています。着床前診断は、子宮に移植する前の段階で胚を調べることで、妊娠率が高く、流産率が低い胚を選択することができる検査なのです。

臨床研究を経て現在は一般診療として実施

欧米など諸外国では以前から、PGT-Aが行われていました。一方、日本では、「命の選別につながる」との倫理的配慮から日本産科婦人科学会が実施を認めていませんでした。しかし、国内の実施を求める声の高まりに伴って、2017年11月からパイロット試験を実施。続いて2020年1月に臨床研究がスタートしました。そして2022年9月から、日本産科婦人科学会「着床前診断に関する見解／細則」（2022年1月9日改定）に基づき、認定された200以上の施設で一般診療として着床前診断が行われています。

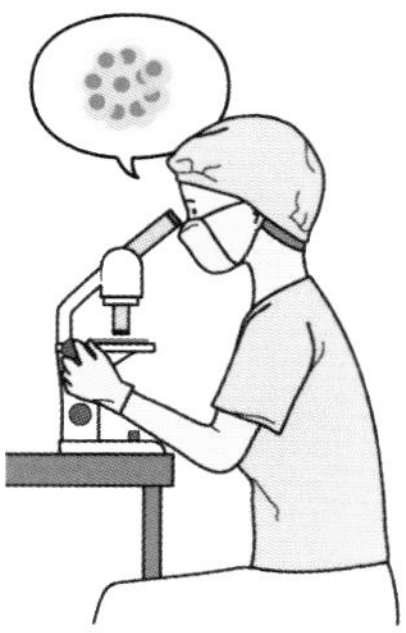

着床前診断の種類

不妊症および不育症を対象とした着床前診断にはPGT-AとPGT-SRの2種類があります。

PGT-A
（着床前胚染色体異数性検査）

体外受精によって得られた受精卵に偶発的に起きた染色体の数の異常を検査します。

〈対象者〉
- 体外受精・胚移植を2回以上行っても着床しなかった不妊症の夫婦
- 流産の経験が2回以上ある不育症の夫婦

PGT-SR
（着床前胚染色体構造異常検査）

夫婦の染色体に、転座など何らかの構造異常がある場合に行う検査です。染色体の数だけでなく、構造異常に由来する染色体の部分的な過不足がないかを調べます。

〈対象者〉
- 夫婦いずれかに染色体構造異常が確認されている不育症（もしくは不妊症）の夫婦

※ただし、妊娠や流産の既往は問いません。

PGT-Aのメリットとデメリット

PGT-Aを行い、染色体に異常のない胚を選択することで、胚移植1回あたりの妊娠率は上がります。また、妊娠までの時間短縮や流産に伴う精神的・身体的負担を減らす効果も期待できます。

一方で、課題も存在します。これらの効果は、あくまでも移植可能な胚が得られた場合に限られるからです。PGT-Aを行った人の中には、移植可能な胚を得られないケースも少なくないようです。

そして何より、PGT-Aで着床不全や流産のすべてを解決できるわけではありません。染色体が正常な胚を移植した場合でも出産率は50～70%にとどまります。これは、細胞の採取によるダメージや、胚以外の問題があることを表しています。

また、誤診断やモザイク胚❶(左ページ下)の問題もあります。本来なら妊娠、出産できる胚を選択肢から外してしまう可能性もあるのです。こうした課題や限界を理解したうえで、検査するかどうかを決めることが大事です。

メリット

- 胚移植1回あたりの妊娠率が上がる
- 妊娠までの時間を短縮できる
- 流産のリスクを下げることができる
- 流産に伴う精神的・身体的負担を減らすことができる

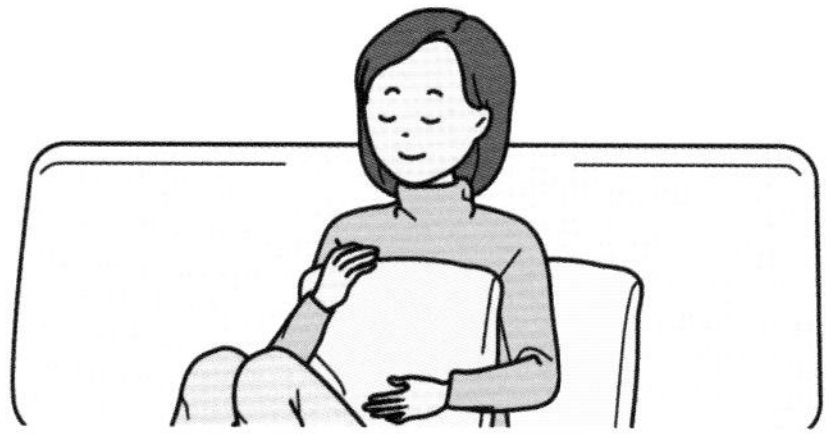

デメリット

- 検査の結果、移植できる胚が見つからないこともある
- 細胞採取による胚へのダメージがある
- 誤診断の可能性がある(5～15%)
- モザイク胚の取り扱いが不明瞭で移植すべきかどうか定まっていない
- 経済的な負担が大きい
- 流産・死産を必ず回避できるわけではない

ココに注意! PGT-Aと保険適用の体外受精

2022年4月から体外受精が保険適用になりました。しかし、現時点でPGT-Aは保険の対象外です。日本のルールでは、保険適用の医療行為とそれ以外を同時に行う「混合診療」が禁じられています。このため保険診療で体外受精を行った場合、PGT-Aを行うことはできません。また、PGT-Aを行う場合はその検査料だけでなく、体外受精にかかる費用もすべて保険適用外の自費診療になります。

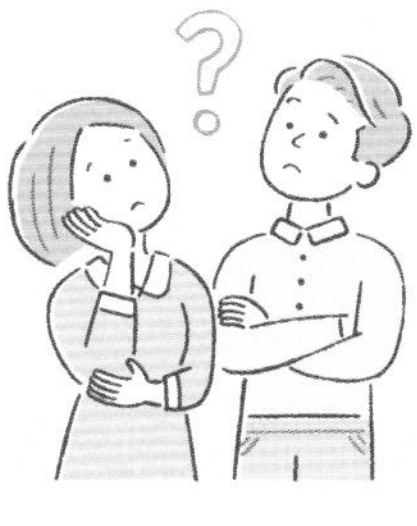

PGT-Aの流れ

STEP 1 PGT-A実施施設へ申し込み

PGT-Aを実施している認定医療機関に申し込みます。その後、日本産科婦人科学会の作成したPGT-Aについての説明動画を視聴し、十分に理解できたかを確認シートを使ってチェックします。

STEP 2 夫婦でカウンセリングを受ける

説明動画を視聴してわからないことがあった場合は、このときに追加で説明を受けます。確認シートおよび同意書などを提出。

STEP 3 体外受精開始

卵巣刺激や排卵誘発、採卵を行い、受精卵を培養します。

STEP 4 胚盤胞から細胞を採取

受精卵が細胞の数にして100個程度の胚盤胞になったら細胞を採取します。将来赤ちゃんになる内側の細胞（内細胞塊ICM）ではなく、胎盤になる栄養外胚葉（TE細胞）と呼ばれる外側の細胞を5〜10個採取します。採取された細胞は検査機関に送られ、胚盤胞は凍結保存されます。

STEP 5 染色体情報の解析

検査機関では受け取った細胞について、DNAを増幅した後、次世代シーケンサー（→P.127）やアレイCGH❷（右下）など可能な限り高い精度をもつ手法を使い、染色体の解析を行います。

STEP 6 結果の開示と移植胚の選択

染色体の解析結果から、胚は下記A〜Dのいずれかに判定されます。判定結果とその判定内容については、実施施設の医師から説明されます。遺伝カウンセリングを受け、胚移植をするかどうか、移植するならどの胚をどの順番で移植するのか決めます。

STEP 7 胚移植

各実施施設で通常行われている方法で胚移植をします。

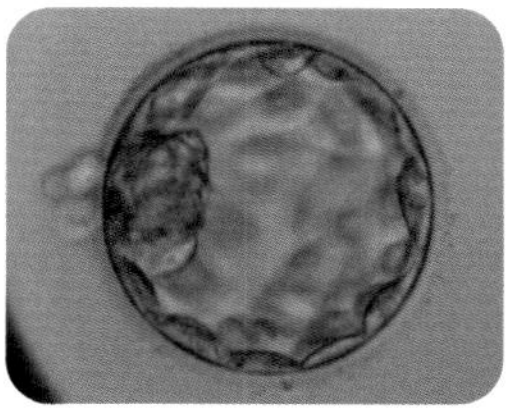

胚盤胞
受精卵が細胞分裂を繰り返し、着床できる状態になった胚

▶PGT-Aの判定内容

A 染色体の数が正常な胚
正常な染色体数をもち、着床率は高く、流産率は低いと考えられる胚

B モザイク胚
正常な染色体の細胞と異常のある細胞が混在する胚

C 染色体の数に異常がある胚
着床率は低く、着床したとしても流産率が高いと考えられる胚

D 判定不能の胚
何らかの原因で検査ができなかった胚

WORD解説

❶モザイク胚

染色体が正常な細胞と異常な細胞が混在する胚のことです。A判定の胚より着床率が低く、流産率も高いとされますが、元気な赤ちゃんが生まれる可能性もあります。検査に使う細胞は、将来胎盤になる細胞であるため、赤ちゃんの染色体情報を正しく反映していない可能性があります。移植すべきかどうか、慎重な判断のもと取り扱う必要があります。

❷アレイCGH

比較的新しい染色体の検査手法で、検査サンプルを正常なDNAと比較して、その差異から異常を検出する。

PGT-Aの気がかりQ&A

Q 費用はどれくらいかかるの？

A 胚盤胞1個あたり10万円前後です

胚盤胞1個あたり10万円前後の検査費用のほかに、施設によって異なりますが、遺伝カウンセリングに1万円前後、夫婦染色体検査に5万円前後がかかります。また、胚盤胞を得るまでの卵巣刺激、採卵、培養などの体外受精の費用は別途必要になります。現時点では、この体外受精の費用は、すべて保険適用外の自費診療になるので注意しておきましょう（→P.138）。

Q 赤ちゃんの性別はわかるの？

A 性別については知ることができません

いわゆる男女の産み分けがこの検査の目的ではないため、原則として、赤ちゃんの性別を知ることはできません。ただし、性染色体に何らかの異常が認められた場合には、十分な遺伝カウンセリングのうえ、伝えられることもあります。

Q PGT-Aで検査した胚なら元気な赤ちゃんが生まれるの？

A 染色体の問題以外で起こる流産や赤ちゃんの病気などはわかりません

染色体異常による流産などを防ぐ目的で行われる検査のため、それ以外の要因で起こる先天性異常はわかりません。

Q すでに凍結してある胚を検査することはできるの？

A 凍結してある胚を検査することは可能です

すでに凍結してある胚を融解して検査することは可能です。再凍結、再融解が必要になるため、胚への影響や費用の説明を受け、検討しましょう。

Q 事実婚の夫婦でもPGT-Aを受けることはできる？

A 事実婚の夫婦でも検査は可能です

事実婚の夫婦でも、PGT-Aを受けることはできます。ただし、実施施設によっては、受け入れていないこともあるので、確認してみましょう。

先進検査・治療について

遺伝子解析をはじめとした最新技術の登場で不妊治療が変わってきています。

技術の進歩に伴い、検査や治療の選択肢が増えている

遺伝子解析によるPGT-A、再生医療のPRP療法など、技術の進歩により、様々な検査や治療法が行われるようになりました。有効性など、これから明らかになっていく部分はありますが、不妊治療をする中で、選択肢が増えてきました。

▶先進医療を受けた場合の負担割合

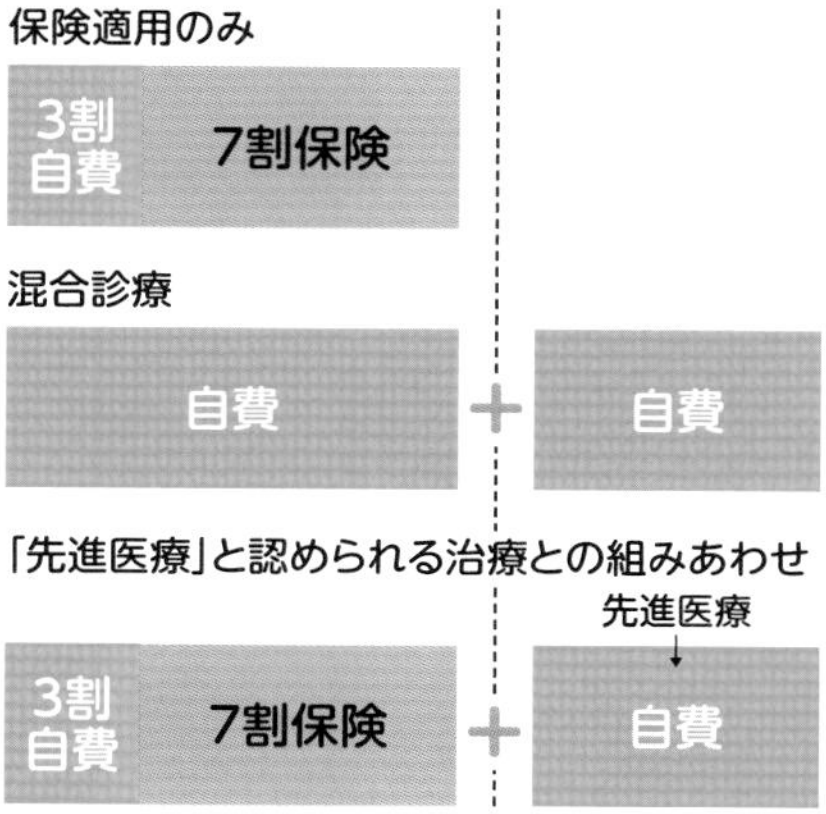

不妊治療の保険適用に伴い注目される先進医療制度

2022年4月、不妊治療が保険適用され、経済的な負担は軽減されるようになりました。一方で、大きく負担額が増加してしまうケースもあります。保険適用されていない治療を必要とする場合です。「混合診療」が禁止(→P.138)されているため、その検査や治療を諦めるか、もしくは体外受精を含めすべての治療を自費で行うことになるからです。

その中で、注目されているのが先進医療制度です。先進医療とは、国に認定された高度な医療技術のことで、例外的に保険診療との併用が可能になります。将来的な保険適用に向けて評価を行うことが目的で、不妊治療に伴う技術にも先進医療に認定されているものがあります(→P.142)。今後は保険適用に向け、エビデンスが集積されていくことになります。

先進医療には AとBがあります

先進医療は、人体への影響や使用される医薬品、医療機器などによって、次のように分類されます。

先進医療A
未承認の医薬品や医療機器を用いず、人体への影響が極めて小さいもの。

先進医療B
未承認の医薬品や医療機器を用いるなど安全性が比較的低いとされるもの。実施を認められる施設数はごく少数で、症例数も限られる。

Check!

不妊治療時の先進医療助成金事業

保険診療と併用ができても、先進医療分は自費になるため、負担が大きくなってしまいます。自治体によっては、助成制度もあるので、確認してみましょう。

不妊治療で行われる先進検査・治療の種類

「着床の窓」の検査

ERA検査 先進医療A
ERPeak検査 先進医療A

子宮内膜を採取し、内膜組織が着床に適したタイミングであるかを調べます。検査の結果をふまえて、最適な時期に移植することで、凍結胚移植の際の妊娠率が向上するといわれています(→P.127)。

子宮内細菌叢《そう》の検査

子宮内フローラ検査 先進医療A
EMMA、ALICE検査 先進医療A
ERBiome検査 先進医療A

子宮内膜あるいは子宮内腔液を採取し、遺伝子解析により、子宮内に存在する菌の種類や割合を調べる検査です(→P.128)。

胚培養の技術

タイムラプス培養 先進医療A

胚を培養器に入れたまま、観察と培養を行うシステム。外気に触れることによる胚へのストレスが軽減され、胚盤胞到達率の上昇が期待できます。また、胚の培養状況を5～10分間隔で撮影することで、受精反応を見逃すことなく、より精度の高い判定が可能になります。

胚移植の技術

二段階胚移植法 先進医療A

初期胚と胚盤胞を二段階で移植する方法。

SEET法 先進医療A

二段階胚移植法の初期胚の代わりに、培養液を注入する方法。

子宮内膜スクラッチ 先進医療A

子宮内膜に小さな傷をつけることで、着床しやすくする方法。移植の前の周期に行うと先進医療で、移植周期中に行うと自費負担になります。

精子選別の技術

PICSI 先進医療A

ヒアルロン酸を使用して良好な精子を選別する方法。

IMSI 先進医療A

通常よりも高倍率の顕微鏡を使用し、精子を選別します。

ZyMōt《ザイモート》スパームセパレーター 先進医療A

化学物質や遠心分離機を使わず、運動性の高い精子を抽出する方法。

子宮・卵巣機能改善の治療法

PRP、PFC-FD療法

血小板がもっている組織を修復する働きを利用した再生医療です。PRPとは、自分の血液から、血小板が多く含まれる部分のみを抽出したもの。PFC-FDは、さらに成長因子を濃縮してフリーズドライしたもの。子宮内に注入することで子宮内膜が厚くなる効果や、卵巣に注入することで卵巣機能を改善させる効果が期待されます(→P.125)。

卵子・精子提供

なかなか詳しく知る機会の少ない卵子・精子提供。現状や課題について知っておきましょう。

第三者から卵子や精子の提供を受けて行う不妊治療

卵子・精子提供は、自分の卵子や精子では子どもが望めない場合に、第三者から提供を受けて行う不妊治療です。

卵子提供というと、海外で行うイメージがありますが、日本では、法律で禁じられているわけではなく、日本産科婦人科学会の規制により行われていないのが現状です。不妊治療専門病院によって結成されたＪＩＳＡＲＴ（日本生殖補助医療標準化機関）のガイドラインで適応となれば、国内での実施も可能です。しかし、対象者は、早発閉経や卵巣摘出の場合などに限られ、加齢により妊娠できないケースは対象になりません。また、提供者を自分で見つける必要がある、治療開始までに時間がかかるなど、実施される件数はわずかです。

このような現状から、海外で卵子提供を受ける人は年々増加しています。費用は300～500万円と高額で、正しい理解のないままハイリスクな高齢出産に至るケースも増えていると問題視されています。

一方、無精子症の人などを対象にした、精子提供による「非配偶者間人工授精（ＡＩＤ）」は、日本でも以前から行われ、ＡＩＤで生まれた子どもの数は1～2万人と推定されます。しかし、近年、提供者不足を理由に、患者の受け入れ停止や閉鎖をする施設が増えています。背景にあるのは、「出自を知る権利」の高まりです。日本では提供者は匿名が原則ですが、将来、誰が親か特定される可能性が出てきて、提供をためらう人が増えたといわれています。そうした中、日本では、ＳＮＳなどを通じた個人間での精子提供が広がり、感染症やトラブルが懸念されています。

2020年12月、民法特例法で、卵子提供の場合は、出産した女性を母、精子提供の場合は、夫を父とすることを定めました。しかし、許容される生殖補助医療の範囲や規制、子どもの出自を知る権利の保障といった問題はまだ議論の途中です。

子どもをもつための選択肢として、安心できる制度づくりが期待されています。

卵子・精子の提供などの妊娠、出産をめぐる課題

- □ 海外に渡航して行う卵子提供についてガイドラインがない
- □ 提供者登録、マッチング、情報管理を行う公的機関の必要性
- □ 需要が高まるLGBTQカップルへの対応
- □ 高まる商業主義的行為への規制

COLUMN

2人目不育の向きあい方

1人目は何の問題もなく出産したのに…思いもしなかったことに人知れず深い悩みを抱えてしまうことも。そんな2人目不育について考えてみましょう。

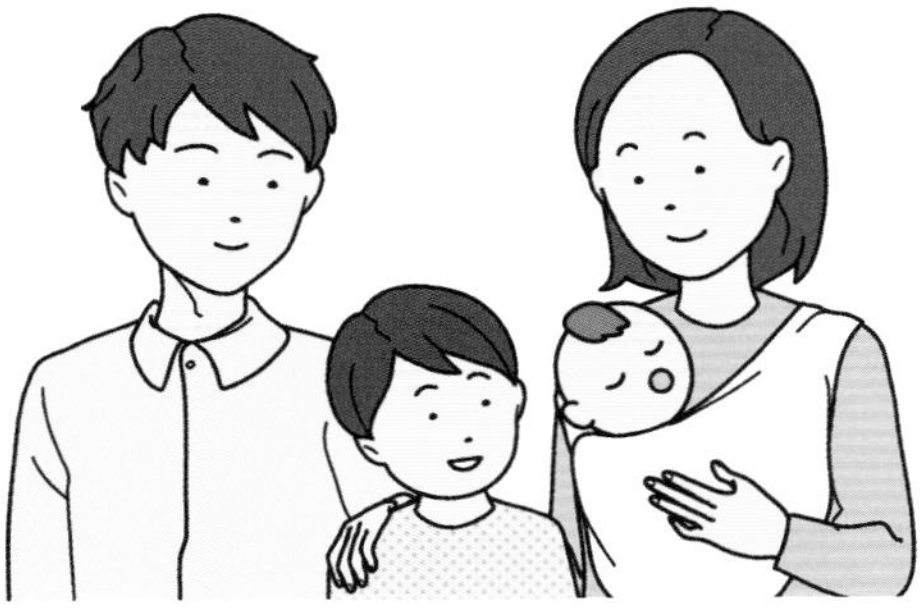

2人目不育の原因

- □年齢を重ねたことによる染色体異常率の上昇
- □血が固まりやすい体質に変化
- □出産や流産による子宮内の炎症
- □甲状腺や血糖値など内分泌異常

続発性不育症の可能性も まずは検査を

1人目は何の問題もなく出産。その後、2人目を妊娠、流産してしまった。そのときは「たまたま」と思ったけれど、次もまた流産。1人目を妊娠・出産したとしても、2人目、3人目が続けて流産や死産になってしまった場合、「続発性不育症(2人目不育)」である可能性があります。赤ちゃんの染色体異常が原因で、2回続けて流産してしまうことは十分ありえます。しかし、流産しやすい何かが発生している可能性も。まずは検査してみることが大事です。

妊娠初期の流産の場合、赤ちゃんの存在を知っているのは、夫婦以外、よほど近しい人に限られます。そのため、職場では、何ごともなかったかのように振る舞わなければならないことも。上の子の前でも普段通りにしなければと、つい無理をしてしまいがちです。しかし、それを続けていると、知らぬ間に心身に不調を抱えてしまうこともあります。きちんと悲しむことも、回復していく過程で大切なことです。そして、ときにはパートナーや周りの人、専門家など誰かに頼ってみてもよいことを忘れないでください。

流産後の心のケアについて

不育症において、流産してしまったというストレスが、さらに次の流産の要因になってしまうこともあります。赤ちゃんを失った悲しみをなくすことはできませんが、少しでも心を和らげることのできる対処法を挙げてみました。

- 安心できる環境で思い切り泣く
- 1人でいる
- 信頼できる人に話を聞いてもらう
- 感情を紙に書き出す
- 同じ体験をした人を探す
- 体験記を読む
- 自助グループに参加する

つらいときは無理せず、誰かの手を借りて

おなかの赤ちゃんが亡くなってしまう。これほどつらいことはありません。流産の悲しみは、1人で抱えるには大きすぎるものです。もし、食べられない、眠れない、などの症状がある場合には、心療内科などで相談しましょう。また、不育症や流産・死産を経験した人への相談窓口が全国の自治体で設置されています。

例)東京都

不妊・不育ホットライン　03-6407-8270

赤ちゃんを亡くされたご家族のための電話相談　03-5320-4388

Part 6

不妊治療とお金について

不妊治療には、どのような費用がかかり、
どれくらいの金額が必要になるのでしょうか。
また、補助制度についてなども、しっかりチェックしていきましょう。

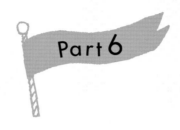

仕事と不妊治療の両立

仕事と不妊治療の両立は難しいもの。無理なく両立するためにも、制度や方法などを確認してみましょう。

職場の制度を確認し治療との両立方法を検討

仕事と不妊治療を両立するためには、働き方を工夫する必要もでてきます。治療によっては、月に何度も病院に通わなければならず、通院の時間をつくるだけでもかなりの負担になってきます。通院にあわせてどれくらい年次有給休暇や時間休を取得する必要があるのか、治療の内容や通う頻度などによっても変わってきます。現在は、企業によってフレックスタイム制や時差出勤制度などがあるので、どのような働き方ができるか、検討しましょう。

年次有給休暇は正社員で働く人のみの制度ではありません。勤務の期間が6カ月を経過していること、所定労働日の8割以上出勤していることという2つの条件を満たせば、パートタイムで働いている人も取得できます。

不妊治療を受ける年齢は仕事でキャリアを積む時期と重なりがち。それだけに、仕事との両立は悩みどころですが、周囲の理解を得て両立する方法を見つけましょう。

職場への相談はどうするべきか?

不妊治療を職場でオープンにするのはなかなか難しいもの。人事院の調査で、約半数以上が不妊治療について「必要最小限の関係者に伝えることは構わない」と回答しています。通院のために休暇や時間給を取得する必要もでてくるので、できれば職場には相談しておいたほうがよいでしょう。周囲の人に理解してもらえれば、遅刻や早退、休みが多いことに対しての過度なストレスを感じずにすみます。

状況によっては、人事部の担当者に相談してみるのも一案です。会社によってはサポート制度がある場合もあります。また、万が一、休みを取得したことにより不当に解雇された、賃金を支払ってもらえなかったといったトラブルが発生した場合には、都道府県労働局に相談することができます。

▶不妊治療をしていることを伝えることについて

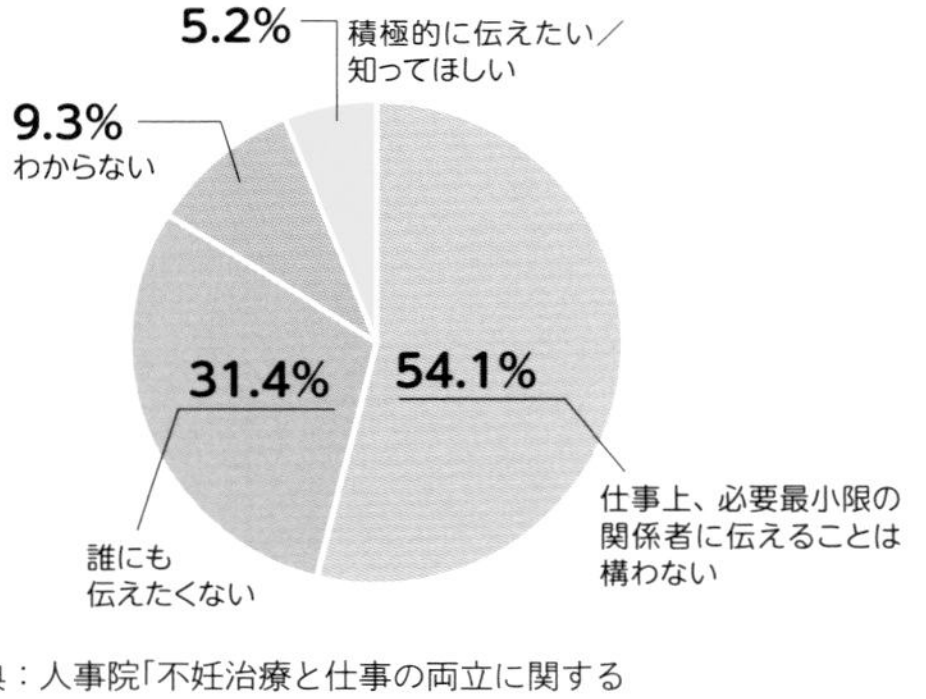

出典：人事院「不妊治療と仕事の両立に関するアンケート調査について」(2021年)

不妊治療で使える制度一覧

時差出勤制度

始業・終業時間を変更

所定労働時間を変えずに、始業や終業時間の変更ができます。午前中に通院したい場合や、通勤ラッシュを避けたい場合に便利です。

年次有給休暇制度

賃金の減額がない休み

年次有給休暇制度とは、ある一定期間勤続した人が使える休暇です。勤続期間によって付与される休暇日数が異なります。仕事と不妊治療を両立している夫婦が最も利用している制度です。

休暇制度・休職制度

目的がある休み

会社独自で決めている休暇で、病気休暇や不妊治療休職制度、出生支援休職制度などがあります。賃金が発生するか発生しないかは、企業によるので、取得する場合には就業規則で確認しておきましょう。

テレワーク

場所にとらわれない働き方

家で仕事をする在宅勤務や外出先で仕事をするモバイル勤務などがあります。通院時間の待ち時間にモバイル勤務をすれば、通院を会社の誰にも知られずに勤務できるというメリットがあります。

フレックスタイム制

労働者が労働時間を決められる

フレックスタイム制とは、該当する時間内であればいつ出社し、いつ退社してもいい時間帯を任意で決められます。集中して治療に専念したい人にぴったりな制度です。

短時間勤務制度

短縮勤務が可能

短時間勤務制度の目的は、家庭と仕事の両立。短時間勤務の人は残業の免除申請ができるので、仕事を定時に切り上げて通院が可能です。ただし短時間勤務制度は、勤続1年未満の人は利用できません。

Check!

不妊治療連絡カード
会社へ的確に伝えるツール

不妊治療連絡カードには、不妊治療の実施（予定）時期や、配慮してほしいことなどを記載できます。医師が記載するので、個人から言いづらい要望でも気軽に企業へ伝えられるでしょう。

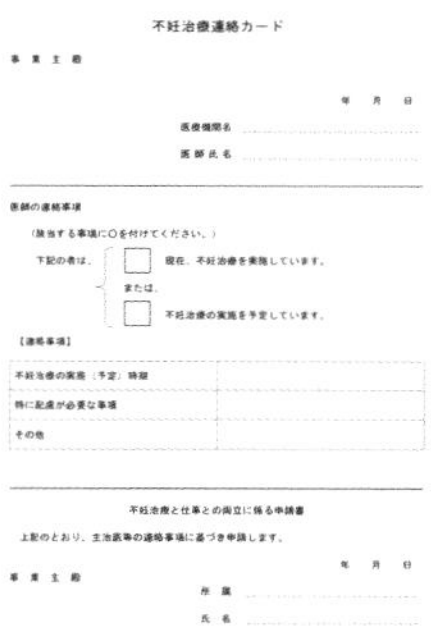
不妊治療連絡カード

事業主殿

年 月 日

医療機関名

医師氏名

医師の連絡事項

（該当する事項に○を付けてください。）

下記の者は、□現在、不妊治療を実施しています。または、□不妊治療の実施を予定しています。

【連絡事項】

不妊治療の実施（予定）時期	
特に配慮が必要な事項	
その他	

不妊治療と仕事との両立に係る申請書

上記のとおり、主治医等の連絡事項に基づき申請します。

年 月 日

事業主殿

所属

氏名

不妊治療連絡カードは
こちらからダウンロードできます。

▶通院日数の目安

治療	女性	男性
一般不妊治療 （タイミング法・人工授精）	時間：1回あたり 1〜2時間 通院：2〜6日	0〜半日 ※手術を伴う場合には1日必要
生殖補助医療 （体外受精・顕微授精・男性不妊の手術）	〈採卵など〉 時間：1回あたり 1〜3時間 通院：4〜10日 ＋ 〈胚移植など〉 時間：1回あたり 半日〜1日 通院：1〜2日	0〜半日 ※手術を伴う場合には1日必要

出典：厚生労働省「不妊治療と仕事との両立サポートハンドブック」

不妊治療にかかるお金

経済的負担が大きいと回答している人は約半数。損をしないためにもお金の知識を身につけましょう。

不妊治療にかかるお金はいくらくらい？

2022年度に不妊治療は保険適用になり、医療費は3割負担ですむようになりました。治療にかかる費用の目安は、人工授精が1回あたり5460円です。これに、診察や検査、薬代などが加わり、おおよそ1万5000円程度となります。体外受精を行うことになった場合、体外受精自体の自己負担額は1回あたり1万2600円ですが、さらに採卵や培養のためのお金もかかり、これらは個数によって額が変わります。そのうえ、移植の費用もあわせると20万円程度が目安です。もしも、結果が出なければ治療を複数回受けることになり、その分費用がかかります。

ただし、高額療養費制度(↓P.153)により、1カ月の支払額には上限があります。あわせて確認しましょう。

保険適用になる治療とならない治療

不妊治療の基本治療が保険適用になり、金銭的な負担が以前に比べて軽減されたことは事実です。

保険の適用となっているのは、タイミング法や人工授精などの「一般不妊治療」と採卵・採精、体外受精・顕微授精をはじめとする「生殖補助医療」です。

保険適用となっていない治療を希望する場合、注意が必要です。先進医療に認定された技術の費用は全額自己負担になりますが、保険診療と併用することが可能。しかし、保険診療でも先進医療でもない自費診療の治療は、保険診療を併用できず、すべて自費となります。

たとえば、PGT‐A(↓P.137)やAID(↓P.143)を希望する場合、それに伴う採卵や培養、移植などの部分もすべて負担することになります。

医療費以外にかかる不妊治療のお金

不妊治療にかかるお金として、医療費以外のお金が思いがけず負担になることもあります。

その1つが交通費。病院が遠方にある場合、通院する期間中、交通費がかさんできます。

そのほか、不妊治療のためのサプリメントや漢方、気晴らしのための旅行や趣味、家事負担を減らすための出費といった「二次的費用」もあります。メルクバイオファーマの調査では、こうした二次的費用が負担に感じると回答したのは、300人中105人にのぼり、二次的費用総額の平均は約237万円になります。不妊治療は精神的・肉体的負担がかかることもあります。リフレッシュのためのお金も必要経費として考慮しましょう。

不妊治療にかかる費用の目安

保険が適用される治療

一般不妊治療：人工授精　タイミング法

生殖補助医療：採卵・採精 ◀ 体外受精・顕微授精 ◀ 受精卵・胚培養 ◀ 胚移植（受精卵・胚培養 → 胚凍結保存 → 胚移植）

二次的費用に含まれるもの

- **サプリメント、漢方**
- **旅行や趣味**
- **家事負担を減らす出費**

総額 約237万円

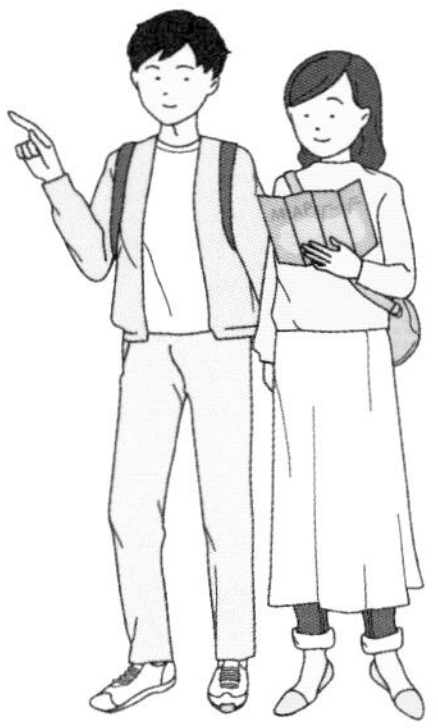

出典：メルクバイオファーマ株式会社「第4回 妊活®および不妊治療に関する意識と実態調査」

不妊治療の各医療技術に対する負担額（1回あたり）

	診療内容	金額
一般不妊治療	管理料	750円（3月に1回）
	人工授精	5,460円
生殖補助医療	管理料	900円（月に1回）
	採卵	9,600円（基本料） ※採取された卵子の数に応じて加算される。 1個：7,200円～10個以上：21,600円
	体外受精	12,600円（卵子の数に関わらず）
	顕微授精	14,400円～38,400円 ※実施した卵子の数に応じて算定される。
	受精卵・胚培養	13,500円～31,500円 ※卵子の数に応じて加算される。
	胚凍結保存	15,000円～39,000円 ※凍結保存を開始した場合に、凍結する初期胚または胚盤胞の数に応じて算定される。 管理料：10,500円（1年に1回）
	胚移植（新鮮胚）	22,500円
	胚移植（凍結・融解胚）	36,000円

※厚生労働省「不妊治療に関する支援について」を基に算出。2022年4月より。患者負担額3割で算出。
※上記の金額は算定要件によって異なりますので、詳細は各医療機関に問い合わせてください。

不妊治療で戻ってくるお金

不妊治療で支払った治療費は一部が助成金として戻ってきたり、控除の対象となる場合があります。

自治体による不妊治療助成制度を確認

不妊治療の経済的負担を軽減するために、助成制度を設けている自治体もあるので、お住まいの自治体の制度を確認してみましょう。

東京都では、「東京都特定不妊治療費(先進医療)助成事業」として、保険適用となっている治療と先進医療を併用した場合、先進医療にかかる費用の一部が助成されます。さらに、都の助成事業とあわせて市区町村の助成事業も適用される場合があります。

また、京都府では、先進医療の治療費の助成のほかに、通院交通費の一部が助成の対象になる場合もあるといったように、自治体によって制度はさまざまです。

助成対象となる治療の内容や申請方法などは自治体ホームページなどで案内されています。

年間の医療費が10万円を超えたら医療費控除を申請

医療費控除とは、自分または生計を一にする家族のために支払った1〜12月の金額が10万円(その年の総所得金額等が200万円未満の人は、総所得金額等の5パーセントの金額)を超えた場合、所得から控除される制度です。医療費控除は、実際に支払った金額から保険金などで補填された金額と10万円を差し引いた金額で、上限は200万円です。毎年2月16日〜3月15日に確定申告を行いますが、もしもこの期間に間にあわなかった場合でも、過去5年にさかのぼって申告が可能です。

申告には、医療費控除の明細書や医療通知書、マイナンバーカードなどの、本人確認書類などが必要です。今は税務署などに行かなくても、ウェブ上で手続きできるので便利です。

医療費控除を受けるために必要なもの

- 医療費控除の明細書
- 医療通知書
- マイナンバーカードなどの本人確認書類
- 確定申告書

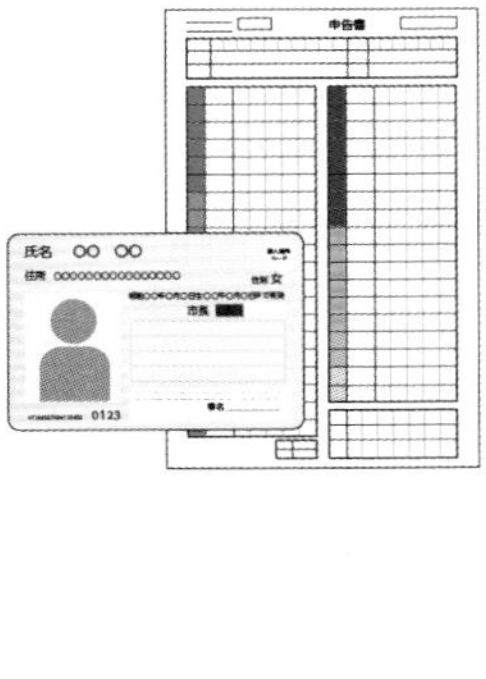

不妊治療でかかるお金、戻ってくるお金Q&A

Q 保険適用の治療と自費診療の治療をあわせて治療はできる？

A 日本では混合診療、すなわち保険適用のものと自費診療のものを一緒に行うことができません

先進医療は保険診療と併用できます。たとえば、ＳＥＥＴ《シート》法やタイムラプスなどがあります。先進医療は全額自己負担ですが、民間の保険に保障内容として組み込まれているものもあるので、加入している保険を確認してみましょう。

Q 医療費控除は誰が申告するの？

A 夫婦で所得が多いほうが申告すると、減税される額が多くなります

たとえば、夫の課税所得が６００万円で妻の課税所得が３００万円だった場合、夫のほうが所得控除額が42万７５００円で多くなります。注意が必要なのは、不妊治療の助成金をもらっている場合です。受け取った助成金は、医療費から差し引いて申告しましょう。

Q 都道府県と市区町村の両方が不妊治療の助成を行っている場合どちらも受け取れるの？

A 実施している自治体によって異なります

お住まいの都道府県と市区町村の両方から助成金を受け取れる場合もあります。要件や申請の順序などがあるので、まずは自治体へ助成金の有無を相談してみましょう。

Q 自治体の助成金と民間の保険は併用できる？

A 併用できます

どちらもお金が振り込まれるまで時間を要するので、手続きや必要な書類については事前に確認しておきましょう。

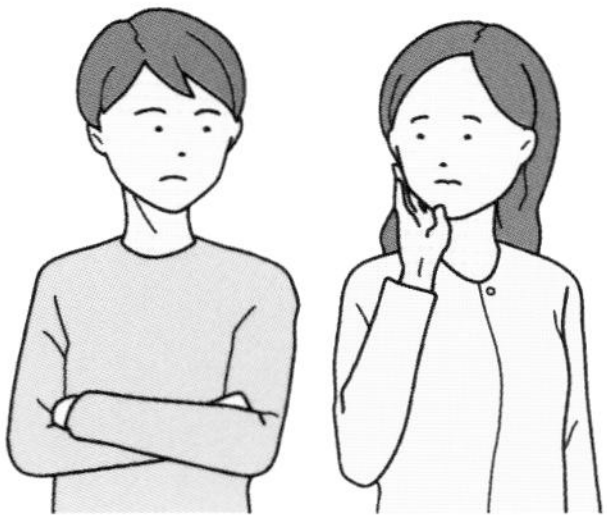

Q 不妊治療を保険適用で行うための条件はある？

A 条件は、43歳未満で結婚または事実婚していること

結婚や事実婚をしている証明書を医療機関に求められます。保険適用で治療を受けるには治療計画書の作成が必須。治療計画書は夫婦の意向に沿って主治医が作成するため、夫婦で医療機関に行く必要があります。保険適用では、体外受精や顕微授精は年齢と回数の制限があります。それ以外に、治療に使用する薬や注射、血液検査や超音波検査なども保険適用では回数が決まっているので、主治医とよく相談し保険適用にするか自己負担にするか選択しましょう。

Q 43歳以上の女性の治療は自己負担になる？

A 減額プランを提示している医療機関もあります

43歳以上の女性の治療は、保険適用の対象外なので経済的負担が大きくなります。しかし、医療機関によっては、治療方針によりますが経済的負担を減らせる減額プランを提示しているところもあります。計画書を作成するタイミングで主治医と相談してみましょう。

保険適用と助成制度のこと

保険適用の範囲を確認し、「高額療養費制度」についても正しく理解しておきましょう。

国の助成制度は2022年度に終了

不妊治療の保険適用前の2022年3月31日まで、国の助成制度として「特定不妊治療助成制度」が設けられていました。この助成制度は廃止になりましたが、2022年4月1日時点でそれ以前から継続中の治療がある場合は、経過措置として助成金が認められていました。保険適用に伴い、自治体の助成内容が変更となっている場合もあります。

▶経過措置としての助成金

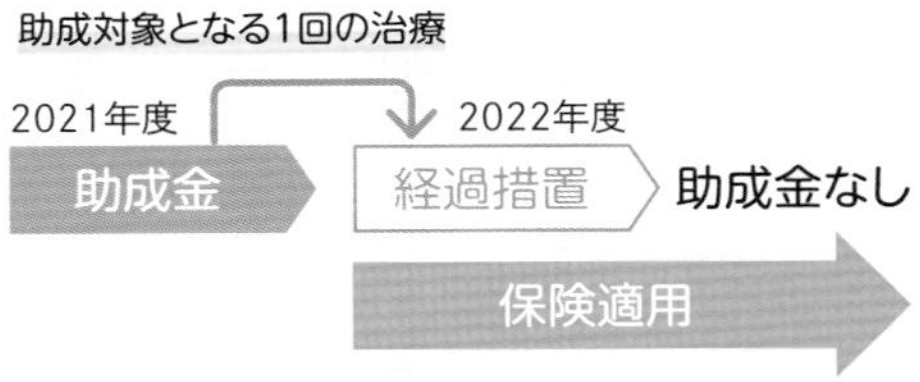

保険適用により医療費の負担が増えた場合も

助成金が廃止されたことにより、治療内容によっては、自己負担分が増えて保険適用前に比べてかえって治療費が増えたという場合もあります。

保険診療の治療のみを受けている人は47%という調査結果もあり、言いかえれば過半数の人が、自己負担になる先進医療や自由診療を選択していることになります。

▶受けている治療の自己負担の割合について　［回答数：1,828］

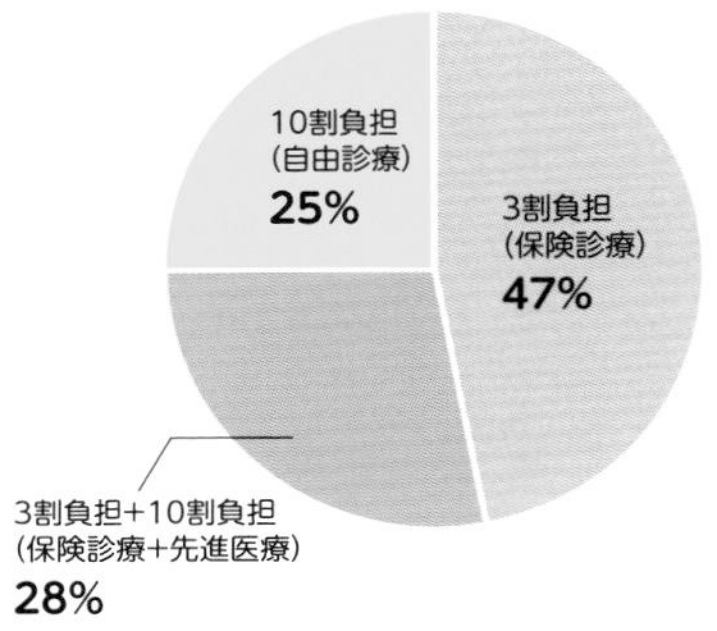

出典：NPO法人Fine「保険適用後の不妊治療に関するアンケート2022」

体外受精と顕微授精は年齢と回数に制限がある

体外受精と顕微授精は、治療開始の女性の年齢が43歳未満という年齢制限があります。来院時の年齢に応じて回数が変わるので注意。43歳以上で行いたいと考えている人は、民間の医療保険を検討しましょう。

▶体外受精と顕微授精の制限

体外受精・顕微授精

- 40歳未満：通算6回まで（1子ごと）
- 40歳以上43歳未満：通算3回まで（1子ごと）
- 43歳以上：なし

出産や12週以降の流産の場合には、回数がリセットされる。

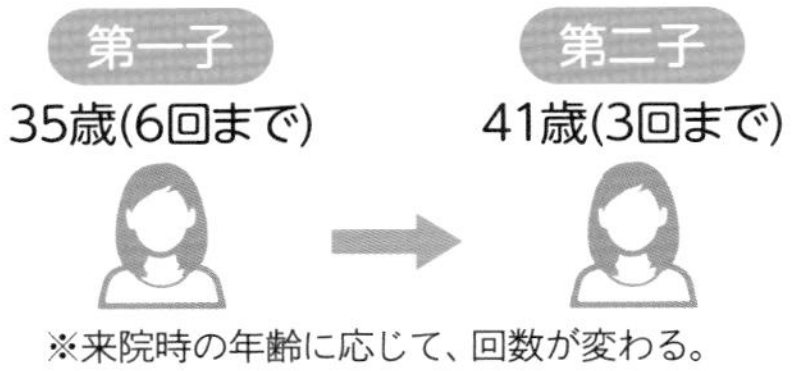

※来院時の年齢に応じて、回数が変わる。

高額療養費制度は医療費控除と併用可

高額療養費制度とは、医療機関や薬局の窓口で支払う医療費が1カ月の上限を超えた場合に、超えた額が支給される制度のことです。医療費控除と併用可能なので、医療費が高額になったときは両方手続きしましょう。上限は、年齢と所得によって異なり、先進医療は対象外です。

もし、治療費が上限を超える場合は、医療機関の窓口で高額療養費制度の手続きができるので、通院先の病院で相談してみましょう。

窓口で手続きができない場合は、加入している公的医療保険に、高額療養費の支給申請書を提出します。窓口での負担額が高額になりそうなときには「限度額適用認定証」を事前に申請しておき、支払いの際に提示すると、1カ月間は支払いが自己負担限度額までに抑えられます。

高額療養費制度の気がかりQ&A

Q 高額療養費制度が対象にならないものはある？

A 入院した際の「食費」「差額ベッド代」や「先進医療費」は対象になりません

入院費にかかる一般の人の食費は、1食460円と決められています。差額ベッド代は、条件のよい個室などを使用した場合に請求されるもので、病院によって異なるので入院する際に病院に確認してみましょう。

Q 高額療養費制度を申請したけど、支給されるまでに窓口に医療費が支払えない場合はどうしたらいい？

A 窓口が高額になりそうなときは、公的医療保険で「限度額適用認定証」を申請しましょう

この限度額適用認定証を窓口に提出すると、1カ月間は自己負担限度額までに抑えられます。それでも医療費の支払いが困難な場合には、「高額医療費貸付制度」というものがあります。高額医療費貸付制度とは、高額療養費が支給されるまでの間、無利子で貸付を受けられる制度です。高額療養費支給見込額の8割相当額を借りられます。

Q 高額療養費制度は何回も使用できる？

A 使用回数に制限はありません

しかし、月をまたいで治療を行った場合、医療費の合算ができないので月ごとに申請しましょう。もし、退職して保険証が変わった場合や、高額療養費制度を退職してから申請したい場合には、加入していた公的医療保険へ問いあわせをし、手続きを行いましょう。

高額療養費制度と医療費控除の違い

高額療養費制度は、年齢と所得の上限を超えた医療費の払い戻しで、加入している公的医療保険へ申請を行います。一方、医療費控除は、医療費が一定額を超えた分の税金の控除です。確定申告で税務署に申告します。高額療養費制度と医療費控除は併用可能です。

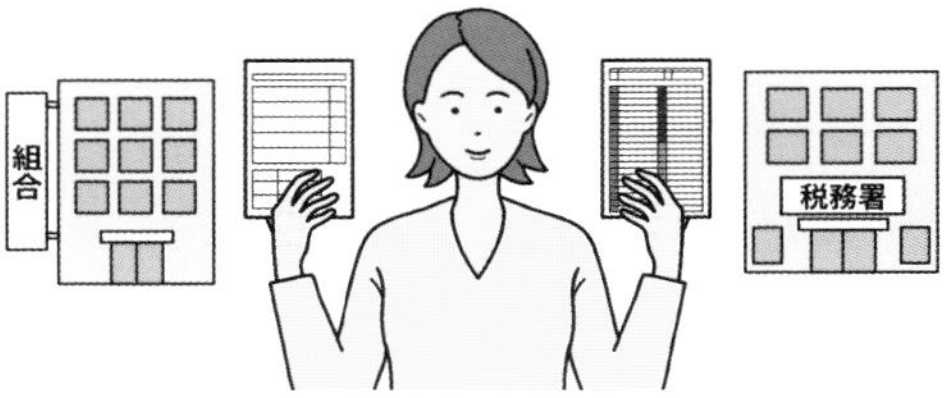

確定申告

医療費控除を受けるためには、確定申告が必要です。確定申告の手続きを確認しておきましょう。

医療費控除の申告には領収書や医療費通知書が必要

医療費控除は、1年間に支払った医療費の一定額を超えた分が所得税の控除となるものです。

確定申告の際に医療費控除明細書を作成して提出します。その際、医療機関で発行された領収書が必要となるので保管しておきましょう。健康保険組合等から発行される医療費通知書で申告する場合は、明細書を別途、作成する必要はありません。

医療費控除は、治療費のほか通院にかかる交通費も対象となります。ただし、電車などの公共交通機関は対象ですが、タクシー代や自家用車のガソリン代は原則、対象になりません。そのほか、医薬品ではないサプリメントの購入費も対象外なので、何が対象で何が対象外かを確認してから申請しましょう。

医療費控除の明細書の書き方

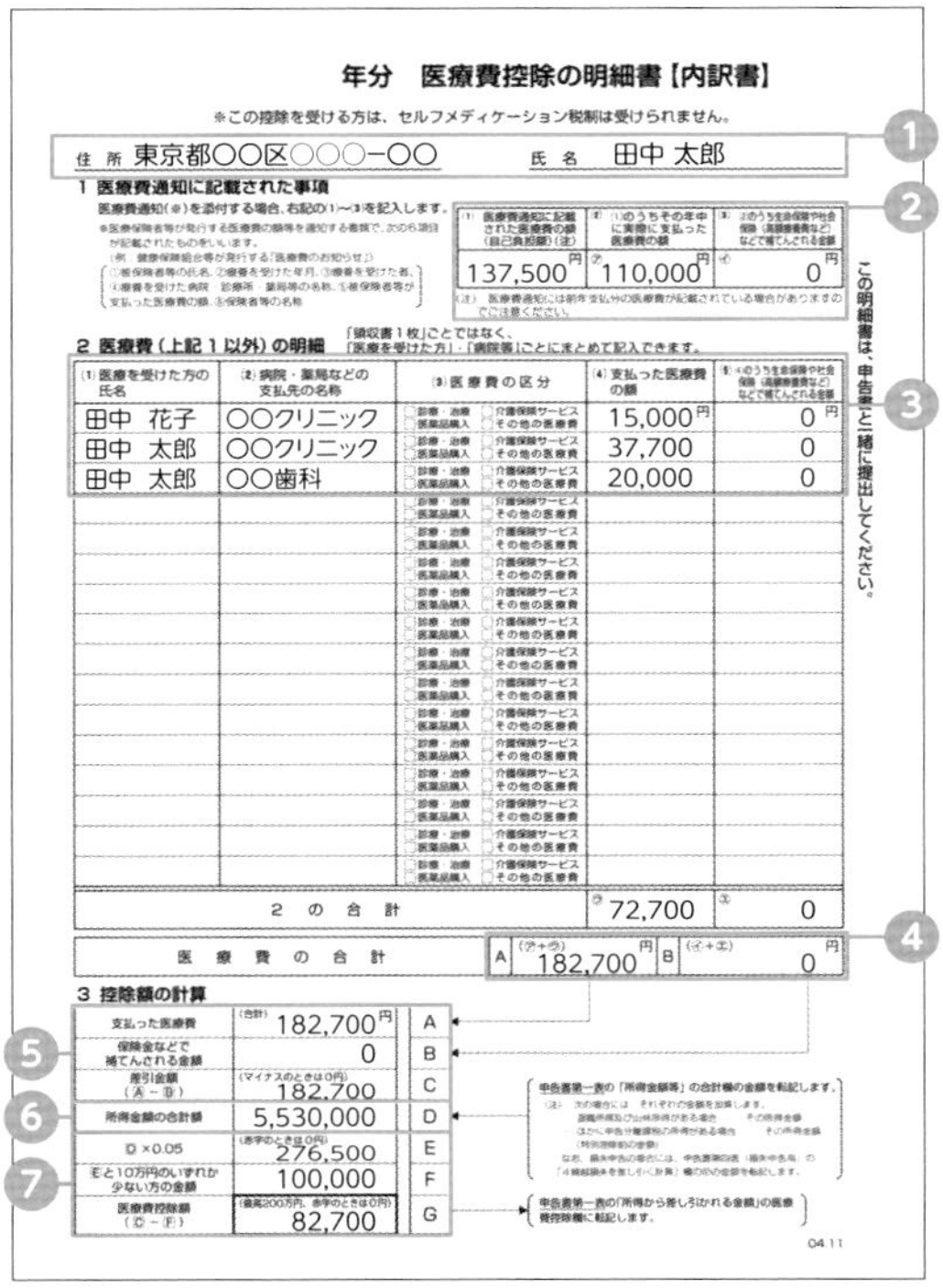
年分　医療費控除の明細書【内訳書】

※この控除を受ける方は、セルフメディケーション税制は受けられません。

住所　東京都○○区○○○−○○　　氏名　田中 太郎

1 医療費通知に記載された事項

医療費通知(※)を添付する場合、右記の(1)〜(3)を記入します。

(1) 医療費通知に記載された医療費の額（自己負担額）(注)	(2) (1)のうちその年中に実際に支払った医療費の額	(3) (2)のうち生命保険や社会保険（高額療養費など）などで補てんされる金額
137,500円	㋐ 110,000円	㋑ 0円

2 医療費（上記1以外）の明細

「領収書1枚」ごとではなく、「医療を受けた方」・「病院等」ごとにまとめて記入できます。

(1) 医療を受けた方の氏名	(2) 病院・薬局などの支払先の名称	(3) 医療費の区分	(4) 支払った医療費の額	(5) (4)のうち生命保険や社会保険（高額療養費など）などで補てんされる金額
田中　花子	○○クリニック	診療・治療／医薬品購入／介護保険サービス／その他の医療費	15,000円	0円
田中　太郎	○○クリニック	診療・治療／医薬品購入／介護保険サービス／その他の医療費	37,700	0
田中　太郎	○○歯科	診療・治療／医薬品購入／介護保険サービス／その他の医療費	20,000	0
2の合計			㋒ 72,700	㋓ 0

医療費の合計	A (㋐+㋒) 182,700円	B (㋑+㋓) 0円

3 控除額の計算

支払った医療費	(合計) 182,700円	A
保険金などで補てんされる金額	0	B
差引金額 (A−B)	(マイナスのときは0円) 182,700	C
所得金額の合計額	5,530,000	D
D×0.05	(赤字のときは0円) 276,500	E
Eと10万円のいずれか少ない方の金額	100,000	F
医療費控除額 (C−F)	(最高200万円、赤字のときは0円) 82,700	G

この明細書は、申告書と一緒に提出してください。

04.11

❶ 住所と申請する人の名前を記入

❷ 医療機関の領収書に記載されている事項を記入

❸ 医療を受けた人の名前や医療機関、医療費の区分、支払った医療費の金額などを記入

❹ 支払った医療費の額と❸の医療費の合計を足してAへ。Bには、保険金などで補填される金額を記入

❺ ❹のAとBをそのまま記入し、A−B＝CでCを記入

❻ 給与所得の源泉徴収票の「給与所得控除後の金額」を記入

❼ Eには、❻に0.05をかけたものを記入し、FにはEと10万円のいずれか少ないほうを記入する。Gには、C−Fの金額を記入

医療費控除の申請は、5年以内のものであれば、さかのぼって申請ができます。

控除の対象になる

- 病院に支払った診察費、入院代、治療費
- バスや電車での通院費、急を要するタクシーでの通院費
- 人工授精の費用

控除の対象にならない

- サプリメント購入費
- 妊活セミナー受講費
- 市販の妊娠／排卵検査薬費用
- 自家用車での通院におけるガソリン代・駐車場代、および通常のタクシー代

Part 7

自分たちにあった病院を探すために

不妊治療を迷いなく、安心して続けるためには、病院選びがとても大切です。
もしもの転院を考えるタイミングなどについてもあわせて、
見ていきましょう。

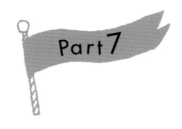

病院選びのポイント

病院を選ぶ際には、いくつか留意したいポイントがあります。どんなことに注意すべきか確認してみましょう。

最初に押さえておきたい3つのポイント

病院を選ぶ際に、事前にパートナーと話しあっておきたい3つのポイントがあります。それぞれ状況や事情は異なりますが、共通するのが、「自分たちの体の状態」「どんな治療を受けたいか」「費用はどれくらいかけられるか」です。

まず、「自分たちの体の状態」とは、持病の有無や病歴、体調についてです。場合によっては、総合病院での不妊治療を選択したほうがよいこともあります。

次に、「どんな治療を受けたいか」では、なるべく自然妊娠をめざしたいのか、生殖補助医療をすぐに受けたいのかなど希望を決めておきましょう。

最後に、「費用はどれくらいかけられるか」についてです。不妊治療における費用の上限を決めておくことは、病院選びでも1つの指針となります。

積極的に病院を選んで信頼できる医師を見つける

3つのポイントをふまえて、まず通える範囲内の病院をピックアップし、公式サイトなどに掲載されている治療の方針や医師のメッセージをチェックしていきましょう。

病院によって、自然妊娠を最優先にめざすところもあれば、素早くステップアップ治療を進める方針のところもあります。医師の考えや病院の方針と、自分たちの希望が合致しているかどうかはとても重要です。

候補の病院が決まったら開催している勉強会やセミナーに参加する、または初診を受け、相談しやすいか、相性はよさそうかを確認しましょう。納得した治療を受けるためにも、施設の状況・スタッフの対応も確認したうえで、自分たちで積極的に病院を「選ぶ」ことが大切です。

ほかにもチェックしておきたい細かいポイント

3つのポイント以外にも、確認しておきたい細かな項目もいくつかあります。

病院の種類や生殖医療専門医はいるか、男性不妊外来の有無、治療実績などは、事前にインターネットで調べておきたい事項です。

また、不妊治療は病院に頻繁に通うことになるので、アクセスのよさや通いやすさも重要です。同じく予約の取りやすさも確認しておきたい点。いくら評判のよい病院でも、予約が半年後でないと取れないのでは困ってしまいます。

不妊治療の治療費は高額なので、クレジットカードの使用や分割支払いが可能かなどもチェックしておきましょう。

わからないことがあれば、遠慮せずに問いあわせてみましょう。対応の良し悪しも判断基準の1つになります。

病院を選ぶ際のポイント

1 自分たちの体の状態

2 どんな治療を受けたいか

3 費用はどれくらいかけられるか

ほかにチェックしたいポイント

● 治療実績

妊娠率のほか、受精率や移植回数、体外受精の実施数、治療件数なども確認しましょう。

● 病院の種類

一般婦人科病院、不妊治療専門病院、総合病院／大学病院という、3つの病院があります(→P.158)。

● 通いやすさ

居住地や勤務先の近く、または少し遠くてもアクセスがよいなど、通院しやすいかどうかをチェックしましょう。

● 生殖医療専門医がいる

不妊治療の専門家である生殖医療専門医の認定を受けた医師がいるかどうかも確認しましょう。

● 予約の取りやすさ

有名な病院は予約が取りづらい場合も。事前に問いあわせて、予約の状況を確認しておきましょう。

● 男性不妊外来があるか

一般婦人科病院では男性不妊に対応していないところも。男性不妊外来がある、提携している病院があるかも要チェック。

● 治療費の支払い方法

治療費が高額になる場合もあるので、クレジットカードが使えるか、分割が可能かなども確認しておくと安心です。

● 病院の評判

病院のよい口コミとマイナス評価の両方を調べましょう。最終的には直接受診するなど自分の判断が最も重要です。

自分たちにあう病院は？

選ぶ際のポイントがわかったら、さらに具体的に、どういった病院を選択すべきか絞っていきましょう。

自分たちにあった病院の種類を知ろう

不妊治療を受けられる病院は大きく3つの種類に分けられます。

Ⓐ 一般婦人科病院（クリニック）
Ⓑ 不妊治療専門病院（クリニック）
Ⓒ 総合病院／大学病院

実際に病院選びを始めるときに、まず悩むのが「大きな病院か、不妊専門のクリニックか、それとも近所の婦人科か」といった点です。一般婦人科病院でも不妊治療専門病院でも、個々の病院によって行っている治療や不妊治療の方針・考え方は違います。最終的には、候補となる各病院を1つずつ確認する必要がありますが、最初の段階では「どの医療施設が適しているか」を判断することからスタートしましょう。左ページのチャートを活用し、自分たちにあった病院探しの参考にしてください。

知っておきたい病院の種類と特徴

一般婦人科は、地域に比較的多くあり通いやすく、最初に行くのにハードルが低いというメリットがあります。不妊治療に力を入れているところと、検査のみ、一般不妊治療のみのところがあるので、病院の治療範囲を確認しておきましょう。

不妊治療専門病院は、都心部以外では数が少ないのがネックです。しかし、不妊に特化し、生殖医療を専門とするドクターが診てくれる、生殖補助医療も行えるなどのメリットがあります。

持病があったり治療すべき疾患があったりする場合は、総合病院／大学病院が向いています。ほかの診療科と連携した不妊治療や救急の対応も可能なので安心です。

それぞれの特徴を把握し、自分たちに必要な治療が可能な病院を選びましょう。

Ⓐ 一般婦人科病院

- ○ 近くにあり通いやすい
- ○ 1人の医師が担当してくれることが多く安心
- ○ まずは相談しやすい
- △ 体外受精は行っていない施設も多い
- △ 妊婦さんと同じ待合室のこともある

Ⓑ 不妊治療専門病院

- ○ 不妊治療の実績が豊富
- ○ カウンセリングなど精神的なフォローも手厚い
- ○ 土日・夜間診療を行っている
- △ 数が少ないため近くにない（都市部に集中している）
- △ 費用に幅があり負担が大きいことも

Ⓒ 総合病院／大学病院

- ○ 多くの診療科があるので持病があっても連携でき安心
- ○ 救急対応がある
- ○ 産科もあるため出産までみてもらえる
- △ 産婦人科と同じエリアで妊婦さんと一緒のことも多い
- △ 土曜や夜間診療を行っているところは少ない

自分たちにあった病院の選び方チャート

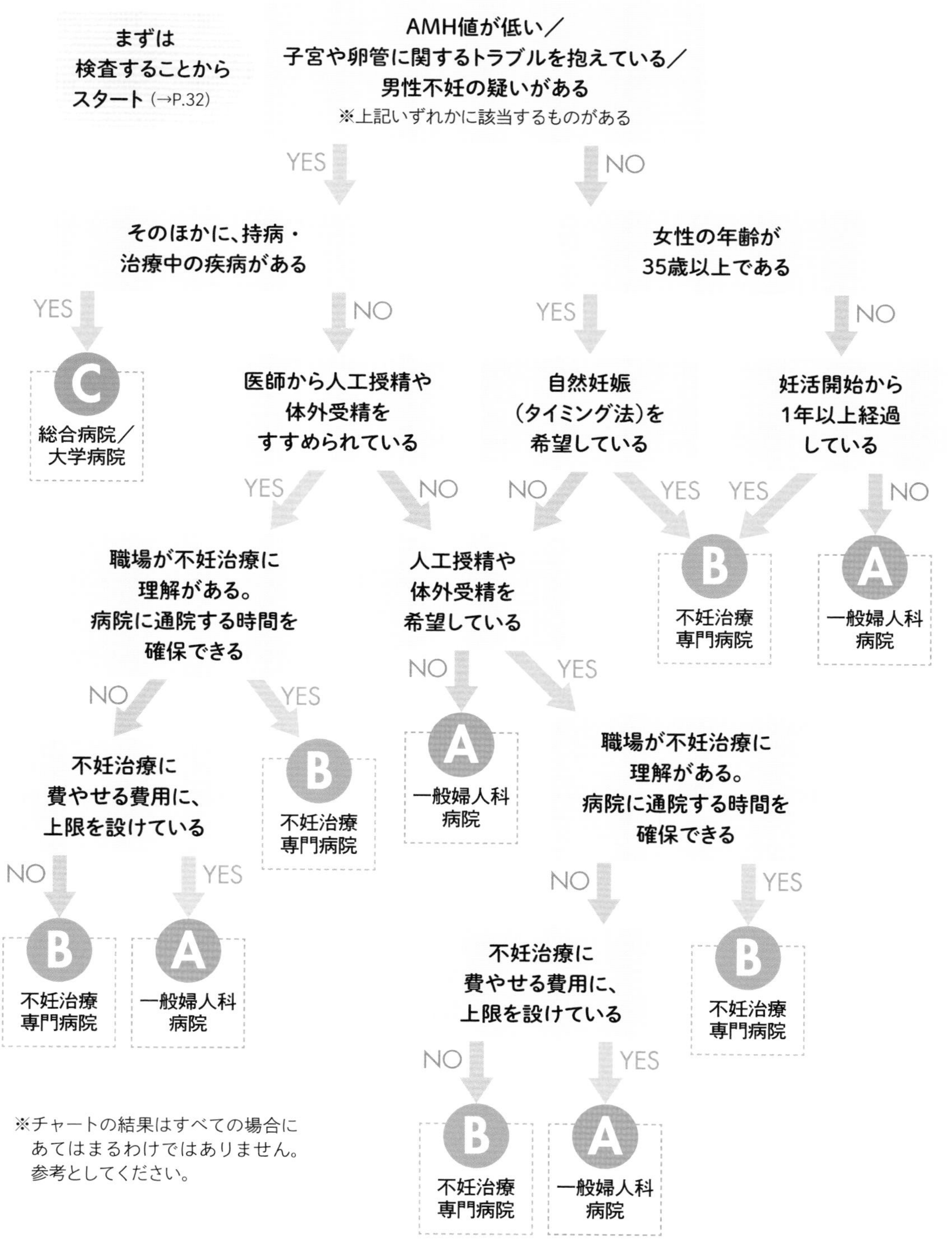
まずは
検査することから
スタート (→P.32)
AMH値が低い／
子宮や卵管に関するトラブルを抱えている／
男性不妊の疑いがある
※上記いずれかに該当するものがある
YES
NO
そのほかに、持病・
治療中の疾病がある
女性の年齢が
35歳以上である
YES
NO
C
総合病院／
大学病院
医師から人工授精や
体外受精を
すすめられている
自然妊娠
(タイミング法)を
希望している
妊活開始から
1年以上経過
している
職場が不妊治療に
理解がある。
病院に通院する時間を
確保できる
人工授精や
体外受精を
希望している
B
不妊治療
専門病院
A
一般婦人科
病院
不妊治療に
費やせる費用に、
上限を設けている

※チャートの結果はすべての場合に
あてはまるわけではありません。
参考としてください。

病院選びで迷ったら

病院を選ぶうえで不安や悩みはつきないものです。迷ったときにどうすべきか考えてみましょう。

迷いの原因を探って ベターな方向を選ぼう

156ページで病院選びのポイントを確認しましたが、それでもなお、不妊治療を続けていく中で、人それぞれ新たな悩みや不安が出てくるのは、珍しいことではありません。そういったときには、抱え込まずに1つずつ問題を解決して、進めていきましょう。

ここでは、「こういう場合は、どういった病院を選ぶべき?」「こんな悩みを解決する方法はあるの?」といった疑問に答えていきます。

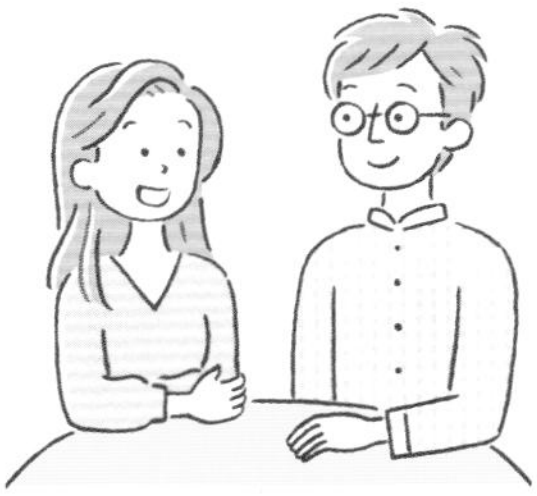

結婚して半年、とりあえず検査だけはしておきたい

➡ まずは近くの一般婦人科病院へ

問診や血液検査といった基本的な検査に加え一般不妊治療を行う一般婦人科病院は多いので、お住まいの近くで探してみてください。検査の後、必要に応じて専門的な不妊治療ができる病院を検討しましょう。

40代間近、すぐにでも体外受精を受けたい場合は?

➡ 生殖補助医療が可能で高年齢不妊治療の実績が多い病院へ

40代からの不妊治療は20〜30代と比べて難しい現実があります。体外受精の実績が多く、40代不妊治療を多く手掛けている病院を探しましょう。近くにない場合でも不妊治療専門病院がおすすめです。

子宮筋腫がありますが経過観察中

➡ 総合病院/大学病院で子宮疾患の治療と相談を

現在も定期的に通院しているのならその病院で相談をしましょう。経過観察のまま診療をしていない場合は総合病院/大学病院で妊娠の希望を伝えたうえで手術の必要性や治療法を確認しましょう。

持病がある場合には?

➡ かかりつけ医に相談、または総合病院/大学病院へ

持病がある場合は主治医に相談しましょう。ほかの診療科と連携して不妊治療にあたれる総合病院や大学病院が安心。妊娠しても母体や胎児に影響がないかを確認して不妊治療を始めるようにしましょう。

先生との相性はどう判断したらいいの?

→ 印象がよく話しやすいか

不妊治療では何でも相談できることが大切。相談に丁寧に答えてくれる、わかりやすい説明がある、不安を理解し話を聞いてくれるなど、「話しやすい先生」が在籍しているかどうかを目安にしましょう。

男性に原因がある場合どんな病院がいいの?

→ 男性不妊外来や提携先がある病院

男性不妊外来のある病院はあまり多くありません。ただし月に何回か男性不妊外来日を設けている病院や泌尿器科など男性不妊治療を行う医療機関と提携している病院もあります。

検査や診察を受けずに病院の方針や雰囲気が知りたい

→ 勉強会やセミナーに参加してみる

治療方針や病院の雰囲気、スタッフの対応などがわかるので、勉強会やセミナーを開催していたらぜひ参加してください。病院によっては費用がかかることもありますが、相談のみも行っていますから問いあわせてみましょう。

近くの婦人科と少し遠い不妊治療専門病院、どちらがよいか悩む

→ 検査結果と年齢を踏まえて判断を

35歳以上または検査結果によって高度な治療が必要となった場合は少し遠くても不妊治療専門病院を選ぶことをおすすめします。35歳未満で一般不妊治療を希望しているのなら近くの婦人科で一度相談してみましょう。

やっぱり妊娠率・妊娠成功数が高い病院がいいの?

→ 妊娠実績データだけでなく、総合的に判断しましょう

受精率、人工授精/体外受精の妊娠率、出産率、体外受精の実施数、治療件数など、治療実績を総合的に見て判断しましょう。妊娠率や妊娠数は算出方法によってデータに差異があることも念頭に置いておきましょう。

ネットの口コミやランキングってどれくらい信用できるの?

→ あくまで参考程度に。必ず自分で確認しましょう

インターネット上の口コミやランキングは必ずしも信頼できるとは限りません。病院選びの最初にある程度絞り込むための参考として考え、よさそうなところに実際に行って確かめるのが一番です。

転院を考えるタイミング

希望にあった治療を進めるためにも、「転院」も選択肢の1つです。どんなタイミングで考えるべきでしょうか。

治療の流れ

基本検査

一般不妊治療

病院指導のタイミング法

Part2 →P.40

排卵誘発・人工授精

タイミング法から人工授精までは「一般不妊治療」となります。年齢にもよりますが半年から1年を目安にして妊娠の兆候がなければ治療のステップアップを検討するのが一般的です。

Part2 →P.42

「今の病院でいいのかな?」と迷ったときは

不妊治療では、治療が長期にわたるのはよくあることです。転院は珍しいことではありません。また、ほかの人にとっては素晴らしい病院でも、必ずしも自分にあうとは限らないのが、病院選びの難しい点です。

転院を考えるきっかけとしては次の3つが多く挙げられます。

❶結果が出ない
❷希望する治療法ができない
❸不妊治療に関して不安や不満がある

不妊治療を開始して一定の期間が過ぎても妊娠の兆候が見られないときには、病院そのものを変えたいと思うのはよくあることです。また実際に治療を受けている間にさまざまなことを学び、実体験する中で「自分たちが本当に行いたいのは、この治療法ではない」と気づくこともあります。あるいは別の治療法を検討していけれど、病院側が対応してくれないケースもあり、このような場合は病院を変えたほうがうまくいくことも往々にしてあります。

治療法に限らず、何かしらの不安や不満を抱えており、それが医師との話しあいで解消しないのであれば、よりよい関係と治療を求めて転院を考えることもあるでしょう。

転院を視野に入れたら、ほかの病院についても調べてみましょう。「なぜ今の病院ではダメなのか」を洗い出し、どんな治療を受けたいのか、どういう病院がよいのかを明確にしましょう。ただ漠然と次の病院を探すのではなく、希望をはっきりさせたうえで、不安や不満を解決できる、条件のあう病院を探すことが大切です。

妊娠できる期間には限りがありますから、転院も1つの選択肢として積極的に検討してみましょう。

一定の期間を過ぎても、ほかの治療に関する提案がない場合や、相談しても治療のステップアップに対応してくれないときには転院を検討しましょう。

生殖補助医療

Part3 →P.68

体外受精

生殖補助医療へとステップアップする段階で、体外受精の実績が多い病院への転院を考えてみてもよいでしょう。

体外受精も病院によって細かく治療法が違います。採卵と移植を何回か繰り返しても結果が出ずに新たな治療の提示もない場合には、転院を視野に入れましょう。

Part4 →P.84

転院を考えるポイント

それでは、具体的にどんなタイミングやきっかけで転院を考えるとよいのか、いくつか紹介します。

↓1年たっても妊娠しないとき

不妊治療の期間は「1年」で区切って考えるのが一般的です。人工授精をはじめとした治療を行っても妊娠の兆候がないとき、ほかの選択肢を提案されない場合には別の医療機関を考えてみるタイミングです。

↓タイミング法から次のステップに進まないとき

自然妊娠をめざしタイミング法を行うものの、35歳未満ならトライは約1年、35歳以上なら半年を目安に、次のステップに進みたいところです。思ったように治療が進まないようなら転院の検討を。

↓より高度な不妊治療を受けたいとき

高度な不妊治療はどこの病院でも受けられるわけではありません。先進的な不妊治療を受けたいにもかかわらず現在の病院では対応していないのなら、すぐにでも転院を考えましょう。

↓治療方針があわないと感じたとき

実際に通院して相談もしているけれど、自分たちの希望をくんでもらえない、治療の方針があわないときは、疑問を感じながら通うよりも、転院を視野に入れましょう。

セカンドオピニオンは「客観的な意見を聞き、納得した治療を受けるため」

セカンドオピニオンとは、今の医療機関や主治医に対する不満をほかの医師に聞いてもらうことではありません。セカンドオピニオンは、第三者の立場から、現在の治療や状況に対する意見を聞くことです。

治療法について改めて見直したいとき、自身の考えをまとめ納得した治療法を見つけたいときには、その「手助け」としてセカンドオピニオンは有効です。

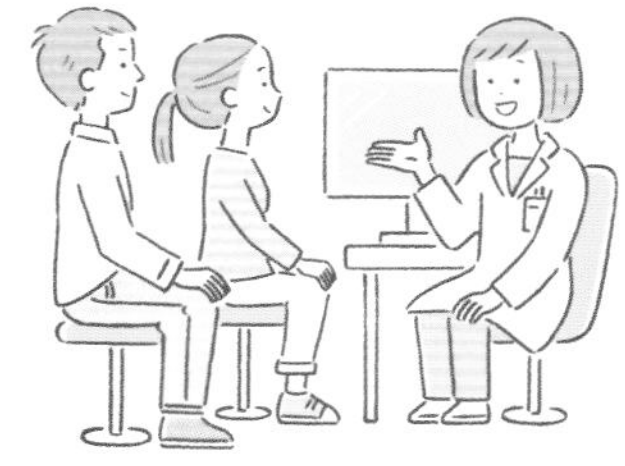

COLUMN

転院は珍しいことではない

不妊治療を続ける中で転院を検討している人、
転院をした人は実際にどれくらいいるのでしょうか？

多くの人が転院を考えたり、実際に転院をしている

不妊治療において転院は珍しいことではありません。「治療を受けても妊娠しない」を転院の理由とする人は実際に多いのですが、それ以外にも医師との相性や生殖補助医療を受けられない、通院が大変など、ほかの理由とあわせて転院を決断するケースも多いようです。また、下記の調査では、約半数の人が通院から1年以内で転院を考えたと回答しています。さらに現在の病院に満足はしていても、10人に1人は転院の意思をもっている調査結果が出ています。

さまざまな選択肢がある不妊治療で最も大切なのは、納得のいく治療を受けること。妊娠が叶わなかったとしても「あれをしておけばよかった」と後悔しないですむように、その1つの選択肢として転院は十分にありえます。

▶これまでに転院したことはある？

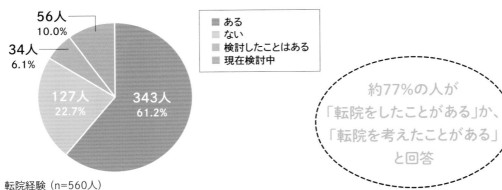

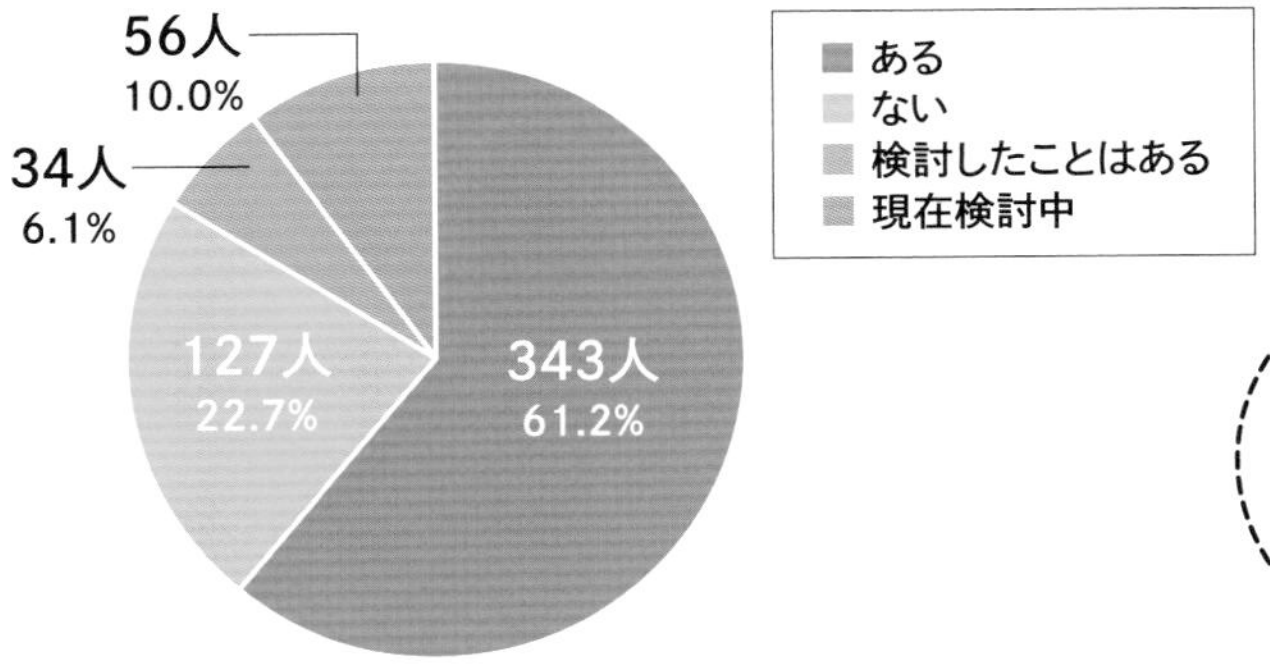

約77%の人が「転院をしたことがある」か、「転院を考えたことがある」と回答

転院経験（n=560人）
出典：NPO法人Fine「どうする？教えて！ 病院選びのポイント」2012年

「不妊治療をひと休み」という選択肢もある

不妊治療は基本的に年齢の影響が大きいため、なるべく早くから妊活プランを立て妊娠をめざしましょう。

しかし、結果が出ないことにストレスを感じ、加えて仕事を休みづらい、周りが出産していくことに心が痛む、パートナーとの間に不妊治療に関する温度差が広がるといった中で心身ともに疲れ果ててしまうこともあるかもしれません。

そんなときは思い切って半年ほど治療を休み、旅行や趣味を楽しみながら一度リフレッシュしてみるのも決して悪いことではありません。医療的な見解からは治療は早く進めるべきですが、気持ちを整えるのも大切なこと。実際にお休み期間を経て転院をし、新たな気持ちで不妊治療を続けて妊娠をするケースもあります。

Part 8

妊活を終えるタイミング

不妊治療が予定通り進むとは限りません。場合によっては、
妊活や不妊治療を終えるという選択肢もあります。
妊活を終えるタイミングについては、パートナーとしっかり話し合うことが大切です。

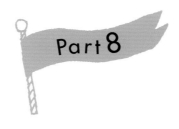

妊活を終える理由とタイミング

妊活を終えるタイミングは夫婦によってさまざまです。パートナーとしっかり話しあいましょう。

中断理由は年齢や経済的負担が多数

不妊治療の実態調査によると、不妊治療を中断・終了するきっかけで一番多いのは、「子どもを授かったから」。しかし、順調に不妊治療が進まない場合もあります。

不妊治療を始める前に、「何歳まで治療を続けるのか」「不妊治療にあてるお金はいくらまでにするか」など夫婦でしっかりと話しあっておくことが大切です。精神的負担が大きい不妊治療中に話を切り出すのは、なかなか難しいかもしれません。でも、妊活を終えるタイミングはその後の人生にも関わってくる大事なことです。治療の早い段階で、2人でじっくりと話しあってみましょう。

女性は30代後半が考えるタイミング

女性は30代後半から妊娠率が下がってきます。そのため、女性の年齢を考慮して妊活を終えるという選択をする夫婦は多いかもしれません。

43歳以上になると体外受精と顕微授精は、保険が適用されないという年齢制限もあります。女性の30代後半が妊娠しづらいとはいえ、確率は決して低くはないので、主治医に相談してみましょう。

▶女性の結婚年齢と生涯不妊率の関係

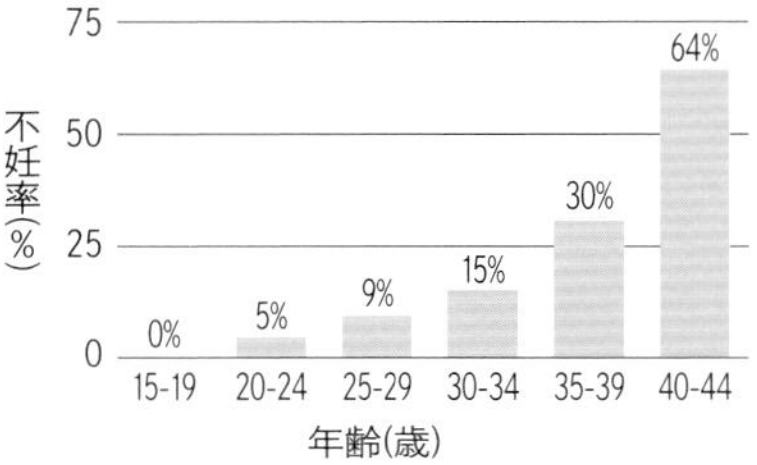

出典:Menken J,et al.Age and Infertility,Science .1986;234:413.)

予算と予定から期限を決める

不妊治療は保険適用になったとはいえ、経済的な負担は軽いものではなく、自分たちのライフプランから予算の上限を定めておくとよいでしょう。

予算を決めるにはまず、1年間の生活費を把握します。今後、住宅ローンを利用するのかも夫婦で話しあい、住宅ローンを利用する場合は月々の支払い額まで具体的に考えておきましょう。子どもの教育費に関しても話しあっておく必要があります。不妊治療で家計が破綻しないよう、夫婦で不妊治療の費用にあてるお金の共通認識をもっておく必要があります。

不妊治療を中断・終了するきっかけ

1位 子どもを授かったから(64.4％)

2位 年齢的に妊娠が難しくなったから(15.1%)

3位 経済的な負担から治療継続が難しかったから(14.2%)

出典：野村総合研究所「令和2年度不妊治療の実態に関する調査研究 最終報告書」

パートナーと2人の人生を考えてみる

妊活を終えるタイミングにおいて夫婦で話しあうべきことが2つあります。1つ目は、「現在行っている治療とは異なる治療を試してみる」です。治療が長期間に及んでいるときや、心身の負担になっているときは、ほかの方法を主治医に相談をしましょう。2つ目は「今後の2人の生き方について」です。たとえば、子どもをもたずに夫婦2人で仲よく暮らすのも1つの選択です。また、ペットを飼ったりボランティアや仕事で子どもたちと関わったりするという選択肢もあるかもしれません。

もしもの場合を考えるのは、とてもつらいことです。

妊活中に心身のバランスを崩しそうになったら、一旦休み妊活から離れてみましょう。

ほかにも、不妊治療専門のカウンセラーや不妊専門相談センターに相談してみるのも、気持ちを整理する一助となってくれるかもしれません。つらいときこそ夫婦で共有し、2人で乗り越えていくことでより絆が深まります。

親になるための選択肢

妊活は終えるけれど、どうしても子どもを諦めきれないという夫婦もいるでしょう。妊娠・出産以外で、親になる方法があります。それは、養子縁組制度や里親制度を利用する方法です。どんな制度なのか、チェックしてみましょう。

養子縁組制度
実の子として育てる

養子縁組制度には2種類あり、実の親子関係が続く「普通養子縁組」と、法律上実の子と同じ扱いとされる「特別養子縁組」があります。

特別養子縁組は、戸籍に「長男(長女)」のように表記され、実の子と変わらない関係となり、親子関係が解消できない制度です。生みの親との親子関係は法的に解消され、育ての親が子どもを養育します。

里親制度
期間限定で子どもの成長を支える

里親制度は、生みの親の元に戻るまで、または成人(18歳)するまでの間、子どもを預かり、養育する制度です。養子縁組制度とは違い、長男や養子といった戸籍の表記はありません。

里親制度を検討したい人は、まずは児童相談所に相談しましょう。児童相談所によるヒアリングや調査が行われたのち、審議会にかけられ里親としての適性が認定されれば、子どもとの交流を深めていきます。子育てには養育費が必要になりますが、里親制度では養育費として1人あたり月9万円支給されるので、経済的負担が軽減されます。

	養子縁組制度		里親制度
	特別養子縁組	普通養子縁組	里親制度
戸籍の表記	長男や長女等(実子と同じ)	養子または養女	—
子どもの年齢	原則として15歳未満	制限なし	原則として18歳まで
親の年齢	一方が25歳以上の夫婦	20歳以上	25歳以上
養子縁組や里親の成立	家庭裁判所の決定による	育ての親と子どもの親権者の同意	児童相談所からの委託
関係の解消	原則として認められない	認められる	生みの親の元に戻るか自立する

特別養子縁組という選択

特別養子縁組とはどのような制度なのでしょうか。家族のあり方を夫婦で考えてみましょう。

自分の子どもとして迎え入れる制度

厚生労働省が発表した「要保護児童数の推移」という資料によると、さまざまな事情により生みの親の元で暮らせない子どもたちが、日本には約4万1千人います（２０２１年度時点）。特別養子縁組では、生みの親との親子関係を解消し、育ての親と法的な親子関係が成立します。血はつながっていませんが、親子関係の解消は原則できません。子育ての難しさを痛感しながら、子どもの成長をそばでずっと見守っていくのです。

養子を迎え入れるのは容易なことではありません。たとえば、後に実子を妊娠した場合、養子にも実子と同じように愛情を注ぎ続けられるのかといった不安が出てくるかもしれません。そういった事態にも真摯に向きあい、強い気持ちをもてるかどうか、夫婦でしっかり話しあうべきでしょう。

特別養子縁組を検討している場合は、住民票がある児童相談所や民間のあっせん団体へ相談しましょう。

２０２１年度に特別養子縁組が成立した件数は、６８３件。近年の成立件数は横ばいです。

野村総合研究所の調査によると、不妊治療を行っている35歳までの3〜4割の夫婦が、養子縁組や里親制度を利用した・または利用を検討したと回答しています。

▶特別養子縁組の成立件数

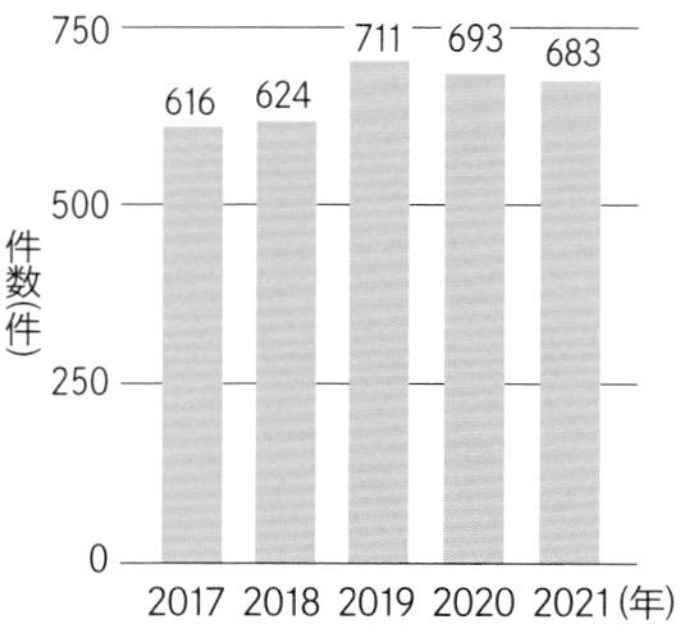

出典:司法統計「特別養子縁組の成立及びその離縁に関する処分」

迎えた年齢は0歳が多い

厚生労働省によると特別養子縁組成立時の児童相談所の子どもの年齢は０歳児が少なく、民間のあっせん団体は０歳児や乳児が多くなっています。

民間のあっせん団体を利用する場合は、費用が50万円〜２００万円ほどかかります。子どものなかには、生みの親との記憶がある場合も。その場合には相手に心を開いてもらえるように、時間をかけて交流していくことが必要不可欠です。

▶養子を迎えた年齢

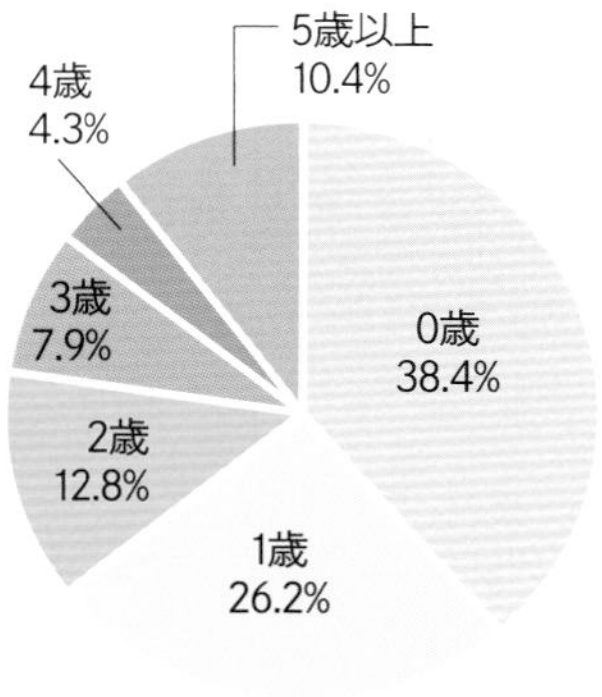

出典:日本財団「養子縁組家庭に関するアンケート調査結果」

特別養子縁組の基本Q&A

Q どこに申し込む？

A 児童相談所または民間のあっせん団体へ問いあわせのうえ、申し込みます。民間のあっせん団体は、全国に23カ所あります(2022年4月1日現在)。子どもの年齢や性別の希望を伝えることはできますが、希望が通るとは限りません。

Q 不妊治療しながら、申し込みはできる？

A 申し込みできるところと、できないところがあります。民間のあっせん団体の場合は費用がかかるため不妊治療の費用の負担と一緒に支払えるのか、考えてから決断しましょう。

Q 特別養子縁組が成立するまでの流れは？

A 児童相談所または民間のあっせん団体のどちらに申請するかで、成立までの流れは変わってきます。児童相談所の場合、子どもと会う前に研修を受講。その後、子どもとの面会や交流を経て、数カ月間一緒に暮らします。家庭裁判所で問題なしと判断されたら、審判確定後に、ようやく戸籍上の親子になります。民間のあっせん団体の場合は子どもと会う前に、書類の提出や研修を受けます。その後、子どもとマッチングを行い、6カ月ほど子どもと一緒に過ごします。家庭裁判所の手続きを経て、特別養子縁組が成立します。

▶養子縁組あっせん事業団体一覧

2022年4月1日現在

事業所所在地	事業団体
北海道	医療法人弘和会　森産婦人科病院
茨城県	特定非営利活動法人　NPO　Babyぽけっと
埼玉県	医療法人きずな会　さめじまボンディングクリニック
千葉県	特定非営利活動法人　ベビーブリッジ
東京都	認定特定非営利活動法人　環の会 一般社団法人　アクロスジャパン 社会福祉法人　日本国際社会事業団 特定非営利活動法人　フローレンス 一般社団法人　ベアホープ
滋賀県	医療法人青葉会　神野レディスクリニック
奈良県	特定非営利活動法人　子育てすこやかサークルつむぎ
和歌山県	特定非営利活動法人　ストークサポート
山口県	医療法人社団諍友会　田中病院
沖縄県	一般社団法人　おきなわ子ども未来ネットワーク
札幌市	医療法人明日葉会 札幌マタニティ・ウイメンズホスピタル
千葉市	社会福祉法人　生活クラブ 生活クラブの風の村ベビースマイル
大阪市	公益社団法人　家庭養護促進協会大阪事務所
神戸市	公益社団法人　家庭養護促進協会神戸事務所
岡山市	一般社団法人　岡山県ベビー救済協会
広島市	医療法人　河野産婦人科クリニック
熊本市	医療法人聖粒会　慈恵病院 社会医療法人愛育会　福田病院　特別養子縁組部門
奈良市	特定非営利活動法人　みぎわ

特別養子縁組成立までの流れ

児童相談所へ申請 → マッチング、面会 外出、外泊の数カ月間の交流期間 → 数カ月委託 → 家庭裁判所へ申し立て → 家庭裁判所による調査 → 審判確定後成立

民間のあっせん団体へ申請 → 電話スクリーニング 研修や実習を経て待機登録 → 6カ月委託 → 家庭裁判所へ申し立て → 家庭裁判所による調査 → 審判確定後成立

出典：厚生労働省「不妊治療中の方等への特別養子縁組制度・里親制度に関する情報提供の手引き」

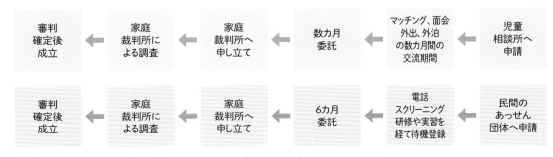

先輩たちの妊活体験記⑤

「心の準備なく親になる特別養子縁組は大変なこともあるけれど息子がいて幸せです」

Y・Hさん（55歳） ●特別養子縁組
専業主婦。38歳で結婚してすぐに妊活を開始。44歳で子どもをあきらめ、特別養子縁組にて息子を授かる。現在、子どもは10歳。

養子という選択に迷いはなかった

私たち夫婦は再婚同士で、結婚2カ月後には私が39歳になり、すぐ不妊治療専門病院に通うことにしました。5年間がんばりましたが、精子の成績や卵子の質の低下などの要素があって、どうしても卵子の分割が止まってしまうんです。44歳の夏に、夫から治療をあきらめようかという提案がありました。私もたばこをやめられず、話しあって断念することになりました。

でも子どもは欲しくて、それからすぐに、特別養子縁組のことを考えました。最初はどこに相談していいかわからなかったのですが、養子縁組の説明会をしている団体があると知り、すぐ申し込みました。でも説明を受ければ、つないでもらえるわけじゃないんですね。説明会後「話を聞いて養子が欲しいと思った方は、どれだけ子どもが育てたいのか熱いメールをください」と言われたんです。誰でもOKではないのだと思いました。一生懸命文面を考え、主人に手直ししてもらったりして、必死でメールを送りました。

ドタバタだった育児の準備

その2カ月後、面接に呼ばれて、1時間半ぐらいでしたか、不妊治療の経緯などいろいろなお話をしました。しばらく音沙汰がなかったのであきらめかけていたら、翌年の8月に急に電話がかかってきたんです。「まだ決まりではありませんが、今月末に出産の予定があります。ただ実母さんの翻意が出てくる場合もありますし、今の時点では何も用意しないでください」と言われました。私たち夫婦がどういうふうに選ばれたのかはわかりませんが、そう言われて心は浮き立つものの何もできませんでした。

出産予定の10日前になって「もう生まれるので、これから言うものをベビー用品店で買ってきてください。そして明日

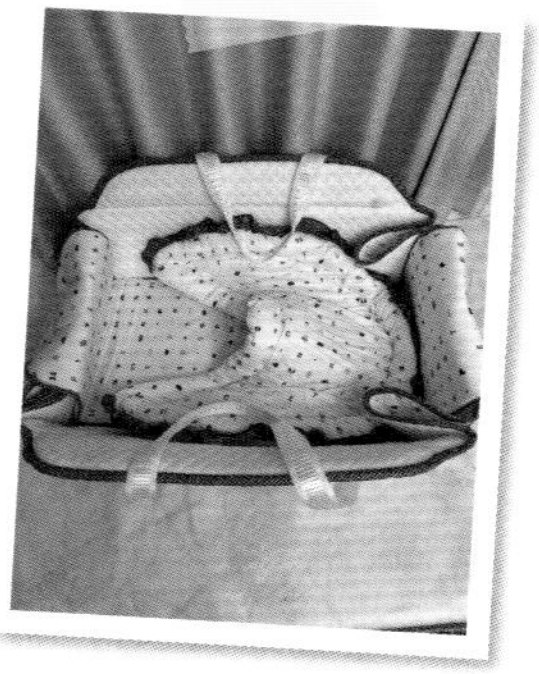

憧れだったカゴ素材のベビーキャリーは、子どもを迎えにいった病院の電話から注文。いまでも思い出の品。

の朝一番で迎えに来てください」と連絡がきたんですよ。慌てましたよね。普通は出産準備の雑誌を読んだり、妊婦の教室に通ってミルクのことなどを勉強する方が多いと思うんですが、そんな予備知識がまったくありませんでした。急に8日間、赤ちゃんと入院することになって、とにかく一睡もせずに飛行機で駆け付けました。

息子を抱いた日は、もういろいろあってわんわん泣いちゃったんです。とにかく命を預かったんだから、責任もってがんばらなきゃという重圧だけがありました。不安だったけれど、落ち着いてきたら、うちの子はほかの赤ちゃんよりかわいいよね、なんて夫婦で親バカなことを言ってましたね。育児は必死で、泣いている暇もなく主人は5kg痩せました。でも45歳から人生の後半、子育てができるってなんて素晴らしいんだろうって思います。息子は私の人生の目的になりました。

【妊活ヒストリー】

- 38歳 結婚
- 39歳 妊活開始・検査・体外受精 その後、定期的に体外受精を実施
- 42歳 妊活を半年お休み・その後体外受精再開
- 44歳 顕微授精を2回行い、子づくりを断念 養子縁組の説明会に参加
- 45歳 特別養子縁組で子どもを迎える

どんなことがあってもかけがえのない息子

特別養子縁組をすると、1年弱の間、定期的に児童相談所の訪問があります。そのチェックを経て合格をすると、やっと裁判所で養子手続きが行われます。戸籍上で養子であることがわかるので、本人への告知の義務があります。

うちは10歳で告知をしました。真剣に話をすると「おれ捨てられたの?」と涙ぐんでいましたが、「捨てられたんじゃないよ。私たちが本当の親だから」って夫婦で息子のことをハグしました。本人は、まだ自分のルーツに関しては苦しんでいるのかもしれません。

実は小学生になって※異食症を発症して、その検査でADHDだったことがわかり、いまは不登校です。大変なことはいろいろあるけれど、ずっと味方だし応援してる、愛していると、毎日のように言っています。どんなに苦しい思いをしても、息子がいないという選択はなかったなと思います。

養子縁組は、親でなく、子どもが幸せになるための制度なので、急に親になるのは大変でしたが、それ以上のものを息子は運んできてくれたと思っています。

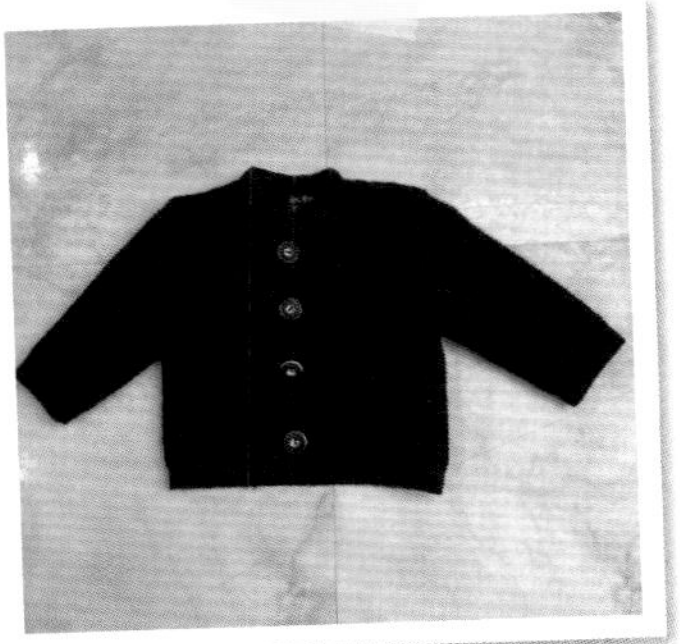

義母が海外で買ってくれた高級ベビー服も、愛情と思い出が詰まっていて、いまだに捨てられずとってあります。

※栄養価がなく、通常食べることのないものを日常的に食べてしまう摂食障害。

「不妊治療を8年。心の折りあいはなかなかつかないけれど新しい道を歩むと決めました」

おはぎさん（45歳）●夫婦2人の生活

東京で夫婦2人暮らし。扶養内パートをしていて、夫は金融系の会社に勤める。43歳で子どもをあきらめ、不妊治療を終了。新しい人生のプランニングを考えている。

妊活のリミットを決め突き進んだ8年

5年付きあった夫と結婚して、不妊治療を始めたのが35歳のときです。それから、人工授精、体外受精、顕微授精と8年ほど、ありとあらゆる治療を経験してきました。その間に、フルタイムだった仕事を、パートの事務職に変え、43歳まで不妊治療を続けました。

治療を始めたときは、40歳になったらもう子どもが2人ぐらいいるんだろうと思っていたんです。だから40歳を迎えるあたりで「この治療がいつまで続くのか」と不安になりました。夫にも同じようなことを言われ、年齢的に42歳での妊娠は可能性が1～2%と言われていたので、そこをリミットと決めました。

8年間で不妊治療をやりきったという思いはありましたが、夫婦2人で人生を歩んでいこうと決めるのは、正直怖かったです。私自身、いまだに心の折りあいがうまくついているか自信はありません。

でも不妊治療を続けていると、未来の人生のライフプランを描くことがずっとできないんです。1回やめないと次に進めないと思い、治療を終了したとき、一息つく間もなく新しい環境に変化できる準備もしておきました。最後の陰性判定の1週間後には引っ越しをして、ペットに子猫を迎えました。しばらくはハッピーな状態を保つことができて、失意のどん底に落ちずにいられました。

理解はしていても葛藤は続くもの

不妊治療を終えて4カ月ぐらいは、子どものことに一切向きあわないようにしていましたが、5カ月してから「お母さんになりたかったなあ」「お父さんにしてあげたかったなあ」というクリアな感情が出てきて、苦しくなりました。外で仲のよさそうな親子を見かけることもありましたし、気持ちを受け入れるのに実際1

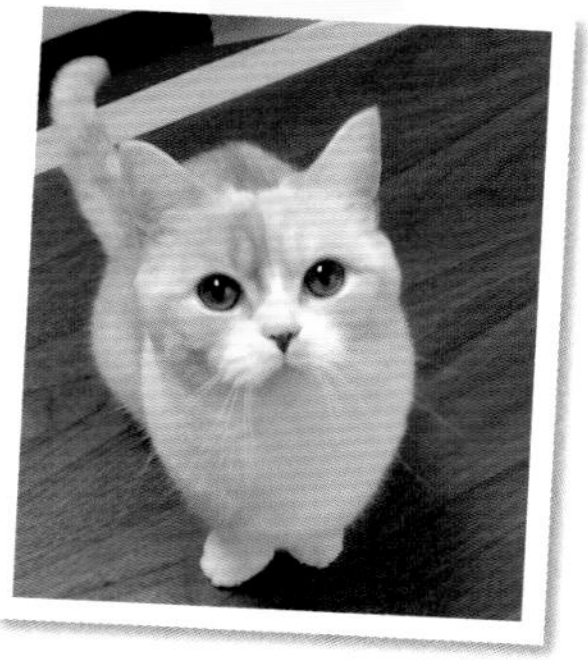

一目惚れしてお迎えした猫は、大切な家族の一員になりました。毎日、猫のかわいさに癒されています。

年ぐらいかかりました。私は仕事も中途半端だし、夢中になって励む趣味もなく、お母さんにもなれなくて、自分は何者なんだろうって悩むこともありました。そういうとき、同じ悩みを共有できるネットの存在はありがたかったです。

　私は不妊治療をしていたころから、ブログやX（旧ツイッター）で治療のつらさや正直な気持ちを書き込んでいました。フォロワーさんが書き込みに対して一緒に喜んでくれたり、一緒に悲しんでくれたりすると、自分が救われる気がしました。

【妊活ヒストリー】

35歳
結婚
不妊治療スタート・検査。タイミング療法を3カ月・体外受精を開始。一度目で妊娠するも7週で流産

36歳
体外受精・顕微授精・2段階移植・SEET法などの治療

43歳
2段階移植で妊娠するも7週で流産
最後の融解胚移植が陰性となり、不妊治療終了
引っ越し・子猫を迎える

こういう幸せもある 自分の人生を謳歌

　一度は特別養子縁組も考えたのですが、夫から「自分たちの子どもじゃないと意味がない」と反対されました。その気持ちは理解できますが、子どもに関わらない人生を選ぶことはつらい選択でした。でも今では、可能性がなくなったわけではないと考えています。これから第2の人生を歩んで、その後60代でリタイアするときに、改めて里親になろうと思えばなれる。夫もそのときまでなら説得できるかもしれない。だから子どもと関わることが叶わない人生を選んだわけじゃないんだ。そう思ったら、急に老後に楽しみができて、人生が明るくなりました。

　夫は関西の人で、家庭の中にいつも笑いがあります。夫が真剣に猫と遊んでいる姿をみると、これが家族の形でもいいかなと思えるようになりました。夫は今のところ手がかかりませんから、これから私自身の人生を目いっぱい謳歌できるんだ、とも思っています。子どもができなかったからこそより楽しもうと思い、個人事業主として開業届を出して、お店をもつという夢も抱くようになりました。子どもに恵まれないことを冷静に受け入れることができてから、少し気持ちが解放されたのかもしれません。今は怖くはないですし、夫婦2人の生活も幸せだよと伝えたいです。

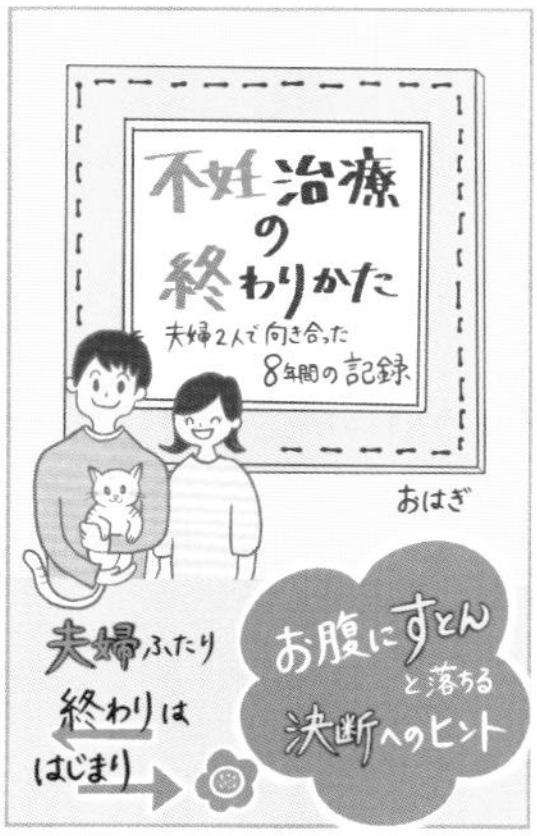

『不妊治療の終わりかた』
著：おはぎ　Kindle版
不妊治療を断念する決断をした私が、8年間にわたって続けてきた治療の体験談を、自身のブログ内容を交えつつ振り返り、現在の気持ちを綴った電子書籍を販売中です。

さくいん

あ

ART……44・68・69
RT-qPCR……127
IVM……61
アゴニスト製剤……88
アシステッドハッチング（AHA）……110
ALICE検査……127・142
アレイCGH……139
アンタゴニスト法……87

い

ERBiome検査……128・142
ERPeak検査……127・142
医学的卵子凍結……47
ICSI……101
異所性（子宮外）妊娠……56
一般婦人科病院……158
一般不妊治療……44
IMSI……142
医療費控除……150・151・153・154

う

ウルトラロング法……89

え

hMG製剤……114
hCG……112
hCG注射……115
AMH検査……33・55
AMH値……32・37・54・55・84・85
NK細胞活性……125
FSH製剤……114
EMMA検査……128・142
ERA検査……127・142
LHサージ……84
LOD（腹腔鏡下卵巣ドリリング術）……61

お

黄体機能不全……66
黄体ホルモン製剤……116
OHSS……55・61・87・114

か

確定申告……154
漢方……21

き

奇形精子症……59
基礎体温……11
機能性不妊（原因不明不妊）……53・67
局所麻酔……96・102

く

クラミジア感染症……57・77
クラミジア検査……73

け

血液凝固異常……133・134
月経周期……12
顕微授精……36・70・71・100・101

こ

高額療養費制度……153
甲状腺機能……125
甲状腺機能異常……133・135
甲状腺検査……33
抗精子抗体……65・70
高プロラクチン血症……60・117
抗リン脂質抗体症候群……133・134
ゴナドトロピン……84
コンベンショナルIVF……101

さ

採精……98・99
採精室……99
ZyMōtスパームセパレーター……142
採卵……96・97・102・103
里親制度……167
サプリメント……20・117
酸化ストレス……16・58・76

し

GnRHアゴニスト製剤……88・115
GnRHアンタゴニスト製剤……87・115
CD138検査……127
SEET法（子宮内膜刺激移植法）……110・142
子宮鏡下卵管内人工授精（HIT）……42
子宮鏡検査……73・127
子宮筋腫……77・125・129
子宮腔内人工授精（IUI）……42
子宮頸がん検査……33
子宮頸管内人工授精（ICI）……42
子宮形成術……73
子宮形態異常……66・129・133・135
子宮収縮検査……129
子宮腺筋症……53・62・63・66・129
子宮内細菌叢……66・125・128
子宮内フローラ検査……128・142
子宮内膜……125
子宮内膜症……53・57・62・63・70・129
子宮内膜スクラッチ……142
子宮内膜ポリープ……66・77・129
子宮粘膜下筋腫……66
子宮卵管造影検査……57・73
自己注射……92・93・95
次世代シーケンサー……127
自然周期移植……110・111
自然周期法……91
社会的卵子凍結……46・47
射精……8
射精障害……59
受精……9・64
静脈麻酔……96・102
ショート法……89
初期胚……106・109
人工授精……36・42・43
新鮮胚……109

す

睡眠……22・23
スイムアップ法……99
ステップダウン&ステップミックス……113
ストレスケア……24・25
スパームセパレーター法……99
スプリット法……65

せ

精液検査……34・35・74・75
精管欠損症……58
性感染症検査……35
性機能障害……58・59
精索静脈瘤……59
精子……10・103
精子機能検査（精子DNA

損傷検査）……75
精子凍結……47
精子無力症……59
生殖補助医療（ART）……44・45・68・69
精路通過障害……58・59
セカンドオピニオン……163
セロトニン……13
先進医療……141・142

そ
双角子宮……135
総合病院／大学病院……158
造精機能障害……58・59

た
体外受精……36・70・71・100・101
体外受精中の過ごし方……119
耐糖能異常（HOMA-R）……125
タイミング法……36・40・41
タイムラプスインキュベーター……105
タイムラプス培養……142
多嚢胞性卵巣症候群（PCOS）……55・60・61・70
男性不妊……53・58・59

ち
遅延スタート法……90
腟分泌物検査……33
着床……9
着床の窓……66・125・126
着床不全（着床障害）……66・67・124・126
着床前診断……137
中隔子宮……135
超音波検査……33・72
重複子宮……135
チョコレート嚢胞……62・63

つ
ツボ……26・27

て
低刺激法……91
低用量アスピリン……134
TESE（精巣内精子採取術）……58・98
転院……162・164

と
凍結タンク……105
凍結胚……109
糖尿病……135
倒立顕微鏡……105
特別養子縁組……167・168・169
トリガー……84

に
二段階胚移植法……110・142
妊娠の判定……112・113

の
膿精液症……59

は
胚移植……108・109・110・111
胚の染色体異常……66・126
胚の培養……104・105
胚の評価……106
胚盤胞……107・109・139
培養室……105
排卵……8
排卵促進剤……115
排卵誘発剤……94・114
排卵抑制剤……115

ひ
PRP療法……125・142
PFC-FD療法……125・142
BMI……12
PGT-A……137・138・139・140
PGT-SR……137
PPOS法……90
ピエゾ法……101
PICSI……142
ビタミンD……125
ピックアップ障害……56・62
非閉塞性無精子症……59

ふ
不育症……130・131・132・133
不育症検査助成事業……133
風疹抗体検査……33・73
フーナーテスト（性交後検査）……74
夫婦染色体異常……133・136
腹腔鏡検査……57・73
腹腔鏡手術……57・63
2人目不育……144
2人目不妊……82
不妊治療助成制度……150
不妊治療専門病院……158
不妊治療連絡カード……147

へ
閉塞性無精子症……59
ヘパリン自己注射……134

ほ
乏精子症……59
保険適用……152
勃起障害（ED）……58・59
ホルモン検査……33・72
ホルモン補充周期……110

ま
micro-TESE（顕微鏡下精巣内精子採取術）……58・98
慢性子宮内膜炎……66・125・126

み
密度勾配遠心法……99

も
モザイク胚……139

よ
養子縁組制度……167
予防接種……28

ら
卵管……56
卵管鏡下卵管形成術（FT）……57・73
卵管狭窄……56
卵管水腫……56
卵管閉塞……56
卵子……10
卵子活性化処理……65
卵子・精子提供……143
卵巣過剰刺激症候群（OHSS）……55・61・87・114
卵巣刺激……84・85・94・95
卵巣刺激法……55・86・87・88・89・90・91
ランダムスタート法……90
卵胞……54
卵胞ホルモン製剤……116

り
リスク因子……132・133
流産……130・131
流産絨毛染色体検査（POC）……136
淋菌感染症……57

れ
レスキュー顕微授精……65

ろ
ロング法……88

監修　松林秀彦（まつばやし・ひでひこ）

医師、医学博士。リプロダクションクリニック・スーパーバイザー。日本産科婦人科学会「産婦人科専門医」、日本生殖医学会「生殖医療専門医・生殖医療指導医」、日本不育症学会「認定医」。日本生殖免疫学会評議員。日本血栓止血学会　学術標準化委員会抗リン脂質抗体部会副部会長。慶應義塾大学医学部卒業後、不妊症・不育症の診療・研究に従事する。2013年9月にリプロダクションクリニック大阪、2017年2月にリプロダクションクリニック東京を開院。「男性と女性ふたりで取り組む不妊治療」をコンセプトに、エビデンスに基づいた的確・適切な治療を提案している。著書に、『生殖専門医と妊活栄養士が導く　授かるための2人の生活術』（講談社）がある。

ブログ　https://ameblo.jp/matsubooon/

STAFF

編集制作
志澤陽子、加藤亜弥子（株式会社アーク・コミュニケーションズ）

文
谷和美、大橋礼、堀実希、工藤詩織、安齋美咲、日下淳子

カバー、本文デザイン
岸麻里子

カバーイラスト
Kyoko Nemoto

DTP
佐藤琴美、小林幸恵（ERG）

本文マンガ
HYPかなこ

本文イラスト
片岡圭子、北垣絵美

撮影
清水亮一、田村裕未（株式会社アーク・コミュニケーションズ）

撮影協力
リプロダクションクリニック東京

写真
Shutterstock

取材協力
長有里子（管理栄養士）

校正
木串かつこ、関根志野

企画・編集
端 香里（朝日新聞出版 生活・文化編集部）

最新版《さいしんばん》
この1冊《さつ》であんしん
はじめての妊《にん》活《かつ》事《じ》典《てん》

2023年10月30日　第1刷発行

監　修　松林秀彦
発行者　片桐圭子
発行所　朝日新聞出版
〒104-8011　東京都中央区築地5-3-2
（お問い合わせ）infojitsuyo@asahi.com
印刷所　図書印刷株式会社

ISBN　978-4-02-334138-8

定価はカバーに表示してあります。

落丁・乱丁の場合は弊社業務部(電話03-5540-7800)へご連絡ください。
送料弊社負担にてお取り替えいたします。